Pflegeplanung in der Psychiatrie

Pflegeplanung in der Psychiatrie

Ian Needham

CIP-Titelaufnahme der Deutschen Bibliothek

Needham, Ian:
Pflegeplanung in der Psychiatrie / Ian Needham. – Basel :
RECOM, 1988
ISBN 3-315-00049-2

RECOM = Trade Mark

3. Auflage 1996

Printed in Switzerland by Friedrich Reinhardt Druck Basel
ISBN 3-315-00049-2

Inhaltsverzeichnis

Vorwort

Seit einigen Jahren wird viel über den Pflegeprozess gesprochen und geschrieben. Für manche geht es hauptsächlich darum, die Theorie der Krankenpflege zu entwickeln. Andere erhoffen, dass die schriftlichen Unterlagen, die im Pflegeprozess aufgezeichnet werden, Beweise der Qualität der Pflege und eventuell auch Beweismaterial im Rechtsstreit darstellen. Für die meisten ist der Pflegeprozess nur dann bedeutungsvoll, wenn er praktische Anwendung findet.

Die Denkschritte, um die es sich handelt, sind nicht auschliesslich für die Pflege gültig. Auch wenn man unterrichtet oder auf Urlaub gehen will, oder zu einer Geburtstagsfeier einlädt, sollte man die gleiche logische Methode anwenden. Man steckt ein Ziel, schätzt den gegenwärtigen Zustand ein, identifiziert die Probleme, die man lösen muss, um das Ziel zu erreichen. Man denkt auch an jene Probleme, die ausserdem noch entstehen könnten und die man zu verhindern suchen müsste. Nun entwickelt sich ein Plan, den man noch durchzuführen hat.

Wenn alles gut geht, freut man sich über den guten Erfolg. Wenn man aber das Ziel nicht völlig erreicht, muss man eben noch einmal beginnen, weitere Beobachtungen machen und einen neuen Plan entwerfen. All das erscheint ja, als ob es sich einfach um den Gebrauch des gesunden Menschenverstandes handelte.

Doch stossen viele Krankenschwestern und Pfleger auf grosse Schwierigkeiten, wenn sie den Versuch machen, Pflegeplanung zu realisieren. Besonders grosse Schwierigkeiten entstehen bei der Anwendung des Pflegeprozesses in der Psychiatrie.

Das Pflegepersonal in der Psychiatrie wird dieses Buch begeistert willkommen heissen. Ian Needham erklärt auf höchst interessante Weise jeden Schritt der Pflegeplanung. Er weist darauf hin, dass die Voraussetzungen und Standpunkte, die man zur Pflege mitbringt, eine grosse Rolle spielen, und dass man sich im klaren sein sollte, welches Krankenpflegemodell sich am besten eignet und welche Grundorientierung dazu am meisten beiträgt, psychisch kranke Menschen zu pflegen. Ian Needham folgt zum grössten Teil dem Modell von Roper, Logan und Tierney in einem soziotherapeutischen Rahmen. Diese Orientierung erlaubt es ihm, alle Aspekte der Person, sowohl des Kranken als auch der Krankenschwester, in Betracht zu ziehen.

Obwohl in allen Kapiteln und in allen Beispielen die Anwendung dieser Orientierung ausführlich dargestellt wird, erklärt Herr Needham zusätzlich andere Ansichten und bringt eine Besprechung von weiterführender Literatur. Der Autor schreibt in einem anregenden Stil, beweist enormes Wissen und bezeugt grosses Verständnis.

Das Buch ist einmalig in der Besprechung von all dem, was in der Psychiatrie besonders problematisch ist, so zum Beispiel das Sammeln von Information, die Festlegung von provisorischen Problemhypothesen und die Notwendigkeit, dass der Patient, seine Familie und das Pflegepersonal über den Pflegeplan übereinstimmen sollten. Es wird ausführlich untersucht, wie der Patient vor dem Verlust der Eigenverantwortung geschützt werden, wie er aktiv an der Pflegeplanung teilnehmen und wie er seine Bedürfnisse, Wünsche und Forderungen klar ausdrücken kann.

Die Fallbeispiele illustrieren die Mannigfaltigkeit der Pflegehandlungen und auch die Möglichkeit, dass Pflegeplanung unter Umständen aufgeschoben werden muss.

Das Kapitel über Ressourcen ist besonders wichtig und zeigt auf, dass der Pfleger als Bezugsperson eine grosse Rolle in der Behandlung spielt.

Ich bin Ian Needham sehr dankbar dafür, dass er es mir erlaubt hat, das Manuskript zu lesen und ich das Privileg hatte, mit ihm darüber zu sprechen.

Es macht mir grosse Freude, das Vorwort zu diesem Buch zu schreiben; ich möchte das Buch allen Pflegepersonen, insbesondere denen in der Psychiatrie, rückhaltlos empfehlen.

Frau Annie T. Altschul
Emeritus Professor of Nursing Studies
University of Edinburgh

Ich danke folgenden Personen
- meiner Familie, die mich während vieler Stunden hat entbehren müssen,
- meinem Arbeitgeber, der Kantonalen Psychiatrischen Klinik Wil, der mich bei diesem Projekt unterstützt hat,
- den Freunden und Arbeitskollegen, die das Manuskript kritisch durchgelesen und mich dadurch vor manchem Reinfall bewahrt haben,
- den Kursteilnehmern, die ich in Pflegeplanung unterrichtet habe: durch ihre kritischen Einwände habe ich gelernt, mit meinen Behauptungen vorsichtiger zu sein,
- all den Leuten im In- und Ausland, mit denen ich über Pflegeplanung gesprochen und von denen ich Anregungen entwendet habe,
- den Pflegepersonen der kantonalen psychiatrischen Klinik, Wil, ohne welche die Fallbeispiele nicht zustande gekommen wären.

Ian Needham
Bazenheid, 10. Juli 1987

Die Krücken

Sieben Jahre wollt kein Schritt mir glücken.
Als ich zu dem grossen Arzte kam,
Fragte er: Wozu die Krücken?
Und ich sagte: Ich bin lahm.

Sagte er: Das ist kein Wunder.
Sei so freundlich, zu probieren!
Was dich lähmt, ist dieser Plunder.
Geh, fall, kriech auf allen vieren!

Lachend wie ein Ungeheuer
Nahm er mir die schönen Krücken,
Brach sie durch auf meinem Rücken
Warf sie lachend in das Feuer.

Nun, ich bin kuriert: ich gehe.
Mich kurierte ein Gelächter.
Nur zuweilen, wenn ich Hölzer sehe,
Gehe ich für Stunden etwas schlechter.

Bert Brecht

Erster Teil: Grundlagen

«Es ist klar, dass eine Planung für den psychischen Bereich viel mehr Mühe macht als für den physischen Bereich.»[1]
Seraphina Höller

Einleitung

Wenn ich mit dem Fahrrad irgendwo unterwegs bin und plötzlich eine Panne (z. B. einen geplatzten Reifen) habe, sehe ich mich vor ein Problem gestellt, vor allem wenn ich z. B. auf dem Weg zu einer wichtigen Verabredung bin. Zur Bewältigung des Problems verschaffe ich mir zunächst einen Überblick und überlege in erster Linie, was genau ist *das Problem?* Nach dieser «Diagnose» überlege ich, wie die *Lösung des Problems* aussähe. In einem solchen Fall springt sofort *das Ziel* – die Behebung der Panne – ins Auge. Danach erwäge ich *Möglichkeiten oder Massnahmen,* die das Ziel herbeiführen sollen, und schaue nach, welche Hilfsmittel mir dabei zur Verfügung stehen. Ich stelle fest, dass ich einige Werkzeuge dabei habe, die zur Bewältigung der Panne ausreichen. Sofort mache ich mich an die Arbeit und *behebe den Schaden.* Dass ich mit dem Fahrrad weiterfahren kann, beweist *der Erfolg* der eben durchgeführten Problemlösung.

Die Schilderung dieses Zwischenfalls und dessen Bewältigung enthält alle Schritte des Problemlösungsverfahrens, das als Denkmodell bei der Pflegeplanung (oder beim Pflegeprozess) benutzt wird. Die Schritte des Problemlösungsverfahrens sind:

1. Informationssammlung
2. Erkennen der Probleme und Ressourcen
3. Zielsetzung
4. Festlegung von geeigneten Massnahmen
5. Durchführung der Massnahmen
6. Auswertung der Wirkung der getroffenen Problemlösung.

Wenn jedoch die Pflegeplanung

[1] Höller 1984, S. 261 in: Oesterr. Krankenpflegezeitschrift

lediglich darin bestünde, die oben genannten Schritte – die im Verlauf des Buches gründlich zur Sprache kommen werden – anzuwenden, könnte ich den vorliegenden Text nach wenigen Seiten abschliessen. In der Krankenpflege arbeiten wir mit Menschen und *nicht* mit Fahrrädern, Apparaten oder Geräten, die man durch einfache technische Fertigkeiten flicken oder schlimmstenfalls ersetzen kann. Probleme, die im Bereich der menschlichen Beziehungen auftreten können, sind in aller Regel viel komplexer und oft auch schwieriger zu beheben als rein technische Probleme. Hierzu ein etwas drastisches Beispiel:

> «Krittler und Nachlässige heiraten einander häufig. Ein Grund dafür ist, dass jeder sich dann durch den anderen in seinem Verhalten gerechtfertigt fühlt. Der Krittler wird viele Gelegenheiten finden, seiner Leidenschaft zu frönen, und er wird reichlich realistische Gründe zum Kritteln finden, wenn sein Partner übermässig nachlässig ist. Der nachlässige Partner andererseits wird ganz realistisch sagen können: «Ich kann es meinem Partner ja sowieso nicht recht machen, warum sollte ich es dann überhaupt versuchen?»
> (Aus Wahlroos 1980, S. 38f.)

Selbst bei einem oberflächlichen «Vergleich» zwischen dem Ehepaar und der Panne mit dem Fahrrad werden Unterschiede sichtbar: Beim Fahrrad handelt es sich um eine einfache, zeitlich-logische Beziehung von Ursache und Wirkung (Glasscherbe oder ähnliches auf der Strasse und dann das Loch im Schlauch). Beim Ehepaar ist das einfache Gesetz von Ursache und Wirkung wenig aussichtsreich: man bekommt eher den Eindruck, dass das Verhalten des einen das Verhalten des anderen beeinflusst oder gar (in diesem Beispiel) negativ verstärkt. In einem solchen *Rückkopplungssystem* ist es nämlich häufig nicht einfach zu ermitteln, wo die Ursache liegt, und dies können Eltern[2] bestätigen, die einmal bei streitenden Kindern versucht haben, herauszufinden, wer «begonnen hat». Über komplexe Systeme sagt Vester: «Die Beziehung zwischen Ursache und Wirkung, zwischen Vergangenheit und Zukunft ist, sobald man das Geschehen in komplexen Systemen und in Form verschachtelter Regelkreise betrachtet, eben nicht mehr unbedingt zeitlich-logisch» (Vester 1984, S. 55). Die Panne mit dem Fahrrad illustriert einen *linearen Vorgang*, und die Geschichte über das Ehepaar ist das Beispiel eines *Kreisprozesses* oder eines *kybernetischen Systems*[3].

[2] Die Frage beschäftigt selbstverständlich nicht nur Eltern, sondern auch Ehetherapeuten, Lehrer, Kriegsministerien, Gerichte usw. und dürfte so alt sein wie die Menschheit selbst.

[3] «Das Wort Kybernetik bezeichnet ursprünglich die Kunst des Lotsen, ein Schiff trotz Wind und Wasserströmungen an sein Ziel zu bringen. Dazu muss der Lotse immer wieder den Ist-Wert der Lage seines Schiffes bestimmen, ihn mit dem Soll-Wert vergleichen und eine Steuerungsstrategie ermitteln» (Fiechter/Meier 1985, S. 35). (Näheres hierzu: siehe Kapitel 8, S. 142f)

Ganz abgesehen davon, dass sich das Problemlösungsverfahren, als wichtiger Bestandteil der Pflegeplanung, an das kybernetische Denken anlehnt (vgl. Fiechter/Meier 1985, S. 34), liegt die Vermutung nahe, dass Problemlösungen in der Krankenpflege etwas mit zwischenmenschlicher Interaktion zu tun haben. Fiechter und Meier (1985, S. 27f) sprechen in der Tat von Pflegeplanung als Problemlösungs- *und* Beziehungsprozess und fügen hinzu: «Der Problemlösungsprozess wird erst wirksam durch die Qualität der Beziehung, die zwischen Schwester und Patient zustande kommt» (S. 32).

Die heutige Krankenpflege betrachtet den Menschen als Einheit von Körper, Seele und Geist und als ein Wesen, das in Beziehung zu seiner Umwelt steht. Auf diesem Hintergrund einer ganzheitlichen oder holistischen Betrachtungsweise des Menschen erscheint eine strenge Unterteilung in somatische, psychiatrische, soziale und «spirituelle» Krankenpflege auf den ersten Blick eher rückschrittlich als zukunftsorientiert. Aber trotz des gemeinsamen Nenners, der für alle Pflegebereiche Gültigkeit hat, (und dieser gemeinsame Nenner dürfte aus der Betrachtung des Menschen als ein biopsychosoziales und spirituelles Wesen bestehen) möchte ich naiv behaupten, dass die psychiatrische Krankenpflege einige Besonderheiten aufweist, und um eben diese Besonderheiten geht es in diesem Buch.

Aus den folgenden Ausführungen des bekannten Schizophrenie-Forschers Gregory Bateson möchte ich einige Besonderheiten ableiten, ohne jedoch den Eindruck erwecken zu wollen, es handle sich bei allen psychiatrischen Patienten um Schizophrene.

«Wir wollen den grösseren Kontext untersuchen, innerhalb dessen ein Lernexperiment mit einem Schizophrenen als Subjekt durchgeführt werden kann. Der Schizophrene sieht sich als das, was man einen Patienten nennt, dem Mitglied einer übergeordneten und ungeliebten Organisation, der Krankenhausbelegschaft, gegenüber. Wäre der Patient ein guter pragmatischer Newtonianer, könnte er sich selbst folgendes sagen: ‹Die Zigaretten, die ich bekomme, wenn ich mache, was dieser Junge von mir erwartet, sind doch schliesslich nur Zigaretten, und als praktischer Wissenschaftler werde ich weitermachen und tun, was er von mir will. Ich werde das experimentelle Problem lösen und die Zigaretten bekommen.› Aber menschliche Wesen, und besonders Schizophrene, sehen die Sache nicht immer so. Sie sind durch den Umstand beeinflusst, dass das Experiment von jemandem durchgeführt wird, dem sie eher keinen Gefallen tun möchten. Sie können sogar eine gewisse Schamlosigkeit darin erblicken, jemandem einen Gefallen zu tun, den sie nicht mögen. Es kommt also vor, dass das Zeichen des Signals, das der Eperimentator aussendet, nämlich Zigaretten auszugeben oder einzubehalten, verkehrt wird. Was der Experimentator für eine Belohnung hielt, stellt sich als eine teilweise beleidigende Mitteilung heraus, und was sich ihm als eine Bestrafung darstellte, erweist sich zum Teil als eine Quelle der Genugtuung.»
(aus: Bateson 1981, S. 323f)

Es fällt sofort auf, dass der Schizophrene und der Experimentator grundsätzlich *verschiedener Meinung* sind in bezug auf die Belohnung: Das, was der Experimentator als Belohnung ansieht, wird für diesen Schizophrenen zur Beleidigung. Solche Meinungsverschiedenheiten beschränken sich bekanntlich nicht nur auf experimentelle Situationen, sondern sind ein Bestandteil der Berufspraxis. Obschon diese Besonderheit sich keineswegs auf die psychiatrische Krankenpflege beschränkt, denke ich, dass die Besonderheit *im Schnitt* bei seelischen und psychosozialen Problemen häufiger vorkommt als bei somatischen Erkrankungen. Psychosoziale Probleme (und vor allem um diese geht es in der psychiatrischen Krankenpflege) sind oft weniger «greifbar» als manche Probleme aus anderen Pflegebereichen: Es leuchtet sofort ein, dass die pflegerische Be-handlung einer Wunde sich konkreter beschreiben und somit in einem Pflegeplan festhalten lässt als z.B. pflegerische Massnahmen zur Bewältigung eines Angstzustandes.

Eine weitere Besonderheit, die sich aus verschiedenen Ansichten oder Perspektiven über ein Problem ergeben können, ist die Frage der aktiven Mitarbeit des Patienten an seiner Problemlösung. Misstrauen oder Ressentiment wegen einer erfolgten Zwangseinweisung kann bewirken, dass ein Patient sich nicht zur Mitarbeit erklären kann oder möchte. In solchen Fällen muss das Behandlungsteam Schritte zur Motivation des Patienten unternehmen.

Es ist meines Erachtens nicht unangemessen zu behaupten, dass man im Schnitt weniger «harte» Daten, Fakten oder eindeutige Tatsachen bei psychosozialen als bei somatischen Problemen vorfindet: Körperliche Daten, die man mittels Laboruntersuchungen erheben kann, lassen sich bekanntlich objektiver ausdrücken als etwa die Qualität der Beziehung eines Menschen zu seinem Ehepartner oder zu wichtigen Personen seines Bekanntenkreises. Bei manchen psychosozialen Problemen, die sich nicht vollumfänglich objektivieren lassen, spielen Vermutungen, Gefühle und Intuition der Pflegeperson eine nicht zu unterschätzende Rolle. Aus diesem Grund ist es notwendig, dass die Behandlung bestimmter Probleme eines Patienten mit Vorsicht erfolgt. In bezug auf die Behandlung psychosozialer Probleme ist die Rolle oder der Standpunkt des *Beobachters* von Bedeutung: In lebendigen Systemen kann man davon ausgehen, dass ein Beobachter keine neutrale Rolle einnimmt, sondern er ist vielmehr ein Teil des Systems. Auf dem Hintergrund dieser Annahme, die ich im Kapitel 3 ausführlicher erörtern werde, ist es wichtig, dass der Beobachter (oder – konkreter – die Pflegeperson) seinen eigenen Standpunkt reflektiert.

Die oben behaupteten Besonderheiten habe ich als Schwerpunkte im ersten Teil des Buches gesetzt. Die Berücksichtigung dieser Besonderheiten der psychiatrischen Krankenpflege hat zum Ziele, dass Pflegepersonen dazu angeregt werden, ihre eigene Arbeit mit psychiatrischen Patienten *zu reflektieren.* Eine solche Eigenreflexion kann und soll selbstverständlich auch dann geschehen, wenn man ohne Pflegeplanung arbeitet. Ja, die oben erwähnten Besonderheiten sind kein eigentlicher Bestandteil des Problemlösungsverfahrens der Pflegeplanung, aber sie sind wichtig für das Umsetzen des Prozesses in die psychiatrische Pflegepraxis. Der Leser dürfte inzwischen gemerkt haben, dass die praktische Anwendung der Pflegeplanung einiges von der ausführenden Pflegeperson abverlangt. Ich möchte aber jetzt schon dazu ermuntern, diese Herausforderung anzunehmen, denn trotz aller Schwierigkeiten, die es in der praktischen Arbeit mit Pflegeplanung zu überwinden gilt, kann Pflegeplanung ein gutes Instrument zur Verbesserung der Pflegequalität sein. Beim Verfassen des Textes habe ich versucht, der gegenwärtigen psychiatrischen Pflegepraxis gerecht zu werden, in der Hoffnung, dass die erarbeiteten Grundlagen zu einem tieferen Verständnis der Pflegeplanung beitragen mögen.

1

«Über keine einzige Angelegenheit oder Technik, keinen einzigen Gedanken, kein einziges Problem oder Phänomen in der Krankenpflege wurde so viel geschrieben, gelehrt, gesprochen, gearbeitet, gelesen und gejammert - mit so wenig Erfolg.»
Virginia Henderson[1]

Einführung in die Pflegeplanung

Inhalt

- Aus der Geschichte der Pflegeplanung
- Was ist Pflegeplanung?
- Der Problemlösungsprozess
- Der Problemlösungsprozess in der Krankenpflege
- Die praktische Anwendung des Problemlösungsprozesses

Henderson wie auch viele andere Leute haben ihre Vorbehalte gegenüber Pflegeplanung. Die Anzahl von Publikationen über Pflegeplanung ist für eine Einzelperson unüberblickbar geworden (vgl. De la Cuesta 1983), und es gibt bereits viele Auffassungen darüber. Bei der Behandlung der Frage - Was ist Pflegeplanung? - habe ich im ganzen Buch versucht, auf dem Boden der Realität gegenwärtiger psychiatrischer Pflegepraxis zu bleiben. Alles, was mir bei meinen Recherchen über Pflegeplanung zu akademisch, enthusiastisch, unrealistisch oder sonst irgendwie verdächtig vorkam, habe ich weggelassen. Ich hoffe somit, dass für den kritischen Leser eine sinnvolle und brauchbare Auffassung aus dem Text hervorgeht. Auch hoffe

[1] Henderson 1982, S. 105. "No other single issue, thought, technique, problem or phenomenon in nursing has received as much attention, has been as much written about, taught, talked about, worked at, read about and cried over, with so little success." Meine deutsche Version dieser fast unübersetzbaren Aussage ist eher als Paraphrase aufzufassen.

ich, dass der Leser wesentlich mehr Erfolg haben wird, als es Henderson oben beschreibt. Ich bin überzeugt, dass Pflegeplanung eine sinnvolle und brauchbare Methode ist, die dem Patienten und notabene auch uns bei Problemlösungen hilft.

Aus der Geschichte der Pflegeplanung

Die Ursprünge der Pflegeplanung liegen in den USA der späten fünfziger Jahre (vgl. Henderson 1982 und Ward 1985). Ab 1960 erschienen dort die ersten Artikel über Pflegeplanung in Fachzeitschriften; die Einführung in amerkanischen Spitälern erfolgte ab etwa 1970 (vgl. de la Cuesta 1983). Etwas später gelangte die Idee nach Grossbritannien, wo Konzept und Methode den britischen Verhältnissen angepasst wurde. 1979 erschien das erste britische Buch über Pflegeplanung.

De la Cuesta (1983) weist darauf hin, dass die Einführung der Pflegeplanung in diesen beiden Ländern aus verschiedenen Gründen erfolgte: In Amerika wie auch in Grossbritannien sahen Pflegepersonen die Pflegeplanung als eine Methode, die Pflegequalität zu verbessern. In den USA wurde die Pflegeplanung zudem als Instrument oder Strategie angesehen, mit dessen/deren Hilfe ein *höherer Berufsstatus* erreicht werden sollte.[2] Die Pflegeplanung wurde im deutschsprachigen Raum durch das Erscheinen des Buches «Pflegeplanung» von Fiechter und Meier (1981) vorangetrieben.

Was ist Pflegeplanung?

Obschon Pflegeplanung ein sehr junger Teil der Krankenpflege ist und eine erst kurze Geschichte hat, gibt es schon eine beträchtliche Anzahl von Auffassungen über Pflegeplanung. Die verschiedenen Auffassungen weichen jedoch nur geringfügig voneinander ab und können als Variationen über ein Thema betrachtet werden. Es gibt demzufolge eine grosse Anzahl von Definitionen von Pflegeplanung. Ich gebe hier eine Auswahl von Definitionen, die mir sinnvoll erscheinen.[3]

[2] Für eine kurze Zusammenfassung dieser Thematik in deutscher Sprache siehe Arndt 1986.

[3] Bei dieser Übersicht habe ich Definitionen, die mir problematisch erscheinen, vernachlässigt, z. B. solche Definitionen, in denen behauptet wird, Pflegeplanung wäre z. B. *eine Philosophie* (vgl. hierzu etwa Ward 1985, Seite 1) oder ein Pflegemodell (Martin 1984, S. 4).

«Der Pflegeprozess ist im Grunde ein Problemlösungsansatz in der Pflege, der beinhaltet: Interaktion mit dem Patienten, Entscheidungen treffen und die Durchführung von pflegerischen Massnahmen aufgrund der Einschätzung der Situation eines individuellen Patienten.» (Kratz 1979, S. 3)

«Der Pflegeprozess ist ein logischer, systematischer Ansatz zur ganzheitlichen Pflege[4] eines Patienten.» (Heath/Law/Cross 1983, S. 11)

Pflegeplanung ist... «eine systematische Methode, um Probleme von Patienten zu erkennen, Lösungspläne zu entwickeln, die Pläne durchzuführen und um auszuwerten, ob diese erfolgreich waren.» (Mitchell 1984)

«Die Botschaft des Pflegeprozesses ist einfach. Es geht darum, dass jede Schwester die individuelle Verantwortung für die Pflege eines Patienten übernimmt, und dass die Pflege intelligent und systematisch durchdacht wird.» (Rowden 1984)

Pflegeplanung ist... «ein systematischer Ansatz zur Lösung von Lebensproblemen des Patienten durch Anwendung der folgenden Schritte: Beobachtung, Einschätzung der Situation, Planung, Durchführung und Auswertung. Diese Schritte ermöglichen dem Patienten, seine Probleme selbst zu lösen oder sich den Problemen anzupassen» (Ward 1985, S. 10. Eher frei übersetzt: Anmerkung des Autors).

Als Synthese der oben gegebenen Definitionen möchte ich Pflegeplanung folgendermassen umschreiben:

> Pflegeplanung ist eine systematische Methode, mit deren Hilfe die Lösung von Problemen eines individuellen Patienten angestrebt wird.

Aufgrund der in dieser eher knappen Definition vorkommenden Begriffe möchte ich einige Aspekte der Pflegeplanung, wie ich sie verstehe, kurz besprechen.

Pflegeplanung...

In diesem Buch spreche ich durchwegs von *Pflegeplanung,* obwohl es meines Erachtens innerhalb der psychiatrischen Krankenpflege ebenso sinnvoll wäre, von *Behandlungsplanung* zu sprechen. Gerade wegen des interdisziplinären Charakters der psychiatrischen Arbeit ist es oft nicht klar, ob die in einer Pflegeplanung festgehaltenen Richtlinien ausschliesslich die pflegerische Arbeit betreffen. Eine gute Zusammenarbeit ist eine

[4] Im Original = total care.

wichtige Voraussetzung für ein erfolgreiches Arbeiten mit Pflegeplanung.[5] Fiechter und Meier drücken das so aus: «Ganzheitlich ist die Betreuung nur, wenn der Arzt und alle anderen Mitarbeiter aus... (einer) ... umfassenden Sicht heraus gemeinsam patientengerechte Ziele aufstellen und *ihre Arbeit aufeinander abstimmen* zum Wohle des Patienten.» (Fiechter/Meier 1985, S. 25: Kursiv von mir).

Systematisch...

Im Duden (1982) steht zu diesem Begriff (unter anderem): «ordentlich gegliedert, planmässig, gezielt, absichtlich.» Bei der Arbeit mit Pflegeplanung wird (möglichst) versucht, den oben genannten Anforderungen zu genügen. Das systematische Arbeiten grenzt sich daher ab von der *reinen Intuition*[6] in der Krankenpflege und hilft den Pflegepersonen, ihre Annahmen, die oft unbewusst sind, zu überprüfen. Die systematische Vorgehensweise kann erheblich dazu beitragen, dass wir bewusster und reflektierter arbeiten.

Methode...

Pflegeplanung ist eine Methode oder ein Arbeitsinstrument, die/das uns hilft, die Probleme des Patienten in den Griff zu bekommen. Der methodische Aspekt der Pflegeplanung besteht aus einer Reihe von wohlüberlegten, folgerichtigen Schritten (siehe unten). In ihrer abstrakten Form (nämlich in der Form des Regelkreises) hat sie keinen Inhalt und gleicht etwa einer algebraischen Formel. Erst in der Anwendung erhält die Pflegeplanung einen Inhalt, der *von Pflegepersonen* gestaltet wird.

Der Regelkreis ist eine neutrale Methode und kann daher ganz unabhängig vom theoretischen (oder ideologischen) Ansatz ihres Benutzers gebraucht werden. Hierzu ein Beispiel: Bei der gleichen Problemstellung werden drei völlig verschiedene Ziele und Massnahmen angegeben. Bei diesem Problembeispiel (das übrigens in der psychiatrischen Krankenpflege recht häufig auftritt) kann es sich um drei völlig verschiedene Patienten handeln oder um einen Patienten während der verschiedenen Phasen seiner Erkrankung (siehe Abbildung 1).

[5] Vgl. hierzu etwa Henderson 1982, Altschul 1985, S. 71, und Kardol 1985, S. 399.

[6] Intuition spielt *vermutlich* mehr oder weniger *immer* eine Rolle, wenn es darum geht, mit Menschen zu arbeiten, und dies ist richtig so. Deshalb spreche ich von «reiner (oder ausschliesslicher) Intuition.»

Problem	Ziele	Massnahmen
Erhält samstags Fr. 35.– und hat meistens ab Dienstag kein Geld mehr	kann das Taschengeld selbst einteilen	mit ihm zusammen: - Ausgaben überprüfen - Budget erstellen - erhält samstags weiterhin Fr. 35.–
↓	kommt aus mit seinem Taschengeld	Fr. 5.– täglich aushändigen
↓	übernimmt die Verantwortung für sich, selbst wenn das Geld verbraucht ist	- seine Klagen zurückweisen - auf seine Eigenverantwortung hinweisen - erhält weiterhin samstags Fr. 35.–

Abbildung 1: Unterschiedliche Ziele und Massnahmen bei gleicher Problemformulierung.

Mit deren Hilfe...

Pflegeplanung kann dazu beitragen, Probleme lösen zu *helfen*. Sie ist und bleibt aber ein Hilfsmittel. Es wäre durchaus töricht zu glauben, Pflegeplanung allein könnte einzelne oder gar alle Probleme lösen. Der Beitrag von den an der Problemlösung Beteiligten (Patient, Behandlungsteam, Angehörige usw.) wird – so meine Erfahrung – nicht geringer, sondern erhöht sich. Pflegeplanung bietet zwar eine Hilfe zur Strukturierung der Problemlösung, aber die menschliche Kreativität kann sie nicht ersetzen. Oder wie C.G. Jung sagt: «Jeder neue Fall, der gründliche Behandlung erfordert, bedeutet Pionierarbeit, und jede Spur von Routine entpuppt sich als Irrweg.»[7]

Probleme...

Pflegeplanung ist ein ausgesprochen problemorientierter Ansatz in der Krankenpflege. Dieser Ansatz wird beinahe durchwegs in der mir bekannten Literatur über Pflegeplanung beschrieben. Eine Ausnahme ist ein Werk von Stockwell (1985). Diese Autorin richtet sich aus nach den Ressourcen des Patienten und versucht, diese zu fördern. Sie schlägt ein «Förderungs-

[7] Zitiert bei Jakobi 1971, S. 110.

modell[8] der psychiatrischen Krankenpflege» vor (Stockwell 1985, S. 14f.). Dieser Denkansatz ist interessant und wahrscheinlich bei Patienten angebracht, die nur sehr leichte, keine oder lauter *unbeeinflussbare* Probleme (z.B. degenerative Zustände, mit denen der Betroffene gut umgehen kann) haben.

Gerade weil die Pflegeplanung problemorientiert ist, möchte ich, um es gleich vorwegzunehmen, in aller Deutlichkeit betonen, dass Pflegeplanung nicht die ganze Pflege ausmacht. Ich wiederhole: *Pflegeplanung macht nicht die ganze Pflege aus!* Ich behaupte, dass es notwendig ist, dass Patienten ganz gewöhnlichen Angelegenheiten des Alltags – z.B. Fernsehen, Kartenspiel, lockere Unterhaltung usw. – nachgehen sollen, ohne jegliche therapeutische Absicht oder Zielsetzung. Anders ausgedrückt: Alles hat seinen Platz und seine Zeit – das Gewöhnliche wie das Therapeutische.

Eines individuellen Patienten...

Pflegeplanung ist nicht nur eine Methode, um die Probleme eines individuellen Patienten mit ihm zu erfassen und zu lösen, sondern ein Versuch, die ganz individuelle Problematik des Patienten anzugehen. Es wird *angestrebt,* den Patienten als einzigartiges Individuum zu verstehen und auf seine ganz persönliche Problematik einzugehen. In der Praxis bedeutet das, dass bei jedem Patienten eine auf seine Probleme zugeschnittene Pflegeplanung durchgeführt wird.

Da die Pflegeplanung (wie ich und andere Autoren darstellen) den individuellen Patienten betrifft, geht bei dieser Planungsform der Gruppenaspekt, der in der psychiatrischen Krankenpflege eine bedeutende Rolle spielt, verloren.

Der Problemlösungsprozess

Die Anwendung des Problemlösungsprozesses besteht darin, dass man ein Problem in verschiedene Schritte unterteilt oder gliedert. Einige Beispiele von Problemlösungsverfahren, die ausserhalb der Krankenpflege liegen, sollen die Unterteilung in verschiedene Schritte verdeutlichen: Die Mathematiker Wallis und Roberts (1960) unterscheiden die folgenden

8 Im englischen Original «enhancement model». Meine Übersetzung mit «Förderungsmodell» ist mehr sinngemäss als wörterbuchgetreu.

Schritte *wissenschaftlicher Untersuchung:* Beobachtung, Hypothese, Voraussage und Bestätigung.

Watzlawick, Weakland und Fisch berichten über gute Erfahrungen mit der folgenden Problemlösungsmethode

«1 Eine klare und konkrete Definition des Problems
2 Eine Untersuchung der bisher versuchten Lösungen
3 Eine klare Definition des Behandlungsziels (der Lösung)
4 Die Festlegung und die Durchführung eines Plans zur Herbeiführung der Lösung»

In einer Fussnote zu dieser Thematik zeigen Watzlawick, Weakland und Fisch Parallelen zwischen dieser Methode und den vier heiligen Wahrheiten des Buddhismus auf:

«1. Vom Leiden
2. Von der Entstehung des Leidens
3. Von der Aufhebung des Leidens
4. Vom Wege zur Aufhebung des Leidens» (Watzlawick, Weakland und Fisch 1979, S. 135)

Hand und Schroeder[9] unterscheiden die folgenden Schritte bei der Problemlösung oder – wie sie dies nennen – beim *Therapieprozess:*

1. Die *Problemanalysen...*
2. (Kontra-)Indikationen spezifischer verändernder Interventionen, mit Hypothesen über Kausalbeziehungen zwischen Symptom- und Problembereichen; hypothesengebundene *Auswahl und Planung der Interventionen...* Hypothesen, Prognose des Effektes der Interventionen
3. *Durchführung verändernder Interventionen...* Aufbau von Kompetenzen... Alternativen... und Selbsthilfepotential
4. Stabilisierung und Bewertung von Veränderungen... (Hand/Schroeder 1985. kursiv im Original)

Bouwkamp reduziert in seinem Buch, das die Arbeit mit Klienten in den Sozialwissenschaften ganz allgemein beschreibt, das Problemlösungsverfahren auf die einfachste Form, nämlich auf drei Schritte:

1. Vorbereitung/Planung
2. Ausführung
3. Evaluation (Bouwkamp 1977, S. 36)

[9] Die Autoren führen im gleichen Artikel aus: «Pflegeplanung und Grundprinzipien der Verhaltenstherapie ergänzen sich in *idealer Weise:* beides sind flexible Verfahren, die Sorgfalt und Genauigkeit in der Beobachtung und Dokumentation sowie eine klare Zielsetzung und eindeutige Verfahren zu deren Erreichung vermitteln können» (Hand/Schroeder 1985, kursiv von mir).

Aus diesen Beispielen geht hervor, dass der Problemlösungsprozess nicht nur in der Krankenpflege vorkommt, sondern in verschiedenen Kontexten angewandt wird.

Der Problemlösungsprozess in der Krankenpflege

Fiechter und Meier (1985) sehen in der Pflegeplanung «sowohl den Vorgang der Problemlösung in der Pflege als auch den Beziehungsablauf, der zwischen Schwester und Patient in Gang kommt und durch welchen die Problemlösung erst verwirklicht werden kann» (Fiechter/Meier 1985, S. 27). Anders ausgedrückt, kann man das Problemlösungsverfahren als *formellen* und den Beziehungsaspekt als *inhaltlichen* Teil der Pflegeplanung verstehen. Der Problemlösungsprozess ist an sich eine neutrale Methode, mit deren Hilfe jedes Problem angegangen werden kann. Diverse Autoren unterteilen den Problemlösungsprozess in verschiedene Schritte. In englischsprachigen Texten werden in der Regel vier Schritte genannt. Marriner (USA) unterscheidet: Anamnese, Planung, Durchführung und Evaluation (Marriner 1981). Kratz (GB) spricht von Einschätzung der Situation[10] (des Patienten), Planung, Durchführung (der Pflege) und Evaluation (vgl. Kratz 1979). Wenn man diese Schritte näher untersucht, gibt es eine noch feinere Unterteilung:

Anamnese:	- Informationssammlung - Pflegediagnose - eine treffende Umschreibung der Probleme des Patienten
Planung:	- Prioritäten setzen - Zielsetzungen - Massnahme festlegen
Durchführung:	- Durchführung der geplanten Massnahmen
Evaluation:	- Auswertung

Abbildung 2: Der Problemlösungsprozess nach Marriner (vgl. Marriner 1981, S. 11–16).

[10] Sprachlicher Hinweis für den Leser von englischsprachigen Texten: «Einschätzung der Situation des Patienten» ist meine eher freie Übersetzung des Begriffes ‹Assessment›. Dieses Wort existiert in der deutschen und laut Darcey (1980) in anderen Sprachen nicht. Aus diesem Grunde spricht die WHO, die die Vorstellungen und Ideen der Pflegeplanung übernommen hat, von Beschreibung (description) und Messung (measurement).

Bei meinen Ausführungen habe ich mich an die Schritte des Problemlösungsprozesses nach Fiechter/Meier (1985) angelehnt. Ich sage bewusst angelehnt, weil ich der Auffassung bin, dass die vorgegebene *Reihenfolge* der Schritte eine eher allgemeine Vorgabe ist, die nicht immer eingehalten werden kann: Manchmal beeinflussen die Probleme die Informationssammlung (wie ich im Kapitel 3 zeigen werde), oder manchmal kann man die Zielsetzung nur aus den praktischen Möglichkeiten und Ressourcen herleiten.

Abbildung 3 zeigt die Schritte des Problemlösungsprozesses nach Fiechter/Meier auf.

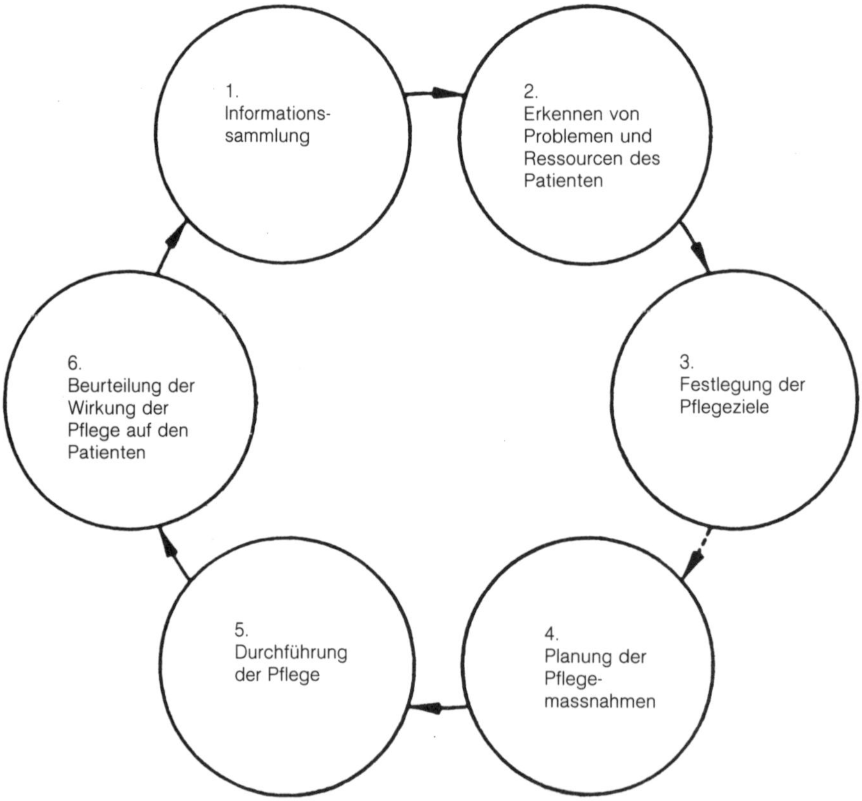

Abbildung 3: Problemlösungsschritte nach Fiechter/Meier (1985) leicht modifiziert

Die praktische Anwendung des Problemlösungsprozesses

Zur Illustration der Anwendung des oben dargestellten Problemlösungsprozesses (auch Regelkreis genannt) ein paar Beispiele. Zunächst ein einfaches und eindeutiges Beispiel aus dem Alltag.

Wenn das Licht ausgeht

Wenn plötzlich in meinem Büro das Licht ausgeht, sehe ich mich vor ein Problem gestellt, weil ich weiterarbeiten will. Das Problem veranlasst mich, nach einer Lösung zu suchen: Zuerst sammle ich weitere Informationen, damit ich das Problem näher einkreisen kann. Ich denke über die möglichen Ursachen nach:

1. Ist die Glühbirne kaputt?
2. Ist die Sicherung durchgebrannt?
3. Gibt es im ganzen Wohnblock einen Stromausfall?
4. Gibt es im ganzen Dorf einen Stromausfall?

Von meinem Schreibpult aus sehe ich, dass verschiedene Zimmer im gegenüberliegenden Wohnblock beleuchtet sind: Ursache Nummer 4 trifft nicht zu. Ich stehe auf und schalte das Licht im Wohnzimmer an – es brennt: Ursache Nummer 3 trifft nicht zu. Ich schalte das Licht im nebenanliegenden Schlafzimmer ein (das Büro und das Schlafzimmer sind dem gleichen Schaltkreis angeschlossen) und es brennt: Ursache Nummer 2 trifft nicht zu. Jetzt hoffe ich, dass die Glühbirne kaputt ist, denn wenn es sich um einen anderen Defekt handelt (z. B. bei der Haltevorrichtung oder ähnliches), bin ich am Ende mit meinem Latein und muss morgen einen Elektriker kommen lassen. Bis jetzt habe ich allerdings das Problem erfolgreich eingekreist und gelange zur Problemformulierung – die Glühbirne ist kaputt! Mein Ziel ist (und bestand von Anfang an) die Umkehrung des Problems, nämlich wieder Licht im Büro zu haben. Um dieses Ziel zu erreichen, überlege ich mir die Massnahme –: die kaputte Glühbirne auszuwechseln. Ich setze diesen Plan in die Tat um und habe wieder Licht. Dies beweist, dass meine Problemformulierung richtig war. Ich kann mich nun mit Robinson Crusoe beschäftigen...

Robinson Crusoe

Bei der Behandlung des folgenden Textes aus dem Jugendroman «Robinson Crusoe» handelt es sich um ein *nachträgliches Rekonstruieren* des Regelkreises. Ich habe die Erfahrung gemacht, dass das Erkennen der Schritte des Regelkreises in einem bereits zeitlich vollzogenen und dokumentierten Ereignis eine wertvolle Grundlage für die Arbeit mit Pflegeplanung ist. Es versteht sich von selbst, dass Pflegeplanung in der Praxis eine zeitlich *vorwärts gerichtete Methode* ist.

Da der nun folgende Ausschnitt aus dem Roman schon komplexer ist als das vorangehende Problembeispiel (mit der Glühbirne), lässt er sich auf mehrere Arten in Form des Regelkreises darstellen. Ich beschränke mich bei der folgenden Darstellung (die, wie gesagt, nicht die einzige oder die beste ist) auf das, was mir wesentlich erscheint. (Leser, die mit dem Regelkreis schon vertraut sind, können eine eigene Darstellung des Regelkreises versuchen).

September 1659.

Das Schiff, auf dem sich Robinson Crusoe befunden hat, hat gerade Schiffbruch erlitten. Crusoe ist nun auf einer einsamen Insel gestrandet. Er ist zwar vor dem Ertrinken bewahrt worden, doch der Kampf ums Überleben beginnt erst...

«Unvermittelt wurde mir bewusst, dass sich keiner meiner Gefährten hatte retten können. Sie waren alle ertrunken, ich sah keinen von ihnen je wieder, und keine andere Spur hinterliess das Meer von ihnen als drei an die Küste gespülte Hüte, eine Mütze und zwei nicht zusammenpassende Schuhe.

Mein Mut schwand wieder, und ich fand, dass es in Wahrheit eine Rettung furchtbarer Art war. Ich war allein und verlassen. Meine Kleider waren klatschnass, ich hatte nichts zu essen und zu trinken, und es war wohl mein Schicksal, vor dem Meer gerettet worden zu sein, damit ich hier verhungerte oder ein wildes Tier mich tötete. Vor allem ängstigte es mich, dass ich keinerlei Waffen besass, mich nicht verteidigen konnte, wenn ich angegriffen wurde, und es mir ebensowenig möglich war, ein Tier zu erlegen und mich daran sattzuessen. Ausser einem Messer, einer Tabakspfeife und etwas Tabak in einem Beutel trug ich nichts bei mir. Ich war darüber so verzweifelt, dass ich eine Zeitlang wie wahnsinnig hin und her rannte.

Als die Nacht hereinbrach, verstärkte sich meine Angst vor wilden Tieren. Der einzige Zufluchtsort, den ich sah, war ein buschiger Baum, eine Art dorniger Fichte, die nahe dem Ufer wuchs. Ich beschloss, auf ihr die Nacht zu verbringen, und sobald der Tag anbrach, wollte ich mir jene Todesart wählen, die mir am wenigsten grausam erschien, hoffnungslos und verzweifelt wie ich war. Bevor ich auf den Baum hinaufkletterte, ging ich einige Schritte am Ufer entlang und suchte nach trinkbarem Wasser, und zu meiner Freude fand ich auch eine Quelle. Ich trank und kaute nachher eine Handvoll Tabak. Der Tabak konnte zwar das Essen nicht ersetzen, nahm mir aber doch das ärgste Hungergefühl. Um mich, sollte ich von einem Tier angefallen werden, verteidigen zu können, schnitt ich einen kurzen Stock, eine Art Knüppel, ab und kletterte dann auf den Baum. Kaum hatte ich mir eine Astgabelung ausgesucht, in die ich mich setzte, damit ich im Schlaf nicht vom Baum herunterfallen konnte, als ich auch schon fest und tief einschlief – so erschöpft war ich. Ich glaube, nie in meinem

Leben hat mir der Schlaf so wohl getan wie in dieser ersten einsamen Nacht auf der Insel.»
(Aus: Defoe (um) 1720, S. 49f.)

Informationen

Objektive Informationen
- alle seine Gefährten sind ertrunken
- hat nichts zu essen und zu trinken
- ist der Gefahr ausgesetzt, von einem wilden Tier getötet zu werden
- hat keine Waffen

Subjektive Informationen
- er erlebt die Rettung als furchtbar
- hat Angst, dass er sich bei einem eventuellen Angriff nicht verteidigen kann
- ist verzweifelt und hoffnungslos
- hat Angst vor wilden Tieren
- möchte Selbstmord begehen

Ressourcen

Ressourcen sind «Möglichkeiten, Kräfte und Fähigkeiten des Patienten und seiner Angehörigen, die für die Lösung (von) Problemen von Bedeutung sind» (vgl. Fiechter/Meier 1981, S. 43–44).

In Robinson Crusoes Situation gehen die folgenden Ressourcen aus dem Text hervor:

«Externe» Ressourcen
- ein buschiger Baum
- eine Wasserquelle
- Tabak
- Stock/Knüppel

«Interne» Ressourcen
- Angst vor wilden Tieren
- zum Teil der Trieb zum Überleben
- Hunger und Durst

Das Hauptproblem bei Robinson Crusoe ist die Lebensgefahr, in der er sich befindet. Das Ziel ist, dass er überlebt. Diese Hauptproblematik habe ich in drei wichtige Probleme unterteilt, die hier in Form einer Tabelle, bestehend aus Problemen, Ressourcen, Zielen und Massnahmen (wie dies bei der Pflegeplanung üblich ist) dargestellt werden (Abbildung 4).

Probleme	Ziele	Massnahmen
Hat nichts zu essen *Ressource* - hat Tabak - Hungergefühl	sein Hungergefühl ist gestillt	kaut den Tabak
Hat nichts zu trinken *Ressourcen* - eine Wasserquelle (die allerdings noch nicht entdeckt ist) - Durst	hat Flüssigkeit zu trinken	findet geniessbare Flüssigkeit
Hat keine sichere Schlafstätte *Ressourcen* - Angst vor wilden Tieren - das Vorkommen von Bäumen auf der Insel	hat eine sichere Schlafstätte	- findet einen Baum - richtet sich auf dem Baum zum Schlafen ein

Abbildung 4: Problemlösungsprozess bei Robinson Crusoe.

Die Massnahmen sind zunächst nur Pläne oder Vorstellungen, die erst in der Phase der *Durchführung* umgesetzt werden.

Robinson Crusoe hat die beschriebenen Massnahmen durchgeführt und, wie aus dem Schlussatz des Textes hervorgeht, erfolgreich: «Ich glaube, nie in meinem Leben hat mir der Schlaf so wohl getan wie in dieser ersten einsamen Nacht auf der Insel.» Diese Aussage beinhaltet die *Auswertung* des durchgeführten Planes. Die Tatsache, dass er am nächsten Tag noch lebt (und dass er zudem noch nie einen so wohltuenden Schlaf gehabt hat), beweist eindeutig, dass das gesetzte Ziel – zu überleben – erreicht ist.

Anmerkungen zu diesem Fallbeispiel

Aus den Informationen gingen die Probleme hervor. Auffallend ist, dass mehr Informationen vorhanden sind, als für die Problemformulierung notwendig waren. Dies ist, so meine ich, auch der Fall in der Pflegepraxis.

Bei der Aufzählung der Ressourcen habe ich zwischen «internen» und «externen» Ressourcen unterschieden. Unter «internen» Ressourcen verstehe ich alle Kräfte, Möglichkeiten, Reserven, Kenntnisse und Fähigkeiten, die Bestandteile der Persönlichkeit eines Menschen sind und für seine Problemlösung von Bedeutung. Es erscheint auf den ersten Blick vielleicht merkwürdig, dass ich Hunger, Durst und Angst zu den *Ressourcen* gezählt habe. Hunger und Durst gehören zu den Grundbedürfnissen des Menschen. Bleiben sie über längere Zeit ungestillt, so kann der Mensch erkranken und schlimmstenfalls sterben. Die Angst vor wilden Tieren bewahrt Crusoe davor, dass er sich leichtsinnig den gefährlichen Tieren aussetzt. In vielen Situationen betrachten Menschen Angst als ein Problem. In dieser Situation ist sie - so meine ich - eine Ressource.[11]

Notfall bei einer Diabetikerin

Die folgende Illustration soll vor allem aufzeigen, das die Lösung eines Problems unter Umständen aus verschiedenen *Phasen* bestehen kann. Die *Regelkreise* werden dargestellt, wobei der eine Regelkreis jeweils die Ausgangslage für den nächsten bildet.

Es handelt sich um eine Nofallsituation; deshalb schildert dieses Beispiel eine Reihe von Handlungsabläufen, die nicht *schriftlich* geplant werden können. Die Handlungen bei der Bewältigung dieses Notfalls sind in den theoretischen Kenntnissen über diabetische Entgleisungen begründet.

Das Beispiel soll ferner zeigen, dass sich gutes, praktisches Handeln durchaus mit dem Regelkreis vereinbaren lässt.

Es ist Abend, 19.30 Uhr. Ich habe alleine Spätdienst auf einer geriatrischen Station. Nach einem etwa zwanzigminütigen Kontrollgang bei den Patienten finde ich Frau W. (68jährig) im Aufenthaltsraum im Tiefschlaf vor. Alle Versuche, sie wach zu bekommen, scheitern. Ich sehe mich vor ein Problem gestellt und überlege blitzartig die Ursachen.

[11] Im Kapitel 6 befinden sich weitere «merkwürdige» Überlegungen zu den Ressourcen.

Informationen:	Frau W. ist Diabetikerin und hatte heute nachmittag einen ausgedehnten Spaziergang gemacht. Vor zwanzig Minuten ging es ihr noch gut. Sie atmet regelmässig und hat einen normalen Puls.
Problem:	Aufgrund der vorhandenen Informationen erstelle ich die Problemhypothese (oder Verdachtsdiagnose): Hypoglykämisches Koma.
Ziel:	Das Ziel meines Handelns besteht darin, die Problemhypothese zu überprüfen.
Massnahme/Durchführung:	Kurzentschlossen führe ich einen Schnelltest zur Bestimmung des Blutzuckers durch.
Auswertung:	Ich erhalte das Resultat: 3,1 mmol/l Blutzucker. Die Problemhypothese wird bestätigt.

Ich rufe den Dienstarzt an und erkläre ihm die Situation. Der Regelkreis *des Handelns* beginnt:

Informationen/Problem:	Frau W. hat ein hypoglykämisches Koma.
Ziel:	Behebung der Hypoglykämie: normaler Blutzucker, Erlangen des Bewusstseins.
Massnahme:	Der diensthabende Arzt gibt folgende Massnahmen vor: – sofort eine 10%ige Glukoselösung per Infusion; 0,5 Liter binnen dreissig Minuten – nach zehn Minuten eine weitere Blutzuckerbestimmung.
Durchführung:	Ich führe diese Massnahmen durch. Nach zehn Minuten trifft der Arzt ein, als ich die zweite Blutzuckerbestimmung eben durchführe.
Auswertung:	Der Blutzuckerwert liegt bei 4,4, mmol/l. Nach weiteren fünf Minuten erlangt Frau W. das Bewusstsein.

Nach einem Wortwechsel mit der Patientin, die erstaunt ist, dass sich ein Pfleger und ein ihr fremder Arzt «plötzlich» um sie kümmern, gibt der Arzt für die weitere Überwachung Anweisungen. Im Regelkreis sieht dies folgendermassen aus:

Informationen:	Frau W. hat soeben eine hypoglykämische Entgleisung überstanden.

Problem:	Gefahr einer weiteren Entgleisung.[12]
Ziel:	Normaler Blutzuckerwert
Massnahmen:	Der Dienstarzt und ich legen die folgenden Massnahmen fest: - alle 15 Minuten Bewusstseinskontrolle (bis etwa 23.00 Uhr - danach soll die Patientin schlafen können) - alle 15 Minuten Atmungskontrolle: Parameter: normale Atmungsfrequenz (16–20 Atemzüge pro Minute) und regelmässige Atmung - Blutdruck und Puls alle 30 Minuten (es gelten die Normwerte der Patientin) - Blutzuckerkontrolle nach 2 Stunden - Wenn sich bis 23.00 Uhr die Werte stabilisiert haben, gilt die *Krise* als überwunden - Bei auffälligen Messwerten soll der Dienstarzt benachrichtigt werden.
Durchführung:	Bis zum Dienstschluss um 21.00 Uhr führe ich die oben genannten Massnahmen durch. Ab 21.00 Uhr übenimmt die Nachtwache die Verantwortung für die weitere Durchführung der Überwachung.
Auswertung:	Am nächsten Tag vernehme ich, dass Frau W. die Nacht gut überstanden hat. Die Zielsetzung - normaler Blutzuckerwert - ist erreicht und eine weitere Entgleisung ist nicht eingetreten.

Die bisher beschriebenen Probleme sind zwar gelöst, aber es ist denkbar, dass weitere Abklärungen folgen, z.B. Tagesprofil, Ermittlung der Ursachen für die Entgleisung von gestern, eine Gesamtüberprüfung der antidiabetischen Therapie, einschliesslich Fragen über die Lebensgewohnheiten von Frau W. usw.

In Abbildung 5 ist die dynamische Natur der oben beschriebenen Problemlösung zusammengefasst.

[12] Es handelt sich hier um ein potentielles Problem (siehe Kapitel 5).

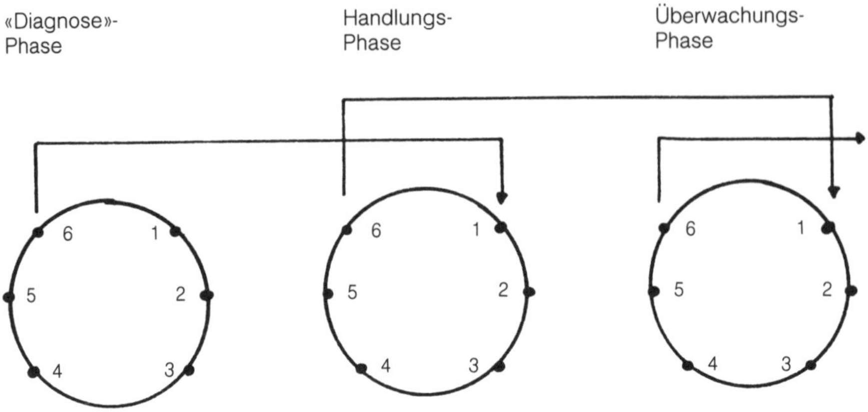

Legende: 1. Informationssammlung
2. Erkennen des Problems
3. Ziele
4. Massnahmen
5. Durchführung
6. Auswertung

Abbildung 5: Phasen der Problemlösung bei komplexen Problemen.

Zusammenfassung

Dieses einführende Kapitel befasste sich mit der Frage – Was ist Pflegeplanung? Nach einem kurzen geschichtlichen Vorspann habe ich einige Definitionen von Pflegplanung benutzt, um zur folgenden Definition zu gelangen: Pflegeplanung ist eine systematische Methode, mit deren Hilfe die Lösung von Problemen eines individuellen Patienten angestrebt wird. Der Begriff des Problemlösungsprozesses (oder des Regelkreises) wurde eingeführt und anhand von Beispielen ausserhalb und innerhalb der Krankenpflege illustriert.

Drei verschiedene Illustrationen über die praktische Anwendung des Problemlösungsprozesses haben die dazu nötigen Schritte aufgezeigt.

Wegen der besonderen Ausrichtung der psychiatrischen Krankenpflege habe ich in diesem Kapitel auf die Darstellung von psychiatrischen Beispielen verzichtet. Hiervon soll in den nachfolgenden Kapiteln die Rede sein.

2

«Jede Wahrnehmung – ob diese nun Elektronen oder Schwäne betrifft – verlangt einen »point-of-view», eine Theorie oder einen Begriff, eine Erwartung oder ein Mythos, von wo aus die Wahrnehmung erst möglich wird.»
Herman Koningsveld[1]

Standpunkte und Voraussetzungen

Inhalt

- Ein Krankenpflegemodell
- Soziotherapie
- Das Menschenbild
- Zusammenarbeit mit dem Patienten
- Zusammenarbeit im multiprofessionellen Team
- Postulate zur psychiatrischen Krankenpflege
- Zusammenfassung

In einer Aussprache mit seinem Chef beklagte sich Müller über seinen Arbeitskollegen Meyer: Dieser sei faul, arbeitsscheu, Minimalist und dergleichen. «Sie haben völlig recht», meinte der Chef dazu. Einige Minuten später sprach Meyer beim Chef vor und jammerte: Müller benehme sich wie ein Sklaventreiber, verlange unmögliches usw. «Sie haben völlig recht», meinte der Chef.
Die Ehefrau des Chefs, die zufällig ihren Mann im Büro aufgesucht hatte und beide Gespräche miterlebt hatte, sagte ihm vorwurfsvoll: Er könne doch nicht *beiden* recht geben. «Auch du hast völlig recht», meinte der Chef.
Ob dieser Chef seinen Posten noch versieht oder ob er sich der Chamäleon-Forschung gewidmet hat (wo er sich wesentlich wohler fühlen dürfte), bleibt ungewiss.

[1] Koningsveld 1980, S. 101

Seit längerer Zeit beschäftigen sich Physiker mit der Frage: Bestehen Elementarteilchen aus *Materie* oder aus *Wellen?* Capra in seinem Buch «Wendezeit» zweifelt daran, ob es jemals gelingen wird, «eine vollständige, folgerichtige Theorie der Gesamtübereinstimmung der subatomaren Welt zu entdecken» (Capra 1983, S. 99). Bei der oben gestellten Frage scheint der Standpunkt, den ein Beobachter[2] einnimmt, eine bedeutende Rolle zu spielen. Hierzu Capra selbst: «Meine bewusste Entscheidung, wie ich beispielsweise ein Elektron beobachten will, wird bis zu einem gewissen Masse die Eigenschaften des Elektrons bestimmen. Stelle ich ihm eine Teilchen-Frage, wird es mir eine Teilchen-Antwort geben; stelle ich ihm eine Wellen-Frage, wird es mir eine Wellen-Antwort geben» (Capra 1983, S. 91).

Diese zwei Beispiele, das eine anekdotisch, das andere tierisch ernst, deuten darauf hin, dass es notwendig ist, einen klaren Standpunkt zu beziehen. In diesem Kapitel, das als konzeptueller Rahmen für die späteren Überlegungen zur Pflegeplanung verstanden werden soll, unternehme ich den Versuch, einige Standpunkte, die mir im Zusammenhang mit Pflegeplanung wichtig erscheinen, zu klären. Abbildung 6 zeigt die Stellung der Krankenpflege in Beziehung zu andern «Teilen» des Behandlungssystems. Das Behandlungssystem oder Behandlungsfeld ist eingebettet in der jeweiligen Gesellschaft mit ihren Normen, Wertvorstellungen usw., die einen direkten Einfluss auf das Behandlungsfeld haben. Die drei Kreise im Behandlungssystem stellen den Patienten, die Pflegepersonen und die anderen Mitglieder des multiprofessionellen Behandlungsteams dar[3] mit ihren Perspektiven, Auffassungen und Arbeitsinstrumenten. Die sich überschneidenden Sektoren der Kreise stellen die drei verschiedenen Bereiche der Zusammenarbeit dar. Der Mittelpunkt der Graphik, die koordinierte, geplante Hilfeleistung für den Patienten (einschliesslich seines eigenen Beitrags zur Behandlung), kann gewissermassen als Produkt der Zusammenarbeit aufgefasst werden.

Nebst einer Besprechung dieser Zusammenarbeit zwischen Pflegepersonen, Patienten und anderen Mitgliedern des multiprofessionellen Behandlungsteam werden in diesem Kapitel Gedanken zu einem Modell von Krankenpflege, zur Soziotherapie und zum Menschbild erörtert. Zur Verdeutlichung dieser Standpunkte und deren Voraussetzungen wird im

[2] Weitere Überlegungen zum Standpunkt des Beobachters folgen im nächsten Kapitel.

[3] Es ist mir durchaus bewusst, dass diese Darstellung bloss ein Ausschnitt aus dem Behandlungsfeld ist. (Ich habe zum Beispiel die Verwaltung als wichtiges Element innerhalb des Systems nicht berücksichtigt.) Darüber hinaus kann man aufgrund der Gewichtung der einzelnen Systembestandteile leicht erkennen, dass die Abbildung von einer Pflegeperson stammt.

Anschluss an die Besprechung der einzelnen Themen kurz aufgezeigt, wie diese Grundlagen in Verbindung zur Praxis stehen können. Da ich mich dabei auf die Besprechung *einiger Punkte* beschränke, kann es sich nur um eine *unvollständige Skizze* der möglichen Anwendungen der Grundlagen handeln. Es geht in dieser Illustration um eine depressive Frau, die ich Frau B. nennen möchte:

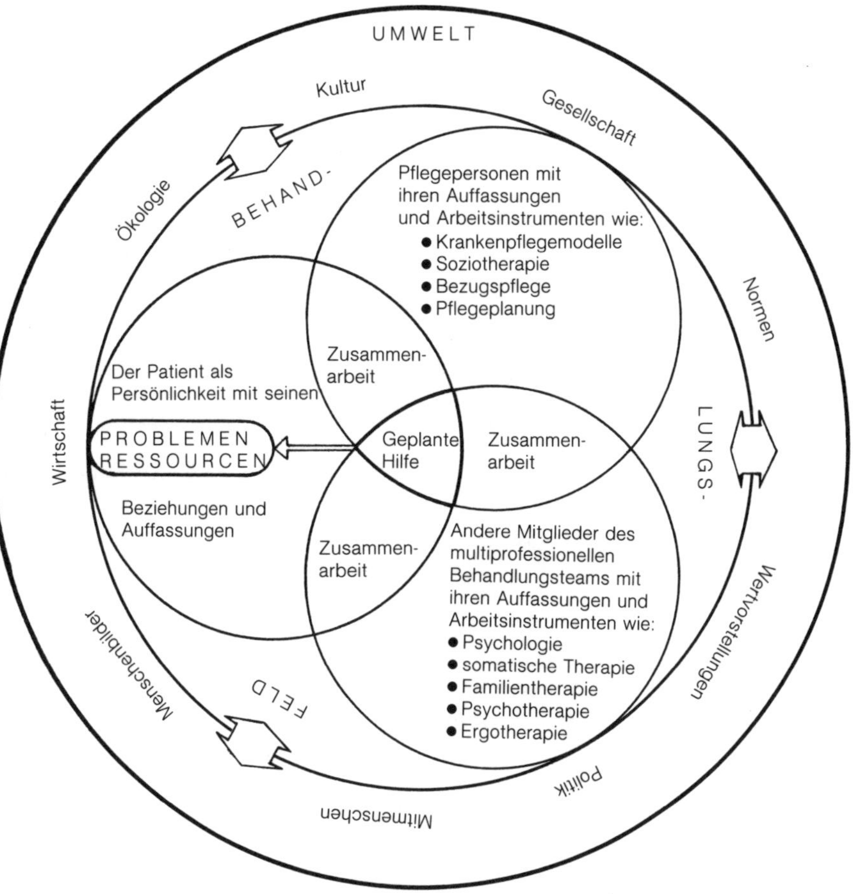

Abbildung 6: Die Stellung der Krankenpflege innerhalb des Behandlungssystems.

Frau B. ist 43jährig, verheiratet und hat 3 Kinder (12, 9 und 7jährig). Sie wurde aufgrund einer akut einsetzenden Depression unklarer Genese und Suizidalität vor sechs Wochen von ihrem Hausarzt in die Klinik eingewiesen. Ihr Ehemann ist Prokurist bei einer Tiefbauunternehmung und gilt als verständiger Partner. Dies zeigte sich während der früheren Aufenthalte seiner Frau in der psychiatrischen Klinik. Die Patientin wird innerhalb von drei Jahren zum dritten Mal stationär wegen einer Depression behandelt. Herr B. bezeichnet seine Frau als ausgesprochen pflichtbewusst und sagt, dass sie normalerweise glücklich sei. Sie sei darüberhinaus eine sehr gute Ehefrau und Mutter. Nach rund zwei Wochen klang die akute Suizidalität ab und von diesem Zeitpunkt an begann sie sich wieder für ihre Mitmenschen zu interessieren. Während der Dauer der Hospitalisation sind die Kinder, was ihre äusseren Bedürfnisse anbetrifft, gut versorgt. So können sie tagsüber bei der Schwägerin der Patientin essen gehen.

Das Krankenpflegemodell nach Roper, Logan und Tierney

In den letzten paar Jahrzehnten sind verschiedene konzeptuelle Rahmen oder Modelle der Krankenpflege entstanden. Es sind vor allem amerikanische Krankenschwestern, die solche Modelle entwickelt und vorangetrieben haben. Ein britisches Modell, das im deutschsprachigen Raum besonderen Anklang gefunden hat (vgl. Abderhalden 1986, S. 73), stammt von Roper, Logan und Tierney. Dieses Modell zeichnet sich durch seine verblüffende Einfachheit, seine Flexibilität, seine universelle Anwendbarkeit und seine Ausrichtung an normalen, gewöhnlichen Lebensaktivitäten aus. Das Modell besteht aus 5 Teilbereichen, nämlich: den Lebensaktivitäten, der Lebensspanne, dem Abhängikeits-/Unabhängigkeit-Kontinuum, den Faktoren, welche die Lebensaktivitäten beeinflussen, und der Individualität im Leben. Diese fünf Teilbereiche sind in Abbildung 7 schematisch dargestellt.

Die fünf Teilbereiche des Modells und deren Auswirkungen in der Krankenpflege lassen sich zusammenfassend folgendermassen beschreiben:

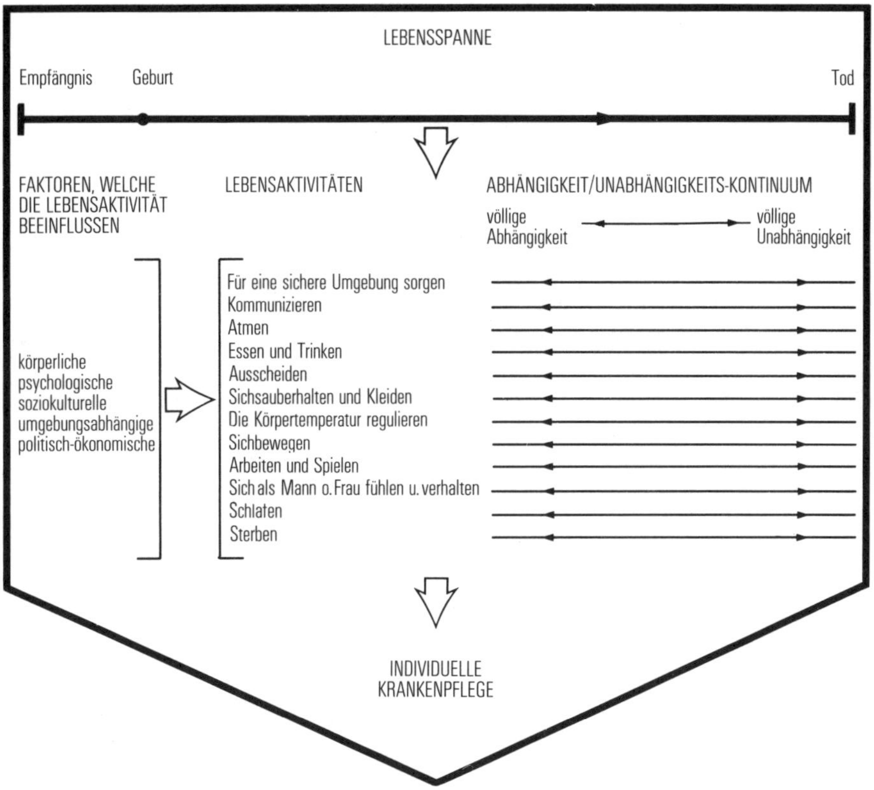

Abbildung 7: Diagramm des Modells der Krankenpflege (aus: Roper/Logan/Tierney 1987, S. 116).

Die Lebensaktivitäten

Das Konzept der Lebensaktivitäten ist wohl der Kernpunkt des Lebensmodells nach Roper, Logan und Tierney. Lebensaktivitäten sind komplexe, übergreifende Tätigkeiten, die aus einer Anzahl einzelner Aktivitäten bestehen (vgl. Roper/Logan/Tierney 1987, S. 22). Diese Autoren unterscheiden die folgenden Lebensaktivitäten:

- Für eine sichere Umgebung sorgen
- Kommunizieren
- Atmen

- Essen und Trinken
- Ausscheiden
- Sich sauber halten und kleiden
- Die Körpertemperatur regulieren
- Sich bewegen
- Arbeiten und spielen
- Sich als Mann oder Frau fühlen und verhalten
- Schlafen
- Sterben

Es wird sofort ersichtlich, dass diese Lebensaktivitäten den vierzehn «fundamentalen menschlichen Bedürfnissen» ähnlich sind, die Henderson 1960 beschrieb[4]. Der Begriff «Lebensaktivitäten» wurde von Roper, Logan und Tierney absichtlich gewählt, weil man diese (im Gegensatz zu den «grundlegenden menschlichen Bedürfnissen») beobachten, klar beschreiben und in einigen Fällen auch objektiv messen kann (S. 118).

Abderhalden[5] (1986, S. 88) bevorzugt eine um 6 Punkte erweiterte Liste der Lebensaktivitäten, da der psychosoziale Bereich zu wenig differenziert umfasst wurde:

- Atmen
- Regulieren der Körpertemperatur
- Essen und trinken
- Ausscheiden
- Ruhen und schlafen
- Sich bewegen
- Sich waschen und kleiden
- Für Sicherheit sorgen
- Sich informieren und orientieren
- Kommunizieren
- Beziehungen aufnehmen, aufrechterhalten, beenden
- Mit Problemen und Realitäten umgehen
- Sinn finden
- Sich beschäftigen
- Persönlichen Besitz verwalten
- Wohnen
- Sich als Mann oder Frau fühlen und verhalten
- Seine Rechte wahrnehmen, seine Pflichten erfüllen

[4] Die deutsche Übersetzung erschien 1970.

[5] Diese Erweiterung der Liste der Lebensaktivitäten vermerkt Abderhalden (1986, S. 126) «ist ein Ergebnis der Arbeit des Schulteams der Schule für psychiatrische Krankenpflege Herisau an Grundsatzpapieren für die Ausbildung in psychiatrischer Krankenpflege.»

Lebensspanne

Die Lebensaktivitäten haben für die gesamte Lebensspanne, d. h. vom Anbeginn des Lebens bis zum Tode, Gültigkeit. Roper, Logan und Tierney stellen fest, dass «Pflege mit Menschen aller Altersstufen zu tun hat: dass ein Individuum Pflege in jeder beliebigen Phase der Lebensspanne benötigen kann» (S. 119). Die praktische Bedeutung des Einbezugs der Lebensspanne geht aus der folgenden Aussage hervor: «Spezialkenntnisse und Verständnis des normalen Wachstums und der Entwicklung in einem bestimmten Stadium der Lebensspanne erlauben es den Pflegenden, die Entwicklung zu überwachen und jede Verzögerung und Abweichung von den Parametern der ‹Normalität› aufzuspüren.» (Roper/Logan/Tierney 1987, S. 120).

Das Abhängigkeits/Unabhängigkeits-Kontinuum

Roper, Logan und Tierney halten fest, «dass es Abschnitte der Lebensspanne gibt, während derer jemand noch nicht (oder aus verschiedenen Gründen nicht mehr) bestimmte Lebensaktivitäten unabhängig ausführen kann» (S. 28). Die zwei Pole des Kontinuums sind völlige Abhängigkeit und völlige Unabhängigkeit. Über diese zwei Pole schreiben jedoch die Autoren einschränkend: «Keinesfalls hat jeder die Fähigkeit oder Möglichkeit, Unabhängigkeit *in allen Lebensaktivitäten* zu erreichen oder zu bewahren» (Roper/Logan/Tierney 1987, S. 29: kursiv von mir). «Es gibt deshalb keinen absoluten Zustand der Unabhängigkeit in den Lebensaktivitäten. Die Begriffe ‹Abhängigkeit› und ‹Unabhängigkeit› haben eigentlich nur dann Aussagekraft, wenn man sie relativ zueinander betrachtet» (S. 31).

Faktoren, welche die Lebensaktivitäten beeinflussen

Obschon die Lebensaktivitäten eine universelle Erscheinung sind, werden sie von jedem Menschen auf eine «andere Weise» ausgeführt (vgl. Roper/Logan/Tierney 1987, S. 31). Die unterschiedliche Ausführung der Lebensaktivitäten ist darauf zurückzuführen, dass jeder Mensch dazu unterschiedliche Voraussetzungen hat. Als Voraussetzungen oder beeinflussende Faktoren zählen Roper, Logan und Tierney auf: «körperliche, intellektuelle, emotionale, soziale, kulturelle, ethische, geistige, politische, ökonomische und gesetzliche Faktoren» (S. 31).

Individualität im Leben

Als Schlussfolgerung aus den Ausführungen zu den vier besprochenen Bestandteilen des Lebensmodells geht hervor, dass jeder Mensch die Lebensaktivitäten auf seine individuelle Art und Weise handhabt. Die Individualität lässt sich aufgrund der folgenden Fragen ermitteln: wie, wie oft, wo, wann, warum führt der Mensch seine Aktivitäten aus und was hat er dabei für Haltungen und Überzeugungen? (vgl. Roger/Logan/Tierney 1987, S. 34).

Dieses Modell des Lebens ist ebenso für den gesunden wie auch für den kranken Menschen gültig. Aus diesem Grunde wird noch nichts Spezifisches über die Anwendung auf den kranken Menschen gesagt. Die Bedeutung der Lebensaktivitäten in der Krankenpflege wird sofort ersichtlich, wenn man die Pflegeauffassung von Roper/Logan und Tierney (1987, S. 116) betrachtet: «Krankenpflege wird als Hilfe für den Patienten gesehen, Probleme im Zusammenhang mit den Lebensaktivitäten zu vermei-

Die Bedeutung des Krankenpflegemodells bei Frau B.

Die akute Suizidalität zu Beginn der Hospitalisation von Frau B. zog eine ganze Reihe von Beeinträchtigungen ihrer Fähigkeit zur Bewältigung ihrer *Lebensaktivitäten* nach sich, zum Beispiel in den folgenden Bereichen: Kommunizieren, sich bewegen (Aufenthalt in einer geschlossenen Station), arbeiten, sich als Frau fühlen und verhalten, für Sicherheit sorgen, mit Problemen und Realitäten umgehen und ihre Rechte wahrnehmen. Auf Grund des Zustandes der Patientin war es allerdings kaum möglich, gezielt auf diese Probleme einzugehen, denn die meisten Handlungen des Behandlungsteams bestanden darin, den Selbstmord zu verhindern und mit Frau B. eher nicht konfrontativ umzugehen. Nach der akuten Suizidalität ergaben sich bei den folgenden Lebensaktivitäten ein paar konkrete Probleme: Kommunizieren, ihre Rechte wahrnehmen und mit Problemen und Realitäten umgehen (siehe hierzu S. 65). Was die *Lebensspanne* anbetrifft, ging das Pflegepersonal davon aus, dass Frau B. ihrem Lebensalter entsprechend «normal» entwickelt war. Ihre Lebensgeschichte zeigt jedoch auf, dass sie schon zwei solcher Krisen innerhalb der letzten drei Jahre erlebt und bewältigt hatte. Normalerweise ist die Patientin eine *unabhängige* Frau, die ihre Lebensaktivitäten recht souverän bewältigt, doch infolge ihrer gegenwärtigen Erkrankung ist sie in hohem Masse von ihrer Umwelt *abhängig*. Zu den *Faktoren, die die Lebensaktivitäten von Frau B. beeinflussen,* können die folgenden gezählt werden: Sie ist Mitglied einer finanziell gut gestellten Familie, sie empfindet zu Zeiten guter psychischer Gesundheit das emotionale Klima in der Familie als sehr gut; sie hat ein bescheidenes Netz von sozialen Beziehungen (Famiie, alte Menschen, die sie betreut, und ein wenig Kontakte zu anderen Menschen ihrer Kirchgemeinde); sie hält fest an bürgerlichen Normen ihrer Gesellschaft und hat eine gute Schulbildung. Bei der konkreten Arbeit mit Frau B. geht es darum, all diese Informationen (und solche, die erst gesammelt werden müssen) und Faktoren, die die Individualität der Patientin ausmachen, in die Behandlungsplanung miteinzubeziehen.

den, zu lösen, zu lindern oder zu bewältigen.» (Näheres über Pflegeprobleme siehe Kapitel 5, S. 99 und 100.)

Soziotherapie

Das Krankenpflegemodell nach Roper/Logan und Tierney eignet sich «bestens als konzeptueller Rahmen für die Pflege von psychisch Kranken wie für die Pflege von körperlich Kranken». Solche Modelle «können in der Psychiatrie und in der Allgemeinmedizin verhindern helfen, dass sich Schwestern und Pfleger durch aktuelle medizinische Trends allzusehr von der Unterstützung der Patienten in deren Alltag ablenken lassen, wie dies etwa in der allgemeinen Krankenpflege durch die Medizintechnik und in der Psychiatrie durch psychotherapeutische Verfahren[6] der Fall war» (Abderhalden 1986, S. 87).

Schon 1954 wiesen Stanton und Schwartz darauf hin, dass das Pflegepersonal, «vom Anfänger bis zum Erfahrensten, die Psychotherapie als *die* Behandlung von Geisteskrankheiten als selbstverständlich annahmen» (S. 69: kursiv im Original).

Abderhalden (1986) hat jedoch gezeigt, dass psychotherapeutische Prinzipien sich nicht unbedingt als therapeutischer Bezugsrahmen für das Psychiatriepflegepersonal eignen. Diese Auffassung lässt sich auf Stanton und Schwartz zurückführen, die vor über dreissig Jahren schon davor warnten, dass es unangemessen ist zu generalisieren, dass das, was innerhalb der Psychotherapiesitzung hilfreich ist, auf die übrige Zeit angewendet werden kann (vgl. Stanton/Schwartz 1954, S. 146f). Im Gegenteil: «Der Versuch, die Technik der Psychotherapie auf das allgemeine Management der Patienten systematisch anzuwenden, ist beinahe durchwegs schädlich» (S. 77). Als Grundorientierung[7] für das Pflegepersonal erscheint die Soziotherapie sinnvoll (vgl. Kortmann 1980, S. 67). Van (1986) berichtet von einer mehr oder weniger klaren Unterteilung zwischen Ärzten und Pflegepersonal in bezug auf den therapeutischen Ansatz beider sich gegenseitig ergänzenden Berufsgruppen: «...der Arzt (...übernimmt...) die Psychotherapie des gestörten Teils des Patienten, während der gesunde teil vom diplomierten Pfleger betreut wird» (Van

[6] Abderhalden (1986, S. 53) postuliert, dass die Widersprüchlichkeit zwischen Psycho- und Soziotherapie die Identitätskrise des Psychiatriepflegepersonals «entscheidend mitgeprägt hat».

[7] Diese «Grundorientierung» an der Soziotherapie schliesst selbstverständlich *nicht* aus, dass Pflegepersonen in bestimmten Stationen psychotherapieorientierte Aufgaben wahrnehmen, als Kotherapeuten fungieren usw.

1986, S. 2). Die Betreuung des gesunden Teils oder die Beschäftigung mit den Ressourcen (siehe Kapitel 6) könnten als *soziotherapeutischer Ansatz* verstanden werden; denn eine soziotherapeutische Grundorientierung beschäftigt sich vor allem mit normalen, gesunden und realitätsbezogenen Anteilen des Patienten: «Soziotherapie möchte (...) die gesunden Seiten der Patienten ansprechen, erhalten und fördern» (Abderhalden 1986, S. 69).

Soziotherapie (auch Milieu-Therapie genannt) ist «ein Behandlungsansatz, der umweltbedingte, soziale und interpersonelle Faktoren betont...» (Wilson/Kneisl 1983, S. 885). Soziotherapie hebt sich durch ihren *interpersonellen* Charakter von den (Einzel-) Psychotherapien, die sich im wesentlichen mit intrapsychischen Problemen beschäftigt (vgl. Kortmann 1980, S. 65), ab. «Bei der soziotherapeutischen Arbeit geht man davon aus, dass die Wechselwirkung zwischen Individuum und Umwelt auch im Rahmen psychischer Erkrankungen eine bedeutsame Rolle spielen. Entstehung und Verlauf psychischer Erkrankungen haben wesentlich mit der Art und Weise zu tun, wie sich die Kranken mit ihrer Umwelt auseinandersetzen, wie sie mit den Anforderungen des Alltags umzugehen vermögen, und mit der Art und Weise, wie ihre Umwelt in sozialer Hinsicht beschaffen ist und auf die Kranken reagiert (Abderhalden 1986, S. 68).

Infolge des interpersonellen Charakters des soziotherapeutischen Ansatzes hat Soziotherapie mit dem Stationsklima zu tun und mit der Arbeit mit Patientengruppen (vgl. Verheijke 1984 und Altschul/MC Govern 1985).

Zwei weitere Merkmale der Soziotherapie sind der Realitätsbezug und die Förderung der Unabhängigkeit des Patienten im Sinne von Roper, Logan und Tierney: Soziotherapie «geht von der Einsicht aus, dass es das Ziel der Behandlung sein muss, dem Kranken im Rahmen seiner Behinderung in möglichst selbständiger Weise in der Gesellschaft zu möglichst grossem, individuellem Entfaltungsspielraum zu verhelfen. Entsprechend sind (...) hier ein möglichst normales Leben unter möglichst normalen Bedingungen in Arbeit und Freizeit..» (Finzen 1978, S. 18).

Die hier von Finzen beschriebene Normalität wird von anderen Autoren mit dem Begriff *Realitätsaspekt* umschrieben: «Ein wichtiger Aspekt (...) der Soziotherapie ist der Realitätsaspekt: so viel wie möglich reagieren, so wie man das im täglichen Leben gewohnt ist» (Verheijke 1984, S. 509). Wenn man davon ausgeht, dass Soziotherapie sich «mit der Gegenwart beschäftigt» (Altschul/McGovern 1985, S. 304), erscheint es durchaus sinnvoll, dass der Soziotherapeut «sich mit dem *reellen und konkreten Verhalten* des Klienten» beschäftigt (Verheijke 1984, S. 509: kursiv von mir). Der Realitätsaspekt wird bezüglich der Freizeitgestaltung von Leuzinger betont: «Eine wichtige Aufgabe besteht in der Teilnahme und

Gestaltung von realitätsnahen Aktivitäten und in einer sinnvollen Freizeitgestaltung» (Leuzinger 1978, S. 109).

In bezug auf die Anwendung der *Transaktionsanalyse* in der Psychiatrie betont Winkler den Realitätsbezug: «Generell lässt sich unter dem Gesichtspunkt der Transaktionsanalyse sagen, dass die Behandlung und Betreuung von psychisch Kranken und psychisch oder geistig Behinderten in den psychiatrischen Krankenhäusern darauf ausgerichtet sein sollte, das Erwachsenen-Ich der Patienten soweit wie irgend möglich zu stärken, d.h. sie in die Lage zu versetzen, die *Realität wieder mehr zu beachten,* sich situationsgerecht zu verhalten, die Interessen anderer zu berücksichtigen, sich an die allgemeinen Spielregeln zu halten usw.» (Winkler 1982, S. 23: kursiv von mir).

Die Betonung dieses Realitätsaspektes dient dem Ziel der Soziotherapie, nämlich «die Selbständigkeit und Unabhängigkeit der Patienten im konkreten Alltagsleben zu erhalten und zu fördern» (Abderhalden 1986, S. 68).

Die Bedeutung der Soziotherapie bei Frau B.

Während der suizidalen Phase stand es von vorneherein fest, dass das oberste therapeutische Ziel die Verhinderung des Selbstmordes war. Während dieser Phase bestand das soziotherapeutische Bemühen darin, Kontakte zwischen Frau B. und Mitpatienten zu fördern, ohne sie zu überfordern. Diese heikle und objektiv kaum fassbare Aufgabe beinhaltete, dass das Pflegepersonal und vor allem die Bezugsperson ein Gespür entwickeln musste für das, was die Patientin aufgrund ihrer Stimmung ertragen konnte. Manchmal gewährte die Pflegeperson den Rückzug von Frau B. aus der Patientengruppe, und manchmal forderte das Pflegepersonal die Patientin direktiv auf, an kleineren Gruppenaktivitäten (z.B. Spiele, kurze Spaziergänge usw.) mitzumachen.

Nach Überwindung der suizidalen Phase ergaben sich ein paar *konkrete Probleme,* die mit dem soziotherapeutischen Ansatz gut angegangen werden konnten: Es stellte sich nämlich bald heraus, dass Frau B., die inzwischen in ein Dreier-Zimmer verlegt worden war, unter der Unordentlichkeit ihrer zwei Zimmerbewohner litt, dies aber kaum zu sagen wagte. Als die Patientin dies der Bezugsschwester gegenüber beiläufig erwähnte, ergab sich ein längeres Gespräch. Die Bezugsperson gewann dabei den Eindruck, dass Frau B. sehr ordentlich ist und diesbezüglich sehr hohe Ansprüche an sich selbst (und offenbar auch an andere) stellt. Die Bezugsperson hatte bereits ein paar Gespräche mit den drei Patienten geführt und sie dazu ermuntert, mit Frau B. zusammen über die Ordnung im Zimmer zu verhandeln (was auch eine gute Übungsmöglichkeit für Frau B. ist, ihre Bedürfnisse und Ansprüche zu verbalisieren). Nebst dieser Ermunterung zu Verhandlungen mit Mitpatienten macht die Bezugsperson Frau B. aufmerksam, dass es höchstwahrscheinlich nicht möglich sein wird, die gleiche Ordnung im Zimmer zu haben wie bei ihr zu Hause; sie solle zwar ihre Ansprüche weiterhin mitteilen, aber gleichzeitig müsse sie lernen, mit Kompromisslösungen zu leben.

Der Inhalt der Soziotherapie wird von Abderhalden folgendermassen beschrieben:

> «Soziotherapie ist die ‹gezielte Auseinandersetzung mit dem ‹Normalen›, die Beschäftigung mit alltäglichen Bedürfnissen, Regeln und Notwendigkeiten, Möglichkeiten und Einschränkungen in Bereichen wie Arbeit/Freizeit, Wohnen, Ernährung, Verwalten des persönlichen Eigentums, Informationsbeschaffung, im Wahrnehmen von Rechten, Erfüllen von Pflichten, im Aufnehmen, Aufrechterhalten, Abbrechen von Beziehungen etc. Die Patienten sollen Gelegenheit erhalten, ihren Umgang mit den Anforderungen des Alltags in verschiedenartigen Situationen kennenzulernen, zu überprüfen und zu verändern.»
> (Abderhalden 1986, S. 68/69).

Die von Häfner angeführte Definition von Krankheit weist deutliche Parallelen zu den oben beschriebenen Konzepten der Lebensaktivitäten und der Soziotherapie auf: «Krankheit im allgemeinen Sinne bezeichnet einen bestimmten Zustand unwillkürlich gestörter Lebensfunktionen eines Individuums, der eine Zeitdimension aufweist – Beginn und Verlauf – und in der Regel eine Beeinträchtigung der Leistungsfähigkeit *(Fähigkeit zur Bewältigung konkreter Lebensaufgaben)* zur Folge hat» (Häfner 1983, S. 232: kursiv von mir).

Das Menschenbild

Die Nachfolger von Plato in der Akademie von Athen verbrachten viel Zeit damit, den Begriff «Menschen» zu definieren. Schlussendlich gelangten sie zur folgenden Definition: «Ein Zweibeiner ohne Federn». Darauf rupfte Diogenes ein Kücken, warf es über die Akademiemauer und machte dadurch die Definition ungültig. Die Akademiker fügten zur Definition den Zusatz hinzu: «mit breiten Nägeln» und brachten ihre Definition zum Stimmen (vgl. Copi 1982, S. 167).

Seit jenen Tagen haben Menschen immer wieder über das Wesen des Menschen nachgedacht und «dabei aber keine übereinstimmende Antwort gefunden» (Sporken 1984, S. 33). Möglicherweise liegt es daran, dass «die Frage nach dem, was der Mensch ist, zu den ältesten und zugleich schwierigsten Fragen gehört, die es überhaupt gibt» (Juchli 1983, S. 8).

Solche Auffassungsfragen über das Wesen oder Bild vom Menschen beschäftigen in letzter Zeit Angehörige in den helfenden Berufen (vgl. hierzu etwas Sporken 1984, Verheijke 1984, Kuiper 1980, Juchli 1983). Aus diesem Grunde möchte ich einige Überlegungen zum Thema Menschenbild anstellen, ohne den Versuch zu unternehmen, ein eigentliches *Menschenbild* zu formulieren; im letzten Teil dieses Kapitels finden sich einige

Postulate zum Menschen, die sich aus einem Menschenbild heraus ergeben, aber ihrem Wesen nach weniger «philosophisch» sind als vielmehr handfeste Grundlagen für Handlungen in der psychiatrischen Krankenpflege bieten wollen. Doch zunächst zum Menschenbild:

Ein Menschenbild ist «ein Modell vom Menschen, das man benutzt (oder handhabt) in allem, was man tut» (Tiemersma 1984, S. 8). Das Menschenbild oder das Modell oder die Auffassung vom Menschen leitet menschliche Handlungen. Da Menschenbilder sehr eng mit dem persönlichen Erleben eines jeden Menschen verknüpft sind, wie ich weiter unten zeigen werde, gibt es eine Vielfalt von Menschenbildern. Hierzu ein paar Beispiele: Zunächst ein Auszug aus dem 1909 verfassten Manifest des Futurismus vom italienischen Faschisten F.T. Marinetti:

«Wir wollen die Liebe zur Gefahr besingen, die Vertrautheit mit Energie und Verwegenheit (...) Schönheit gibt es nur noch im Kampf. Ein Werk ohne aggressiven Charakter kann kein Meisterwerk sein. (...) Wir wollen den Krieg verherrlichen – diese einzige Hygiene der Welt –, den Militarismus, den Patriotismus, die Vernichtungstat der Anarchisten, die schönen Ideen, für die man stirbt, und die Verachtung des Weibes...» (Zitiert bei Fromm 1974, S. 387.)

Ein mir besonders bösartig erscheinendes Menschenbild geht aus folgendem Zeitungsartikel hervor:

Vor sieben Wochen wurde, wie damals im TA berichtet, ein sechsjähriger Bub, Sohn jugoslawischer Eltern, beim Überqueren einer Strasse auf dem Fussgängerstreifen von einem Auto überfahren. Er starb am selben Abend im Spital. Kurz darauf erhielt seine Mutter folgenden anonymen Brief:

«Die Schweiz atmet auf. Nach der Tschechen- und Jugoslaveninvasion zur wohltuenden Abwechslung für einmal ein mieser Ostblock-Kanake weniger in unserem Land.

Dafür können wir Gott dankbar sein, der die Geschicke des Autofahrers in die richtige Bahn gelenkt hat. Wir hoffen auf zahlreiche Wiederholung dieses Vorfalls, damit hier der hohe, extrem störende Ausländerbestand abgebaut werden kann. Die Schweiz den Schweizern, Ausländer (sprich Kanaken) raus.

Mit Verachtung
ein überzeugter Schweizer»

(Tages-Anzeiger 1985)

Aus dem folgenden Zitat von Rogers lässt sich ein durchaus positives Menschenbild herleiten.

«Der personenbezogene Ansatz beruht auf der Prämisse, dass der Mensch im Grunde ein vertrauenswürdiger Organismus sei, der fähig ist, die äussere und innere Situation abzuschätzen, und der sich auch selbst so versteht, dass er konstruktive Entscheidungen in bezug auf die nächsten Schritte im Leben treffen und nach diesen Entscheidungen handeln kann.»
(Rogers 1980, S. 26f)

Die oben angeführten Zitate beschreiben bloss *einen Teil* des Wesens des Menschen und es ist überhaupt fragwürdig, ob ein Menschenbild alles beinhalten kann. Juchli schreibt hierzu: «Zunächst muss festgestellt werden, dass beinahe alle Menschenbilder den Menschen ‹wesentlich› verkürzt beschreiben, entweder nach ‹unten›, der Materie zu, oder nach ‹oben› zur Transzendenz hin, dem Bereich, der zwar menschliche Erkenntnis übersteigt, doch ebenso ‹wirklich› ist» (Juchli 1983, S. 10).

Die folgende Aussage des amerikanischen Zoologen Simpson ist ein Beispiel einer «nach unten» gerichteten materialistischen Auffassung.

> «Der Mensch ist das Ergebnis eines materialistischen Prozesses ohne Zweckbestimmung und Absicht, er stellt die höchste zufällige Organisationsform von Materie und Energie dar.»
> (zitiert bei Gitt 1985, S. 121)

Ich möchte nun einige Aspekte besprechen, die das Menschenbild beeinflussen.

Das Menschenbild ist, wie bereits gesagt, so eng mit den Lebenserfahrungen verknüpft, dass «ein Mensch nur von seiner eigenen Lebenssituation und seiner Lebensgeschichte aus über das Wesen des Menschen nachdenken» kann (Sporken 1984, S. 34). Die folgenden zwei Beispiele zeigen auf, wie frühere Erfahrungen die Gegenwart beeinflussen können.

> «Herrn Büscher, einem siebenundzwanzigjährigen Ingenieur, wurde ein ziemlich schwieriges, vielseitiges und neues Projekt übertragen. Kaum hatte er es bekommen, wurde er unsicher und fragte sich, ob er es bewältigen könne. Anstatt mit der Arbeit zu beginnen, baute er Angstgefühle auf und machte sich Sorgen. Aus der Vergangenheit rührende Zweifel an sich selbst türmten sich vor ihm auf. Büscher fühlte sich an die elterlichen Erwartungen von damals erinnert – Erwartungen, dass jede seiner Entscheidungen richtig sein musste, dass er immer perfekt sein musste. (In seiner Familie wurde es nicht geduldet, dass man Fehler machte.)»
> (aus: Meininger 1978, S. 133)

> «Das Phantom im Schlafzimmer», das geistige Vorstellungsbild, das ein wiederverheirateter Mann von seiner ersten Frau hat, kann sich nachteilig auf die Beziehung zu seiner zweiten Frau auswirken.»
> (aus: Berne 1970, S. 37)

Nebst solchen persönlichen Erlebnissen prägt ebenfalls die Kultur, in der ein Mensch lebt, sein Menschenbild (vgl. Sporken 1984, S. 34). Politische und religiöse Werte und Normen, die Menschen auf dem Hintergrund ihrer eigenen Kultur mitgeliefert bekommen, beeinflussen in entscheidendem Masse die Auffassung sowohl über sich selbst wie auch über andere Menschen. Daher können zum gleichen Sachverhalt verschiedene Auffassungen vorliegen. Hierzu ein Beispiel:

Ein zwanzigjähriger Elektrikerlehrling gerät in die Drogenszene. Seine Leistungen in der Berufslehre nehmen dergestalt ab, dass er sie aufgeben muss. Einige Zeit später schlägt er sich als Gelegenheitsarbeiter herum, damit er Geld für die Droge hat. Es folgen kleinere Diebstähle und Einbrüche. Zwei Jahre später wird er durch Gerichtsbeschluss in eine psychiatrische Klinik zu einer Entwöhnungskur eingewiesen.

Die Anzahl der behaupteten Ursachen für das Entgleisen dieses jungen Mannes ist Legion. Je nach Standpunkt, Überzeugung oder Auffassung erfolgt eine unterschiedliche Deutung. Als Beispiele sind denkbar: Ein politisch konservativer Bürger behauptet, die Schuld liege beim Drogensüchtigen selbst: ein Anti-Kapitalist sieht die Ursache im kapitalistischen System: ein religiöser Mensch sieht die Ursache in einer zu wenig gefestigten Bindung an Gott: ein Anhänger der antiautoritären Erziehung glaubt, dass die herkömmliche Erziehung schuld daran sei: ein Anti-Psychiater schiebt den schwarzen Peter der Gesellschaft zu: ein überzeugter Vegetarier denkt möglicherweise, dass das viele tierische Eiweiss die Ursache sei und ein passionierter Patriot klagt die Haschbrüder im Orient an usw. usw.

Manchem von uns in Mitteleuropa Lebenden, die wir doch von Jugend an darauf dressiert werden, Vorräte aller Art (z.B. Essen, Wissen, Bankbüchlein usw.) anzulegen, kommen Menschen anderer Kulturen etwas sonderbar vor: diese hätten zwar die Möglichkeit, ihre Finanzen so einzuteilen, dass für Notfälle gesorgt ist, aber aufgrund ihrer kulturgeprägten Mentalität in den Tag hinein leben, ohne sich darum zu kümmern, ob der Essensvorrat für übermorgen reicht.

Solche kulturbedingten Normen und Wertvorstellungen wählen Menschen nicht aus: sie werden schon «mit der Muttermilch eingesogen» oder im Verlauf der Erziehung «quasi subkutan» eingeimpft, bis der Mensch eines Tages die Gelegenheit bekommt, solche Normen und Wertvorstellungen zu überprüfen (oder auch nicht). «... mit unseren Wertvorstellungen ist es oft gleich wie mit unserem Atem. Wir nehmen sie einfach als gegeben hin. So werden Wertvorstellungen in unsere ungeprüfte, als selbstverständlich empfundene Alltagswelt integriert» (Davis 1986, S. 38).

Ein weiteres Merkmal von Menschenbildern ist die Tatsache, dass diese uns oft nicht bewusst sind: «Anscheinend begreift nicht jedermann, dass wir alle eine ‹Brille› tragen, wenn wir Aussagen machen über die Wirklichkeit des Menschen und der Gesellschaft» (Kuiper 1980, S. 3).

Aus dem bereits Gesagten dürfte inzwischen hervorgehen, dass eine *Änderung des eigenen Menschenbildes* schwierig zu erreichen ist: «Ein Vorstellungsbild zu ändern (...) bedeutet ein hartes Stück Arbeit, und das ist einer der Gründe, warum die Menschen es so ungern tun (...). Zwar kann es geschehen, dass der Mensch seine Vorstellungsbilder mit fortschreitender Zeit ein wenig ändert, aber er sieht es gar nicht gern, wenn andere sie zu ändern versuchen, bevor er selbst dazu bereit ist» (Berne 1970, S. 37f.). Sowohl Kuiper (1980) wie auch Sporken (1984) betonen, dass es nicht möglich ist, ein Menschenbild auszuwählen: «Man wählt kein Menschenbild aus, man *hat* ein Menschenbild, das einem mehr oder weniger bewusst ist...» (Kuiper 1980, S. 26). Was die *Veränderung des Menschenbildes* anbelangt, sagt Sporken: «Es ist auf keinen Fall so, dass jemand sein Menschenbild so einfach korrigieren oder durch ein anderes ersetzen kann, wie das einige Autoren zu behaupten scheinen» (Sporken 1984, S. 36).

Von zentraler Bedeutung bei der Betrachtung des Menschenbildes ist, so scheint es mir, dass jeder Mensch Bewusstheit erlangt über seine Auffassung vom Menschen. Kuiper (1980) schlägt die Konfrontation mit anderen Menschenbildern als Weg zu diesem Ziel vor: «Durch die Konfrontation können essentielle Elemente des eigenen – noch impliziten – Menschenbildes ‹ausgerenkt› und dadurch ins Bewusstsein gerufen werden. Durch das Kennenlernen von verschiedenen Menschenbildern werden die eigenen Vorlieben deutlicher» (Kuiper 1980, S. 26). Sporken sieht einen ähnlichen Ansatz zur nötigen Selbsterkenntnis: «Unbestritten ist, dass der Mensch letztlich nur im Leben selber entdecken kann, welches der eigentliche Inhalt dieses Menschseins ist. Es ist ebenso sicher, dass der Einzelmensch nur in der Begegnung und in der Beziehung zu seinen Mitmenschen entdecken kann, wer er ist» (Sporken 1984, S. 37). Oder wie Goethe und Schiller dies treffend formulieren:

> «Willst du dich selber erkennen, so sieh, wie die andern es treiben. Willst du die anderen verstehen, blick in dein eigenes Herz.»[8]

Sporken (1984, S. 40) hebt hervor, dass es nicht notwendig ist, «dass die Begleiter untereinander oder dass Begleiter und Hilfsbedürftiger untereinander dasselbe Menschenbild haben. Das wichtigste ist, dass sich die Begleiter ihres Bildes vom Menschen und seiner Selbstentfaltung bewusst sind, damit sie beispielsweise erkennen, welche Voraussetzungen bei ihnen selber eine Rolle spielen, wenn sie den Hilfsbedürftigen zu verstehen versuchen.»

Auf jeden Fall soll ein für die Krankenpflege gültiges Menschenbild keine starre, dogmatische Einheitsstereotypie sein, in die Patienten hineinmanövriert werden. Aus der Geschichte gibt es genug Beispiele von grausamen Taten, die aufgrund von starren Bildern begangen wurden. Vortrefflich zeigt Frisch in seinem Schauspiel Andorra, welche verheerenden

[8] Aus: Tabulae Votivae von Schiller und Goethe aus dem Jahr 1797.

Auswirkungen ein Bild haben kann: Ein Vater nimmt sein uneheliches Kind, Andri, zu sich und gibt (infolge seiner eigenen Feigheit) an, es sei ein jüdisches Findelkind. Durch die wohlwollende Aufnahme des angeblichen Findelkindes wird der Vater von den Dorfbewohnern bewundert. Die Leute im Dorf schreiben Andri «jüdische» Eigenschaften zu (Geldgier, Intelligenz usw.), bis er als Nicht-Jude sich als Jude glaubt und benimmt. Im Zuge der Judenverfolgung wird Andri schlussendlich als Jude hingerichtet. Der Dorfpater legt das folgende Geständnis ab: «Du sollst dir kein Bildnis machen von Gott, deinem Herrn, und nicht von den Menschen, die seine Geschöpfe sind. Auch ich bin schuldig geworden damals. Ich wollte ihm mit Liebe begegnen, als ich gesprochen habe mit ihm. Auch ich habe mir ein Bildnis gemacht von ihm, auch ich habe ihn gefesselt, auch ich habe ihn an den Pfahl gebracht» (Frisch 1961, S. 65).

Vielleicht bleibt es dem Menschen als Mensch vergönnt, das Wesen des Menschlichen in hinreichender Weise zu umschreiben.

Die Bedeutung des Menschenbildes bei Frau B.
Aus den verfügbaren Informationen geht hervor, dass Frau B. eine pflichtbewusste Hausfrau und Mutter von drei Kindern ist, die (ihrer eigenen Aussage zufolge) normalerweise ein sinnerfülltes Leben führt. Sie sagt, dass sie an ihrem Ehemann und ihren Kindern hänge und ihre Lebensaufgabe in der Betreuung der Familie sehe. Nachdem Frau B. die suizidale Phase weitgehend überwunden hatte, sagte sie, dass sie nicht begreifen könne, dass sie ihrem Leben ein Ende habe setzen wollen. Sie begreife ihre Suizidabsicht vor allem nicht, weil sie sich nicht vorstellen könne, was es für ihre Familie bedeuten würde, wenn sie sie «im Stich» liesse. Frau B. geht regelmässig zur Kirche und betreut zweimal pro Woche alte Menschen in der gleichen Kirchgemeinde. Sie führt ein regelmässiges Leben und hält an bürgerlichen Normen und Wertvorstellungen fest (schätzt das Eigenheim, hält ihren freiwilligen Einsatz für alte Menschen für wichtig, ist politisch irgendwo in der Mitte anzusiedeln, ist zufrieden als Hausfrau arbeiten zu können usw.). Nach der suizidalen Phase gibt Frau B. zu erkennen, dass sie ihren Lebensstil beibehalten möchte.
Das oberste therapeutische Ziel während der Phase der Suizidalität von Frau B., nämlich die Verhinderung des Selbstmordes, lässt auf Elemente des *Menschenbildes des Teams* schliessen. Einerseits gibt die selbstverständliche Ansicht, dass menschliches Leben grundsätzlich zu erhalten ist, und andererseits geht das Behandlungsteam davon aus, dass in diesem Fall die Lebenserhaltung nur gegen den Willen der Patientin erreicht werden kann (näheres hierzu siehe S. 53). Mit anderen Worten: Das Menschenbild besagt in diesem konkreten Fall, dass Frau B. während ihrer Suizidalität Hilfe benötigt und vor sich selbst geschützt werden muss. Nach der akuten Krise wurde Frau B. mehr Verantwortung für sich selbst übertragen. Dies lässt erkennen, dass das Team die Patientin für fähig hält, die Verantwortung für sich selbst wieder zu erlangen.

Zusammenarbeit mit dem Patienten

«Jeder speziellen Behandlungsform geht das Bemühen um den Aufbau eines tragfähigen *Arbeitsbündnisses* mit dem Patienten als einem möglichst gut informierten, für seine eigene Behandlung mitverantwortlichen Partner voraus, der an möglichst vielen Entscheidungen mitbeteiligt wird» (Köhle et al. 1980, S. 76: kursiv im Original).

Diese treffende Beschreibung der Zusammenarbeit mit Patienten enthält wichtige Voraussetzungen einer partnerschaftlichen Beziehung zwischen dem Patienten und den Helfern.

Obschon eine aktive Beteiligung des Patienten an seiner Behandlung als eine wichtige Voraussetzung für die Behandlung gilt (vgl. hierzu etwa: Darcey 1980, Griffith/Christensen 1986, Köhle et al. 1980, Kratz 1979, Linden 1979), ist diese in der psychiatrischen Krankenpflege leider nicht immer vorhanden. Ein Teil der Erklärung für diese fehlende Mitarbeit oder aktive Beteiligung des psychisch Kranken liegt in der Natur der psychischen Erkrankungen selbst.

Untersuchungen haben ergeben, dass psychisch Kranke und insbesondere paranoide Schizophrene ärztliche Anweisungen weniger befolgen als andere Kranke (vgl. Hermann 1979, S. 103), was vermutlich auf die *fehlende Krankheitseinsicht* zurückzuführen ist. Eine andere Erklärung für das Ausbleiben der Bereitschaft zur aktiven Teilnahme an der Behandlung sind Zwangseinweisungen in psychiatrische Kliniken. Man kann sich leicht vorstellen, wie es einem Patienten zumute ist, der den Sinn seiner Hospitalisierung nicht einsieht oder einsehen kann.

Fehlende Motivation zur Zusammenarbeit mit dem Behandlungsteam beschränkt sich jedoch nicht nur auf psychiatrische Patienten, wie jede Pflegeperson, die mit «uneinsichtigen» Diabetikern, Hypertonikern und Asthmatikern gearbeitet hat, aus eigener Erfahrung weiss. Bouwkamp hält fest, dass «Widerstand[9] gegen Veränderungen eine allgemein menschliche Erscheinung ist» (Bouwkamp 1977, S. 143). Bouwkamp führt an derselben Stelle aus, dass Veränderungen ambivalente Gefühle beim Menschen auslösen: es kommt zu einer Spannung zwischen Kräften, welche die bestehende Situation beibehalten, und Kräften, welche die Situation verändern wollen (vgl. Bouwkamp 1977, S. 143).

Die Beteiligung an der Behandlung wird seit einigen Jahren in der anglo-amerikanischen Fachliteratur als *Compliance* bezeichnet. Compliance ist «das Ausmass, in dem sich das Verhalten des Patienten mit den

[9] Bouwkamp benutzt, so scheint es mir, den Begriff Widerstand in einem eher allgemeinen als in einem engeren, psychoanalytischen Sinne. Bei den folgenden Ausführungen beschränke ich mich ebenfalls auf die allgemeine Bedeutung des Begriffs.

Verhaltenserwartungen des Arztes (oder allgemeiner des Behandlungsteams: Anmerkung des Autors) deckt» (Hermann 1979, S. 106).

Die Compliance (bzw. Nicht-Compliance) spielt eine wichtige Rolle sowohl bei der Pflegeplanung wie auch bei der Arbeit mit psychiatrischen Patienten schlechthin. Die Psychiatriepfleger Whyte und Youhill führen aus: «Infolge des psychischen Zustands eines Patienten kann die Aufnahme einer Pflegeanamnese infolge von Stummheit oder Widerstand unmöglich sein» (Whyte/Youhill 1984, S. 49). Die zentrale Frage bei dieser Thematik lautet: Was kann man als Pflegeperson tun, um die Kooperation des Patienten zu gewinnen?

Einige Autoren behandeln zwar dieses Thema, doch die Resultate der Diskussionen sind auf die Situation der psychiatrischen Klinik kaum übertragbar: Kuiper, in einer Besprechung über «Helfen als Arbeit» führt aus: Wenn «Konflikte (gemeint sind Meinungsverschiedenheiten zwischen Hilfefragenden und Helfer: Anmerkung des Autors) nicht zu einer befriedigenden Lösung für beide Parteien führen, wird der Helfer den Auftrag zum Hilfesuchenden zurückgeben und hiermit die Hilfebezeichnung beendigen» (Kuiper 1986, S. 157). Aus der Pflegeplanungsliteratur gehen folgende Aussagen hervor: «Laut Orlando, falls es zu keiner gegenseitigen Gültigkeitserklärung (zwischen Patient und Pflegeperson in bezug auf die Probleme des Patienten: Anmerkung des Autors) kommt, ist die Pflegeperson mit einer *nicht-therapeutischen Tätigkeit* beschäftigt,» (Risner 1986, S. 161). Und: «Wenn der Patient seine Probleme anders sieht als das Pflegepersonal und wenn es zu keinem gegenseitigen Verständnis kommt, sind selbst die umfassendsten und sensibelsten Pflegepläne bedeutungslos» (Risner 1986, S. 161: kursiv jeweils von mir). Diese Aussagen sind selbstverständlich richtig. Wenn aber nur diese Richtlinien für die psychiatrische Krankenpflege gültig wären, bestünde unsere Arbeit bei einer Anzahl von sehr unkooperativen Patienten aus nicht therapeutischen und bedeutungslosen Handlungen. Viele psychiatrische Krankenhäuser sind verpflichtet, Patienten aufzunehmen und zu behandeln, und können unkooperative Patienten nicht einfach entlassen. Im folgenden Abschnitt möchte ich ein paar Überlegungen zum Umgang mit unkooperativen Patienten darstellen, allerdings im Bewusstsein, dass diese Ausführungen keineswegs neu, besonders originell oder vollständig sind.

«Therapie der Compliance»

Das Thema der Kooperation (bzw. der Nicht-Kooperation) bei psychiatrischen Patienten ist derart belangreich, dass der Psychiater Linden 1979 eine «Therapie der Compliance» postuliert hat. Unter «Therapie der Compliance» versteht Linden «alle Massnahmen, (...) die gezielt eingesetzt werden, um die Compliance bei Patienten herzustellen» (Linden 1979, S. 109). Linden betont jedoch, «eine Therapie der Compliance bedeutet keine zusätzliche Bevormundung, sondern eine zusätzliche Hilfestellung...» (s. 110). In Anlehnung an Linden und andere Autoren möchte ich einige Massnahmen zur Förderung der Compliance besprechen.

Ein wichtiger Punkt bei der Frage nach der Compliance des Patienten ist die Haltung des Helfers. Bouwkamp beschreibt, wie ein Helfer Widerstand beim Patienten *erzeugen kann.* Er erwähnt unter anderem: schlecht zuhören, sich wenig Mühe geben, den Patienten zu begreifen, Probleme weggeneralisieren oder bagatellisieren und den Patienten bei der Behandlungsplanung nicht miteinbeziehen (vgl. Bouwkamp 1977, S. 145). Es fällt sofort auf, dass diese von Bouwkamp aufgezählten de-motivierenden Fehler den Dimensionen einer hilfreichen Beziehung nach Rogers und Tausch, nämlich Empathie, Wertschätzung und Kongruenz widersprechen. Die von Rogers und Tausch beschriebenen Dimensionen einer hilfreichen Beziehung (vgl. hierzu: Tausch 1983 oder für eine kurze prägnante Zusammenfassung Linden 1984) eignen sich (so auch z. B. Linden 1984, Pfeifer 1985) als *Grundhaltung* im Umgang mit psychiatrischen Patienten, auch wenn meines Erachtens nicht alle Aspekte der humanistischen Psychologie bedingungslose Gültigkeit in der psychiatrischen Krankenpflege haben[10].

Bei allen Massnahmen, die man zur Verbesserung der Zusammenarbeit mit dem Patienten unternimmt, geht es nicht darum (und dies möchte ich nochmals in aller Deutlichkeit hervorheben, da solche Schritte auch als manipulative Handlungen aufgefasst werden könnten), den Patient in die Knie zu zwingen oder ihm eine Zwangsbekehrung zur Anpassung hin aufzuzwingen, wie dies Goffman in seinem 1961 vielbeachteten Aufsatz über Asyle schreibt: «Ein vierter Modus der Anpassung an die Bedingungen einer totalen Institution ist die ‹Konversion›: Offenbar macht der Insasse sich das amtliche Urteil über seine Person zu eigen und versucht die Rolle des perfekten Insassen zu spielen» (Goffman 1973, S. 67).

[10] Die Annahmen der humanistischen Psychologen geben mir oft Anlass zur Ambivalenz. Währenddem ich die oben beschriebenen Dimensionen bei vernünftiger Anwendung sinnvoll finde, habe ich gegenüber einem über-enthusiastischen Einsatz dieser Haltungen Vorbehalte. Bandler und Grinder schreiben (wohlgemerkt etwas dramatisch) hierzu: «Wenn Ihr davon ausgeht, dass Ihr Empathie haben müsst, dann bedeutet das, dass Ihr die gleichen Gefühle haben müsst wie Euer Klient, um als Therapeut gut zu funktionieren. Jemand kommt in die Therapie und sagt: ‹Nun, diese phobische Reaktion ... Ich habe das Gefühl, als müsste ich mich jeden Moment übergeben ... Ich fühl' mich dann so richtig elend ...› Wenn Ihr spiegeln *müsst,* würdet Ihr krank werden ... Wenn Ihr mit sehr kranken und sterbenden Menschen arbeitet, werdet ihr sicher nicht direkt spiegeln wollen, es sei denn, Ihr legt Wert auf eine ausgesprochen kurze Karriere.» (Bandler/Grinder 1984, S. 103f.: kursiv im Original)

Meinungsverschiedenheiten

Nicht selten kommt es in der Psychiatrie zu Meinungsverschiedenheiten zwischen Patienten und Behandlungsteams. Als erstes ist es wichtig zu erkennen, um welche Art von Meinungsverschiedenheit es sich dabei handelt. Eine unechte Meinungsverschiedenheit beruht auf einem nicht klar definierten Begriff. Ein Beispiel hierzu:

Eine Schwester und ein Pfleger diskutieren über den Zweck der Hospitalisierung eines Patienten:

Pfleger: «Ich betrachte die Unterbringung auf dieser Station als ein *Zuhause* für den Herrn X, wo er Vertrauen fassen kann.»

Schwester: «Ich bin da anderer Meinung. Er soll zwar schon Vertrauen fassen können, aber das Ziel ist, dass er wieder entlassen werden kann. Wenn er die Unterbringung als Zuhause betrachtet, wird er dem Hospitalismus verfallen und nicht mehr austreten wollen...

Später einigten sich die Pflegepersonen auf den folgenden Begriff: Eine *vorübergehende Bleibe,* wo er Vertrauen fassen kann.

Bei echten Meinungsverschiedenheiten gibt es hingegen keine widersprüchliche oder unklare Deutung eines Begriffs, sondern verschiedene Standpunkte, die sich gegenseitig ausschliessen. Aus dem Alltag gibt es viele Beispiele von verschiedenen Standpunkten: Rechts- und Linksradikale in der Politik, Atheisten und Gottesgläubige usw. Aus der Psychiatrie ist der Standpunkt des aktiven manischen Patienten, der sich nicht nur nicht-krank, sondern ausgesprochen gesund fühlt, ein Beispiel. Das folgende Fallbeispiel aus der allgmeinen Medizin zeigt auf, dass ein Problem selbst dann existieren kann, wenn dies mit dem subjektiven Empfinden eines Patienten nicht übereinstimmt:

«Ein adipöser Mann, starker Raucher und Akkordarbeiter bei einer Baufirma, hatte kürzlich einen Herzinfarkt. Er hatte das potentielle Problem, seinen Lebensstil seinen gesundheitlichen Anforderungen anzupassen. Es wurde ihm anempfohlen, das Gewicht zu reduzieren, das Rauchen einzustellen und sein bisheriges Programm an Aktivitäten einzuschränken.

Bei der objektiven Überprüfung des Vorhandenseins dieses Problems beobachten wir (das Pflegepersonal), dass der Patient öffentlich raucht, regelmässig von seiner Diät abweicht und sich mehr bewegt, als er sollte. Die Beobachtungen bestätigen das Vorhandenseins des postulierten Problems.

Bei der subjektiven Überprüfung des Vorhandenseins des Problems (mit dem Patienten zusammen) sagt er, dass er sich wieder vollumfänglich gesund fühle und dass der Arzt die Schwere seines Herinfarktes übertrieben haben müsse.»
(aus: Kratz 1979, S. 49, eher frei übersetzt)

Wenn man eine echte Meinungsverschiedenheit feststellt, ist es sinnvoll, diese gegenüber dem Patienten als solche *zu vertreten,* (es sei denn, es sprechen triftige Kontraindikationen dagegen). Ernst (1981) spricht von einem «Konsens über den Dissens» und schlägt dabei die folgende Handlungsweise vor: «man fasst sorgfältig den Gegensatz zusammen (...) durch eine ‹klare und vorwurfslos formulierte Feststellung einer Meinungsverschiedenheit» (Ernst 1981, S. 112). Eine solche Klärung des Standpunktes bringt Transparenz in die Helfer-Patient-Beziehung und kann «die Arzt-Patient-Beziehung manchmal verbessern» (Ernst 1981, S. 112).

Auf jeden Fall ist das Aussprechen einer Meinungsverschiedenheit konstruktiver als ein Pseudokonsens, bei dem die beteiligten «Parteien» sich naiv einbilden, sie hätten *im Grunde* dasselbe Anliegen.

Die verbale Äusserung einer Meinungsverschiedenheit ist aber nicht das Ende der Geschichte. – Es ergeben sich *Konsequenzen* für die Behandlung, z.B.: der Patient wird in die Klinik aufgenommen, wird auf eine geschlossene Station versetzt, bekommt Medikamente, erhält keinen Stadtausgang und dergleichen. Aus dieser Diskussion geht hervor, dass es bei der Behandlung von manchen Patienten Zeiten gibt, in denen das Behandlungsteam Massnahmen trifft, die im Widerstreit mit den Wünschen und Vorstellungen des Patienten sind. Kratz (1979, S. 60) drückt dies etwas vorsichtiger aus: «Manchmal gibt es jedoch Zeiten, in denen unsere (das Pflegepersonal: Anmerkung des Autors) Entscheidungen vor den Vorlieben des Patienten Vorrang haben.»

Solche Entscheidungen gegen den Willen des Patienten, die in sein Selbstbestimmungsrecht eingreifen, sind von schwerwiegender Tragweite, wie Davis erklärt: «(...) obschon Autonomie ein sehr *grundlegendes ethisches Prinzip* ist, gibt es Situationen, wo es ethisch gerechtfertigt ist, sich darüber hinwegzusetzen. (...) Autoritätspersonen mit Vertrauensverhältnissen, wie die Berufstätigen im Gesundheitswesen, müssen jedoch sehr vorsichtig sein, bevor sie sich über das Selbstbestimmungsrecht des Patienten hinwegsetzen, denn dies ist ein sehr schwerwiegender Akt, der sich ethisch nicht leicht rechtfertigen lässt» (Davis 1986, S. 41, kursiv von mir).

«Es ist notwendig, zwischen der Situation des Klienten und (...) dem Problem des Personals zu unterscheiden, mit dem Klienten klarzukommen» (Griffith/Kenney 1986, S. 156). Diese Forderung nach einer reflektierten Unterscheidung beinhaltet, dass man nicht aufgrund einer Antipathie unfair mit dem Patienten umgeht. Die folgende Illustration zeigt, wie zwei Schwestern mit einem unbeliebten Patienten umgehen:

«Ein junger malaysischer Patient, der nicht sehr krank und nicht sehr kooperativ war, versuchte sich bei den Schwestern beliebt zu machen und lenkte dadurch die Aufmerksamkeit auf sich. Er prahlte ständig über seinen hohen Verdienst, so dass zwei Schwestern ihm entgegneten, dass er viel Geld benötige, wenn es darum gehe, seinen Spitalaufenthalt zu bezahlen. Er wusste nicht, ob er den Schwestern glauben sollte oder nicht. Die zufällig anwesende Bibliothekarin schloss sich dem neckischen Verhalten der Schwestern an.

Schlussendlich fing der Patient zu husten an und verlangte Hustenmixtur. Eine Schwester holte das Mittel und bemerkte dazu: ‹Es ist bloss gefärbtes Wasser, aber wir werden schon dafür sorgen, dass Sie es bezahlen müssen.› Die Schwestern verliessen die Station und nach einiger Zeit erkundigte sich der Betroffene bei einem Mitpatienten, wer denn die Spitalkosten bezahlen müsse» (aus: Stockwell 1984, S. 57f.: frei übersetzt).

Der Patient, der sich offenbar im britischen Gesundheitswesen nicht auskennt, wurde durch die zwei Krankenschwestern systematisch verunsichert und auf unfaire Weise behandelt. Es lässt sich nicht leugnen, dass es manchmal unangenehme Patienten gibt, die Antipathie bei Helfern erzeugen. Bei solchen Patienten muss man aber dennoch versuchen, den Überblick über die eigenen Gefühle zu behalten, damit sich die «Therapie» nicht nach den (Ab-)Neigungen des Personals gegenüber dem Patienten richtet.

Bei all diesen Überlegungen darf man allerdings nicht vergessen, dass unverlangte Hilfe oft notwendig und besonders nützlich ist (vgl. Kuiper 1980, S. 155). Man denke hier an z.B. obligatorische Impfungen, Gurttragepflicht für Autofahrer oder an Aussagen der Dankbarkeit von ehemals Depressiven, die sich in der schweren Krise das Leben nehmen wollten. Der folgende Leserbrief eines Elternteils einer drogenabhängigen Frau ist ein weiterer Beleg für die Nützlichkeit von unverlangter Hilfe.

«Soll man eingreifen, soll man nicht eingreifen? Was nützt es, wenn die Polizei die Fixer einsammelt, sie kontrolliert und nachher wieder auf die Gasse zurückschickt?

Eingreifen oder abwarten...? Machen lassen...? Vor dieser folgenschweren Frage haben wir vor anderthalb Jahren gestanden. Hilflos baten wir die verschiedensten Fachleute um Rat: ‹Was können wir tun, unsere Tochter hat angefangen, Heroin zu spritzen.› Die Antwort der verschiedensten Stellen war: ‹Warten, bis Ihre Tochter motiviert ist, etwas zu unternehmen!› Entsetzt mussten wir zusehen, wie unsere Tochter in die Sucht abglitt. Wir versuchten, den grossen Schmerz auszuhalten, unterhielten uns mit anderen betroffenen Eltern über unser schweres Schicksal und waren versucht, die Hände in die Taschen zu stecken. Doch durch Zufall erhielten wir von privater Seite die Adresse einer französischen Selbsthilfeorganisation für Drogenabhängige. Nach einem kurzen Telefongespräch mit dem Verantwortlichen für die Schweiz, einem ehemals Abhängigen, wussten wir, entgegen den Ratschlägen und Meinungen der Fachleute, dass wir handeln mussten, und zwar sofort und keinen Tag später.

Wir setzten unsere Tochter unter massiven Druck. Ihre Angst vor Massnahmen war so gross, dass sie in die Besichtigung der betreffenden Wohngemeinschaft einwilligte. Nicht ohne starken Widerstand und grosses Geschrei ist sie am selben Tag in diese Wohngemeinschaft eingetreten. Es wurden keine Aufnahmebedingungen und keine Fragen gestellt, die Geschichte unserer Tochter genügte. Aus der Besichtigung wurde ein freiwilliger Aufenthalt, der noch heute, nach neun Monaten, andauert.

Nach all unseren Erfahrungen und nach vielen Gesprächen mit ehemals Drogenabhängigen, die in diesen Selbsthilfewohngemeinschaften leben, sind wir zum Schluss gekommen, dass es nötig ist, auch gegen den Willen des Süchtigen einzugreifen. Wir bezweifeln allerdings, ob dazu die Polizei das richtige Instrument ist. Vielmehr sollten wir diese schwierige Aufgabe denen überlassen, die das Problem der Sucht aus eigener Erfahrung

kennen, nämlich ehemals Drogenabhängigen. Sie haben Erfahrung mit dem Elend der Sucht und deren Auswirkungen, sie kennen die Ausweichmanöver der Süchtigen und wissen um das Leben auf der Gasse. Sie alle sind durch diese Hölle gegangen. Einmal ihre Sucht überwunden und besiegt, können sie dem Süchtigen das nötige Verständnis während des körperlichen und psychischen Entzugs entgegenbringen.»
(aus: Tages-Anzeiger 1984)

Schritte zu einer guten Zusammenarbeit mit dem Patienten

Eine partnerschaftlich ausgerichtete Auffassung von Krankenpflege geht von dem folgenden Grundsatz aus: «Schwestern arbeiten heute nicht mehr «am» Patienten oder nur für den Patienten, sondern vor allem mit dem Patienten» (Garofalo/Trygstad/Nelms 1986, S. 122). Während ein Patient, der z.B. an einer Gallenkolik oder ähnlichen schmerzhaften Zuständen[11] leidet, sich in der Regel schnell mit dem Behandlungsvorschlag des Arztes einverstanden erklärt und somit seinen Willen zur Mitarbeit bekundet, gibt es eine ganze Anzahl von psychiatrischen Patienten, die erst einen Prozess durchmachen müssen, ehe sich eine gute Zusammenarbeit mit dem Behandlungsteam einstellt. In diesem Prozess *können* die folgenden Phasen mitspielen:

In der ersten Phase geht es darum, Kontakt mit dem Patienten aufzunehmen, mit dem Ziel, diesen Menschen und seine besonderen Anliegen kennenzulernen. In dieser Phase soll ein Vertrauensverhältnis zum Patienten angestrebt und Motivationsarbeit geleistet werden. «Gerade bei schwer gestörten Personen kann die Systematik der Veränderungsschritte überhaupt nur fassen, wenn *Beziehungaufbau* und die *Motivationsabklärung* gelungen sind...» schreibt Hand (1986, S. 284: kursiv von mir). In einer solchen Motivationsphase kann es *unter Umständen* sinnvoll sein, sich als Pflegeperson nicht in erster Linie mit den eigentlichen Problemen des Patienten zu beschäftigen, sondern vor allem mit dem Kennenlernen des Patienten oder nur mit seinen Ressourcen. Das Einschalten einer Phase des Kennenlernens zwischen dem Erstkontakt und der Erstellung des Pflegeplans kann sowohl für den Patienten wie auch für die Pflegeperson nützlich sein. Altschul bemerkt hierzu: «Der Patient kann vielleicht erst ein Problem erkennen und darüber sprechen, wenn er ein Vertrauensverhältnis zur Schwester gefunden hat; und die Schwester ist vielleicht

[11] Es erstaunt nicht, dass die Compliance bei der Medikamenteneinnahme (übrigens das wahrscheinlich am meisten erforschte Compliance-Gebiet) bei akuten Schmerzzuständen am höchsten ist. Schätzungen aus der DDR zufolge wird 1/3 der ausgegebenen Arzneimittel nicht verbraucht (vgl. Nord 1984). Wie mag es wohl bei stationären Patienten aussehen?

erst auf die Probleme des Patienten sensibilisiert, wenn sie ihn gut kennt» (Altschul 1977, S. 1413).

Wenn es nach einer solchen Motivationsphase allmählich zur konkreten Behandlungsplanung kommt, kann es häufig sinnvoll sein, dass die zuständige Pflegeperson mit dem Patienten *Verhandlungen* führt. Es gehört zu solchen Verhandlungen, dass man dem Patienten (wenn möglich) Wahlmöglichkeiten anbietet (vgl. Fiechter/Meier 1985), z. B. in bezug auf die konkreten Massnahmen, und dass man versucht, die Lösungsvorschläge des Patienten zumindest teilweise zu berücksichtigen (vgl. Bouwkamp 1977), denn «Lösungsvorschläge eines Betroffenen sind normalerweise relevanter als Vorschläge anderer Personen» (Kratz, 1979, S. 50). Nicht immer wird eine Übereinstimmung zwischen den Ansichten der Pflegeperson und des Patienten bei solchen Verhandlungen vorliegen, denn der Patient hat ja auch seine eigenen Vorstellungen über die Behandlung, seine Wertvorstellungen, seine Wünsche und sein Menschenbild – lauter Faktoren, die bei den Verhandlungen berücksichtigt werden sollten: Foulks et al. fassen dies etwa so zusammen: Der Verhandlungs-Ansatz versucht den kulturellen Hintergrund des Patienten bei der Behandlungsplanung zu berücksichtigen (vgl. Foulks et al. 1986, S. 334).

Verhandeln wird oft zu einer Nivellierung der Vorstellungen von den an der Planung beteiligten Personen führen: Es kann sein, dass auf Wunsch des Patienten hin ein wesentlich «kleineres» Ziel angestrebt wird, als die Behandlungspersonen sich ursprünglich vorgestellt hatten – oder auch umgekehrt. Bei einem solchen Verhandlungs-Ansatz wird dem Patienten die Möglichkeit angeboten, bei der Planung mitzuwirken, was an sich schon ein weiterer Motivationsbeitrag ist. Und «wo Kranke anfangen in der Untersuchungs- und Behandlungsführung mitzureden, ist ja schon ein wichtiges Behandlungsziel erreicht, nämlich das Aufsichnehmen der eigenen Verantwortung von seiten des Kranken» (Boerman 1981). Bei solchen Verhandlungen ist aber somit nicht gesagt, «dass der Patient seine eigenen Prioritäten und schlussendlich seine pflegerische Betreuung *vollumfänglich bestimmt*. Wenn er im Stande wäre, dies erfolgreich und ohne Hilfe zu machen, gäbe es keinen Grund für seine Hospitalisierung oder für eine professionelle Intervention» (Ward 1985, S. 68: kursiv von mir).

Wenn sich eine fruchtbare Zusammenarbeit mit dem Patienten anbahnt und konkrete Schritte geplant werden, muss man daran denken, dass erreichbare Ziele gesetzt werden. Linden erwähnt in einem Artikel über Therapeutische Ansätze zur Verbesserung von ‹Compliance› ein wichtiges psychologisches Gesetz, das besagt, dass «Verhalten unter anderem durch seine Konsequenzen verstärkt wird, wobei zeitlich kurzfristige Konsequenzen sehr viel besser verhaltenssteuernd wirken als zeitlich längerfristig folgende Konsequenzen» (Linden 1979, S. 112). Linden führt zwar dieses Gesetz an in bezug auf die pharmakotherapeutische Compliance, doch die Gültigkeit des Gesetzes erstreckt sich auch auf viele andere Bereiche.

Die Schlussfolgerung aus diesem Gesetz ist, dass es wichtig ist, kurzfristige Ziele zu entwickeln, die prognostisch günstig sind, um somit dem Patienten ein Erfolgserlebnis[12] zu vermitteln. Frank hat schon 1971 die Bedeutung eines Erfolgserlebnisses etwa folgendermassen beschrieben: Vermittlung eines Erfolgserlebnisses, das die Hoffnungen weiter stärkt und ihm (dem Patienten) das Gefühl gibt, seine Schwierigkeiten meistern zu können (vgl. Frank 1971, S. 357).

Die Zusammenarbeit mit Frau B.

Am Anfang der Hospitalisation war in bezug auf die akute Suizidalität kein eigentliches Arbeitsbündnis zwischen der Patientin und dem Behandlungsteam vorhanden: Frau B. zeigte sich entschlossen, sich das Leben zu nehmen, und die Helfer waren bestrebt, dies zu verhindern. Ein gewisses Mass an Compliance konnte jedoch in einigen Bereichen erzielt werden: Frau B. führte auf Aufforderung hin ihre Körperpflege selbst durch, nahm jeweils nach längeren Überzeugungsversuchen widerwillig ihre Medikamente ein und erschien zu den Mahlzeiten im Gemeinschaftsraum. Trotz dieser Kooperation in diesen wichtigen Bereichen hielt sie ständig Ausschau nach einer Möglichkeit, Selbstmord zu begehen. Frau B. verlangte häufig, beim Baden alleine gelassen zu werden, alleine die Station verlassen zu können, ihre Medikamente ohne Aufsicht einnehmen zu können usw. Im Behandlungsteam wurde ausgemacht, dass man mit solchen potentiellen Gefahren möglichst transparent umgehen soll: so etwa: «Ich kann Sie nicht alleine aus der Station gehen lassen, weil Sie sich etwas Schlimmes antun könnten.» Diese Haltung klärte den Standpunkt des Helfers duch eine offene Darlegung der verschiedenen Perspektiven (der Wunsch nach Lebensvernichtung auf der einen und die Bestrebung nach Lebenserhaltung auf der anderen Seite). Nach Abklingen der Suizidalität kam zwischen Frau B. und dem Behandlungsteam ein befriedigendes Arbeitsbündnis zustande. Ausschlaggebend für die Kooperation von Frau B. war die Tatsache, dass sie inzwischen Selbstmord nicht für eine Lösung ihrer Problematik hielt. Die Motivationsstrategie des Pflegepersonals bestand ab diesem Zeitpunkt darin, Frau B. zu ermuntern, bei der Lösung ihrer alltäglich auftretenden Probleme zu helfen. Die anfängliche Unterstützung von Frau B. bei den Verhandlungen mit ihren Mitpatienten über die Unordnung im Zimmer und die allmähliche Übergabe von Verantwortung an die Patientin erlebte sie meistens positiv, was ihr zu Erfolgserlebnissen verhalf.

[12] Vgl. hierzu Ward 1985, S. 82.

Zusammenarbeit im multiprofessionellen Team

Teamarbeit im Gesundheitswesen wird allgemein als eine unerlässliche Bedingung für eine optimale Betreuung von Patienten angesehen (vgl. hierzu etwa: Hayes/Longabaugh/Rybeck 1972, Guntern 1982, Henderson 1982, Altschul/McGovern 1985, Dörner/Plog 1985, Fiechter/Meier 1985, Heim 1986). Die Notwendigkeit der Teamarbeit ergibt sich aus der zwar trivialen, aber dennoch wichtigen Erkenntnis, dass kein Einzelmensch oder keine einzelne Berufsgruppe im Besitz der «ganzen Wahrheit» ist. Dörner und Plog (1985, S. 29) sagen hierzu: «Weder der Arzt noch der Sozialarbeiter, die Krankenschwester, der Psychologe, der Beschäftigungstherapeut, der Bewegungstherapeut noch sonstwer kann heute als Einzelner die Wirklichkeit angemessen wahrnehmen oder verstehen»[13]. Im gleichen Text weisen dieselben Autoren auf die Gefahr des Alleingangs hin: «Alleingang auf einer Station schliesst andere ‹Wissende› aus. Dies kann fahrlässig sein, weil dem Patienten das Wissen, das er braucht, um sich besser zu verstehen, nicht vollständig zur Verfügung gestellt wird» (Dörner/Plog 1985, S. 29).

In den zwei oben angeführten Zitaten über die Notwendigkeit von Teamarbeit werden ein paar wichtige *Vorteile* der interdisziplinären Zusammenarbeit genannt, nämlich eine umfassendere Schau der Wirklichkeit und daher ein grösseres Wissen um die Situation des Patienten. Man kann bei der Teamarbeit davon ausgehen, dass verschiedene Perspektiven der einzelnen Berufsgruppen zusammentreffen und sich ergänzen. Van in einem Referat zum Thema «Eine Philosophie der Betreuung mit Pflegepersonal als Kotherapeuten» strebt diesen Ansatz der Komplimentarität bewusst an: «Wir arbeiten nach dem Grundsatz, dass der Pfleger und der Arzt, die auf dieselbe Person therapeutisch einwirken, dies in ihrem spezifischen Rahmen tun, das heisst verschieden, aber *einander ergänzend*» (Van 1986, S. 5: kursiv von mir).

Nebst diesen offensichtlichen Vorteilen der Teamarbeit lauern jedoch auch Gefahren. «Die Betonung des Teamansatzes führt gelegentlich zu verschwommenem Denken und zum Verzicht auf individuelle Verantwortlichkeit» (Altschul 1980, S. 797). Dörner und Plog sprechen von einer «Verantwortungsdiffusion» und führen aus: «Keiner weiss so recht, was

[13] In einer nicht repräsentativen Studie über «die Einführung der Pflegeplanung in der psychiatrischen Krankenpflege» haben allerdings Dätwyler, Amsler und Sennrich (1982, S. 35 und 38) gezeigt, dass die Bereitschaft des Pflegepersonals (und allen voran die Abteilungsleitungen) Fremdinformationen (d. h. von anderen Berufsgruppen) anzunehmen und diese für die Pflegeplanung zu verwerten, gering ist.

seine Aufgabe ist, wofür er zur Verantwortung gezogen werden kann» (Dörner/Plog 1985, S. 60). Pflegeplanung kann ein wertvolles Hilfmittel sein, der «Verantwortungsdiffusion» entgegenzuwirken, denn in einem Pflegeplan sollte unter anderem angegeben sein, wer für welche Handlungen verantwortlich ist.

In einem gut funktionierenden Arbeitsteam herrscht eine Atmosphäre der Gleichberechtigung vor: «Teamarbeit macht es möglich, dass die unterschiedlichen Sichtweisen zusammengesehen werden» (Dörner/Plog 1985, S. 30). Diese Gleichberechtigung ist allerdings nicht überall anzutreffen, was zu Konflikten zwischen Ärzten und Pflegepersonen führen kann. Blaser (1986, S. 82) sagt hierzu: «Wer darf Befehle erteilen? Die Hierarchie ist noch weitgehend ungebrochen; vor allem den Ärzten fällt es schwer, Macht abzugeben. Hier geht es vor allem darum, den intensiven und direkten menschlichen Kontakt in den Mittelpunkt zu stellen und ihn aufzuwerten.» Die Tatsache, dass der Arzt die mächtigste Stellung im multiprofessionellen Team (vgl. Armitage 1983, S. 78) inne hat, *mag* zur beruflichen Identitätskrise des Pflegepersonals, aber auch zu vermehrten Professionalisierungsbestrebungen beigetragen haben. Ohne dass ich dieses Problem zu lösen versuche, möchte ich auf zwei vergleichbare soziologische Untersuchungen hinweisen, die dahingehend gedeutet werden können, dass das Pflegepersonal nicht mehr bereit ist, sich unkritisch den Anordnungen des Arztes zu unterwerfen. Die erste Untersuchung erfolgte 1972:

«Zwölf Pfleger und Schwestern eines öffentlichen und zehn eines privaten Spitals wurden folgendem Experiment unterzogen: Im Medikamentenschrank wurden Placebo-Medikamente eingeschmuggelt, d.h. mit Glucose gefüllte rosarote Kapseln, deren Etiketten folgende Aufschrift trugen
ASTROTEN
5 mg-Kapseln
Normale Dosis: 5 mg
Maximale tägliche Dosis: 10 mg

Das Pflegepersonal war ahnungslos und musste glauben, dass es sich um echte Medikamente handelte.

Um die abendliche Besuchszeit herum wurden nun 22 Pfleger und Schwestern in verschiedenen Abteilungen – Medizin, Chirurgie, Pädiatrie und Psychiatrie – von einem ihnen Unbekannten angerufen.

Seine Stimme war höflich, aber von selbstsicherer Autorität. Das typische Telefongespräch verlief bei 21 der 22 ahnungslosen Experimentteilnehmern etwa folgendermassen.

Schwester: Schwester Ruth, Abteilung X.
Anrufer: Ist dort die diensthabende Schwester?
Schwester: Ja.
Anrufer: Hier ist Dr. Hanford, Psychiatrie. Ich habe heute Mr. Carson gesehen und werde heute abend nochmals vorbeikommen.

Schwester: Ja.
Anrufer: Ich habe wenig Zeit und ich möchte, dass er ein bestimmtes Medikament bekommt. Würden Sie bitte im Medizinschrank nachschauen, ob Sie Astroten haben!
Schwester: Was bitte?
Anrufer: Astroten.
Schwester: Ich bin ziemlich sicher, dass wir das nicht haben.
Anrufer: Würden Sie bitte nachschauen!

Pause, die Schwester schaut nach

Schwester: Ja, wir haben das Medikament
Anrufer: Gut, geben Sie 20 mg, das sind 4 Kapseln. Ich werde in 10 Minuten vorbeikommen und das Rezept ausstellen. Aber ich möchte, dass dann das Medikament bereits wirkt.
Schwester: 4 Kapseln, das geht in Ordnung.
Anrufer: Danke
Schwester: Bitte sehr

21 Schwestern und Pfleger machten sich, ohne zu zögern, an die Ausführung der telefonischen Anordnung eines Doktors, dessen Namen und dessen Stimme sie nicht kannten.

Vor der Verabreichung des Medikaments wurden sie vor der Zimmertür des Patienten vom Psychiater der Abteilung gestoppt. Er hatte als unauffälliger Beobachter figuriert und klärte die Schwester bzw. den Pfleger über das Experiment auf.

In nachfolgenden Interviews durch eine neutrale Person gaben elf an, sie hätten die zu hohe Dosierung bemerkt. 18 sagten, sie seien sich bewusst gewesen, dass solche Verordnungen ausser bei Notfällen nicht in Ordnung seien.

Die durchschnittliche Reaktion auf das Experiment war: Bekümmerung, Besorgtheit und leichte Schuldgefühle. Ärger hatte nur der bzw. die empfunden, der (die) die Verabreichung verweigert hatte. Die meisten meinten, sie hätten eigentlich mehr Widerstand leisten sollen, wussten aber nicht, ob ihr Verhalten typisch oder untypisch gewesen war.

Fast alle erinnerten sich an ähnliche Situationen und verwiesen auf den Ärger der Ärzte, wenn sie Widerstand gegen ihnen unkorrekt erscheinende Medikamentenabgabe geleistet hatten.»
(aus: Dechmann/Ryffel 1981, S. 191 f.: Quelle Hofling 1972)

Und eine ähnliche Situation fünf Jahre später:

«Unter einem Vorwand hatte in diesem Experiment ein nicht auf der entsprechenden Station tätiger Nachtarzt der jeweilgen Nachtschwester eloquent einen widersinnigen Auftrag gegeben: nämlich einer Patientin mit leichter Schlafstörung eine Überdosis Valium (30 mg) zu applizieren, 16 von 18 Schwestern weigerten sich, dies zu tun, 12 versuchten den Arzt wieder zu kontaktieren und nur zwei waren bereit, das Medikament so abzugeben (sie hätten es zwar nicht tun können, da sie von einer in das Experiment eingeweihten Kollegin abgefangen worden wären).»
(Aus: Heim 1986, S. 595: Quelle: Rank und Jakobson 1977)

Die Charta der Zusammenarbeit zwischen Pflegeperson und Arzt des Inselspitals Bern (Abbildung 8), die von Mitarbeitern beider Berufsgruppen

Die gemeinsame Behandlung und Betreuung des Patienten durch Arzt, Pflegepersonal und andere Beteiligte bedingt eine reibungslose Zusammenarbeit in gegenseitiger Achtung. Die nachfolgenden Regeln tragen zur Verwirklichung dieses Zieles bei:

1. Eine sinnvolle Zusammenarbeit kann nur entstehen, wenn beide Seiten gewillt sind, bei der Lösung von Problemen und bei der Überwindung von Schwierigkeiten der anderen Seite bewusst zu helfen.
   Auftauchende Probleme und Konflikte löst man am schnellsten in einem gemeinsamen Gespräch, sei es einzeln oder in der Gruppe. Kritik ist dabei offen darzulegen, sie trägt zur Lösung bei, wenn sie aufbauend und in der Form annehmbar ist.
2. Die gegenseitige Orientierung über
   - Tagesablauf
   - Arbeitsweise und Arbeitsorganisation (z.B. Stellenbeschreibungen)
   - Aufgaben und Kompetenzen
   - Erwartungen

   der verschiedenen Berufsgruppen fördert das Verständnis und trägt dazu bei, Überlegungen und Handlungsweisen des andern besser zu verstehen. Im Einzelfall kann eine Erklärung, weshalb ein bestimmtes Vorgehen gewählt wurde, die gleiche Wirkung im nachhinein erzielen.
   Änderungen im Arbeitsablauf, die Auswirkungen auf die Tätigkeit des Pflegepersonals und umgekehrt des Arztes haben, sind vorgängig untereinander abzusprechen.
3. Doppelspurigkeit und andere Fehler lassen sich durch
   - das Einhalten des Dienstweges
   - das rechtzeitige Weitergeben von Informationen und
   - das Festhalten an getroffenen Anordnungen (nachträgliche Änderungen begründen!)

   oft vermeiden.
4. Die klare Aufgabenzuteilung unter den Ärzten in bezug auf die Verordnung bei den einzelnen Patienten schafft eine überblickbare Situation und erleichtert die gegenseitige Information.
5. Der Arzt und das mit ihm zusammenarbeitende Pflegepersonal melden sich gegenseitig unübliche und/oder längerdauernde Abwesenheit rechtzeitig. Das vermeidet unnötige Nachfragen und gibt Gelegenheit, vorauszuplanen.

Bern, 3. März 1982

Abbildung 8: Charta der Zusammenarbeit zwischen Pflegepersonal und Arzt (In: Kohler 1986, S. 23).

gemeinsam erarbeitet wurde, beinhaltet einige Regeln, die eine gute Zusammenarbeit erleichtern können.

Ich kann mich des Eindrucks nicht erwehren, dass Heim recht hat, wenn er schreibt: «Der vom Staat übertragene ärztliche Auftrag hat im Krankenhausbetrieb gewissermassen das Primat,» und dass die Handlungen der anderen Berufsgruppen «letztlich auf die ärztliche Aufgabe hin zentriert» sind (Heim 1986, S. 589). Wenngleich der Arzt als zentrale Person bei der

Behandlung von Patienten (vgl. Bond/Bond 1986, S. 177) angesehen wird, bedeutet dies keineswegs, dass das Pflegepersonal etwa minderwertig wäre oder keinen eigenständigen Arbeitsbereich hätte. Die Eigenständigkeit in der psychiatrischen Krankenpflege scheint in der Gestaltung und Ausführung von soziotherapeutischen Massnahmen am grössten zu sein (vgl. Altschul 1980, S. 798), bei der Unterstützung des Patienten und bei der Ausführung seiner Lebensaktivitäten. – Zwei Tätigkeitsbereiche, die als der Kern pflegerischen Handelns angesehen werden können.

Wichtig erscheint mir in diesem Zusammenhang, dass das Prinzip der Komplementärität im Behandlungsteam anerkannt und eine echte Zusammenarbeit angestrebt wird anstelle von Konkurrenzdenken.

Bezugspflege

Die Bezugspflege entstand in Amerika und England um 1970. Mit grosser Wahrscheinlichkeit kann man davon ausgehen, dass die Unzufriedenheit mit der Funktionspflege die Entwicklung dieses neuartigen Pflegesystems vorangetrieben hat (vgl. de la Cuesta 1983, S. 367). Die Funktionspflege bestand bekanntlich darin, dass die Pflegepersonen nach Funktionen aufgeteilt wurden: Eine Pflegeperson war zuständig für die Körperpflege, eine für Flüssigkeitsbilanzen, eine andere für Injektionen usw. Die Pflegeperson führte ihre Funktion bei jedem Patienten aus, der die Darreichung nötig hatte. So konnte es vorkommen, dass der gleiche Patient innert weniger Stunden von einer ansehnlichen Anzahl von Pflegepersonen behandelt wurde.

Die Bezugspflege geht von einem anderen Ansatzpunkt aus: Ein Patient oder eine kleine Gruppe von Patienten werden einer Pflegeperson zugeteilt, die die Pflege für diese übernimmt. Das Bezugspflegesystem enthält darüber hinaus die folgenden Merkmale:

- Die Pflegeperson ist während der ganzen Behandlungsdauer für den ihr zugeteilten Patienten zuständig.
- Die Bezugsperson bemüht sich um einen besonders intensiven Kontakt mit dem Patienten (vgl. Mebius/Pfeiffer 1985, S. 517) und ist verantwortlich für die Planung, Durchführung und Dokumentation seiner Pflege.
- Die Bezugsperson kümmert sich um «Kommunikation und enge Zusammenarbeit mit den Ärzten und/oder anderem Krankenhauspersonal, so dass alle Bedürfnisse und Interessen des Patienten in die Behandlung mit aufgenommen werden» (Mebius/Pfeiffer 1985, S. 517).
- «In diesem Pflegesystem, in dem der Patient im Mittelpunkt steht, arbeitet die Krankenschwester nicht nur *für ihn,* sondern auch *mit ihm* und seiner Familie» (Mebius/Pfeiffer 1985, S. 517: kursiv im Original).

Die Vorzüge der Bezugspflege liegen auf der Hand: Der Patient hat eine Pflegeperson, die für ihn eindeutig zuständig ist und an die er sich wenden kann. Darüber hinaus ist die Verantwortung und Zuständigkeit für die Pflege des Patienten eindeutig geregelt.

Kritische Stimmen könnten mit folgenden Einwänden gegen das Bezugspflegesystem behaupten:

- Bezugspflege würde dazu führen, dass sich die Pflegepersonen nur noch um «ihre» Patienten bemühten und alle anderen ihrem Schicksal überliessen.
- Bezugspflege würde dazu beitragen, dass der Patient während der Abwesenheit seiner Bezugsperson nicht behandelt würde.
- Bezugspflege würde eine ungewollte symbiotische Beziehung zwischen Patient und Bezugsperson fördern.
- Bezugspflege würde bewirken, dass die Planung der Pflege im Alleingang der Bezugsperson erfolgte.

Diese Einwände, die ich teils erfunden habe und teils aus mündlicher Aussage kenne, beruhen auf einer zu engen Interpretation des Bezugspflegesystems, denn die Bezugspflege schliesst keineswegs aus, dass die Bezugsperson sich auch für andere Patienten einsetzt; dass sie eine Stellvertretung für Zeiten ihrer Abwesenheit bestimmt; dass der Patient mit anderen Teammitgliedern Kontakt hat, und dass die Bezugsperson mit anderen Mitarbeitern zusammenarbeitet.

Pflegeplanung und die Aufgabe der Pflegeperson

Das Erstellen des Pflegeplans erfolgt am besten im multiprofessionellen Arbeitsteam und in Zusammenarbeit mit dem Patienten selbst. Diese Forderung stellt jedoch Höchstansprüche an die Organisation eines Krankenhauses; denn je nach Gestaltung und Zusammensetzung des Teams kann eine grosse Anzahl von Mitarbeitern direkt mit dem Patienten zu tun haben. Wie jeder weiss, steigt aber die Anzahl der praktischen Probleme mit der Anzahl der beteiligten Mitarbeiter. Unter anderem sind die folgenden Probleme erwähnenswert: das Zustandebringen einer Sitzung mit allen Beteiligten, die Gefahr endloser Diskussionen, die Schwierigkeit einer Konsensfindung usw.

14 Im zitierten Artikel verwenden Mebius und Pfeiffer den amerikanischen Ausdruck «primary nursing», weil die wörtliche deutsche Übersetzung mit «primärer Gesundheitspflege» nicht zutreffend ist. Man kann meines Erachtens davon ausgehen, dass «primary nursing», so wie diese Autorinnen diese beschreiben, etwa dasselbe ist wie Bezugspflege.

Aus den obgenannten Gründen möchte ich deshalb einige Minimalanforderungen für das Erstellen einer Pflegeplanung formulieren. Ich gehe dabei davon aus, dass der Arzt und die Pflegeperson die zentralen Rollen spielen.

1. Für die Vorarbeiten und Recherchen, die zur Pflegeplanung hinleiten, übernimmt eine Pflegeperson (in der Regel die Bezugsschwester/der Bezugspfleger) die *Hauptverantwortung*. Dieser Person obliegt die Auf-

Bedeutung der Zusammenarbeit im multiprofessionellen Team bei Frau B.
Während der akuten Phase der Suizidalität bestand das Kern-Team aus Pflegepersonal und dem behandelnden Arzt, der die Hauptverantwortung für die Patientin trägt. Es war von Anbeginn klar, dass der Arzt die Verantwortung für die Suizidprophylaxe dem Pflegepersonal übertrug. Die Massnahmen zur Verhütung des Selbstmordes bestanden unter anderem darin, dass Frau B. immer unter Aufsicht einer Pflegeperson war, die Station nur in Begleitung einer Pflegeperson (oder des behandelnden Arztes) verlassen konnte, nachts den Wachsaal nicht verlassen durfte, ihre Medikamente immer unter Aufsicht einer Pflegeperson einnehmen musste usw. Der Arzt verordnete Medikamente und führte zweimal pro Woche ein einstündiges Gespräch mit Frau B. Der Arzt nahm darüber hinaus Kontakt auf mit dem Ehemann und dem Hausarzt der Patientin, damit er sich ein Bild über die Entstehung der Krankheit machen konnte.
Auch nach Abklingen der Suizidalität erfolgt eine klare Aufgabenteilung: Der Arzt setzte seine Therapiegespräche mit der Patientin fort und führte wöchentlich ein Gespräch mit Frau B. und ihrem Ehemann. In diesen Gesprächen hat der Arzt beobachtet, dass Frau B. sich gegenüber ihrem Ehemann etwas unterwürfig verhält. Der Arzt überlegt mit dem Sozialarbeiter und der Bezugsperson zusammen, ob eine Familientherapie angebracht wäre. In den multiprofessionellen Sitzungen werden Informationen über Frau B. ausgetauscht: die Bezugsperson berichtet, dass die Patientin Schwierigkeiten hat, ihre Bedürfnisse und Ansprüche gegenüber Mitpatienten zu äussern. Die Hauptaufgabe des Pflegepersonals besteht in dieser Behandlungsphase darin, Frau B. bei der Bewältigung ihrer Lebensaktivitäten zu helfen. Gegenwärtig stehen die folgenden Lebensaktivitäten im Vordergrund: *Kommunizieren* – Frau B. äussert ihre Wünsche und Ansprüche zu wenig klar: *Ihre Rechte wahrnehmen* – Frau B. muss erst erkennen, dass sie *das Recht* hat, ihre Bedürfnisse gegenüber ihren zwei Zimmerkolleginnen mitzuteilen: *Mit Problemen und Realitäten umgehen* – die Patientin soll erkennen, dass sie gegenwärtig in einer psychiatrischen Klinik lebt und gewisse Kompromisse eingehen muss: sie soll darüber hinaus lernen, dass sie ihre Meinung gegenüber anderen vertreten soll, aber auch dass sie die Ergebnisse von Verhandlungen akzeptieren und allfällige Frustrationen überwinden muss.
Zu Beginn der Hospitalisation bekam Frau B. eine Bezugsperson, die sich speziell um einen guten Kontakt zur Patientin bemühte. Die intensive Überwachung während der Suizidalität von Frau B. erfolgte wegen der grossen Belastung nicht nur durch die Bezugsperson, sondern wurde auf das diensthabende Personal aufgeteilt. Später entwarf die Bezugsperson mit dem Arzt zusammen einen Pflegeplan für die Patientin und besprach diesen mit ihr und mit dem Team.

gabe, sich um Informationen zu bekümmern, nötigenfalls einen Stellvertreter für die Zeiten ihrer Abwesenheit zu bestimmen, den Berufskollegen bestimmte Aufgaben (z.B. Beobachtungsaufgaben) zu übertragen usw.
2. In enger Zusammenarbeit mit dem behandelnden Arzt überlegt sich die Bezugsperson, wie die Pflegeplanung gestaltet werden soll, und ist für das Verfassen eines Entwurfes verantwortlich.
3. Der Pflegeplan wird im Team vorgestellt, einerseits um zu überprüfen, ob z.B. wichtige Aspekte nicht berücksichtigt wurden, oder ob persönliche Ansichten den Plan zu sehr mitgeprägt haben, und andererseits den Pflegeplan vorzustellen und somit die anderen Mitarbeiter zu orientieren. Wenn das Team den Plan für richtig befindet, wird er in Kraft gesetzt.
4. Die *Hauptverantwortung* für das Umsetzen des Pflegeplans in die Praxis und für die Dokumentation des Verlaufs liegt bei der Bezugsperson.

Postulate zur psychiatrischen Krankenpflege

Im Zentrum der Betrachtung des Menschen in der Krankenpflege steht eine umfassende, ganzheitliche oder holistische[15] Schau, die sich mit dem Menschen beschäftigt «unter Berücksichtigung von biologischen, psychischen, sozialen und spirituellen Aspekten. Diese Aspekte des menschlichen Lebens können nicht als für sich gesonderte Bausteine des Menschen betrachtet werden, sondern vielmehr als Teile eines dynamischen Systems, die ständig miteinander in wechselseitiger Beziehung stehen und gegenseitig beeinflussend aufeinander wirken» (Needham 1986, S. 5).

Diese Sichtweise lässt sich folgendermassen schematisch zusammenfassen (Abbildung 9):

Auf dem Hintergrund dieser ganzheitlichen Schau des Menschen lassen sich summarisch die folgenden Postulate und ihre jeweiligen Handlungsanweisungen für die psychiatrische Krankenpflege formulieren. Es kann durchaus sein, dass nicht *alle* Handlungsanweisungen für *jeden* Patienten

[15] Es gibt allerdings Autoren, die an dem Umfang dieser Sichtweise zweifeln: «Obwohl ich viel Sympathie für einen personenzentrierten Ansatz habe, kann ich mich bei der Vorstellung, dass die Pflege die ganze Person behandeln sollte, des Eindrucks nicht erwehren, dass dies entweder Arroganz oder Ignoranz ist» (Barker 1986, S. 50) oder Bopp (1985, S. 42) «Ausserdem ist es ein grössenwahnsinniges Versprechen, den Menschen ganzheitlich erkennen und behandeln zu können; es sei denn, man ist bereit, eine Sammlung von mehr oder weniger trivialen anthropologischen Einsichten als zufriedenstellende Auskunft anzunehmen.»

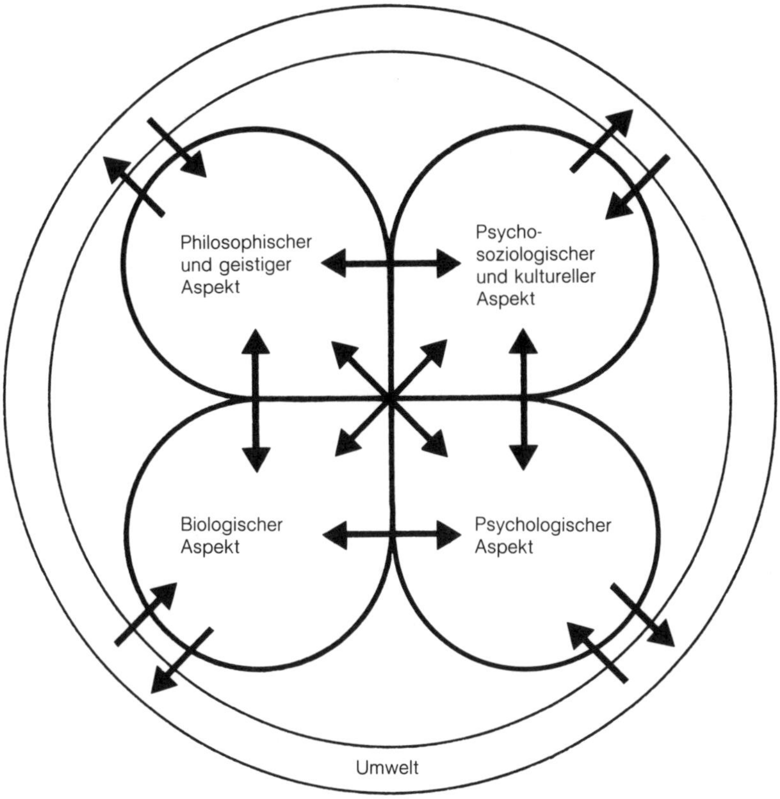

Abbildung 9: Schematische Darstellung des Menschen mit seinen vier Aspekten und in seiner Beziehung zur Umwelt. (Aus: Poletti 1985, S. 14.)

in *jeder* Situation angebracht sind, denn hier gilt wiederum die Forderung, dass die individuelle Situation des Patienten einschliesslich seines Erkenntnisstandes, seiner Kooperationsbereitschaft, seiner Ressourcen usw. zu berücksichtigen ist.

1. Der Mensch bewegt sich in einem Spannungsfeld zwischen Abhängigkeit und Unabhängigkeit[16].
   Die psychiatrische Krankenpflege verhilft dem Menschen zu möglichst grosser Unabhängigkeit.

[16] Die Unabhängigkeit ist selbstverständlich *relativer Natur,* denn «der Mensch kann nicht allein existieren, er ist immer auf das Zueinander, auf das Miteinander angewiesen, selbst dann, wenn er sich als Individuum ganz und gar unabhängig fühlt» (Geigenmüller 1982, S. 64).

2. Der kranke Mensch hat auch gesunde Anteile.
   Die psychiatrische Krankenpflege bemüht sich sowohl um die kranken als auch um die gesunden Anteile des Patienten.
   (vgl. Kapitel 6).
3. Jeder Mensch ist ein Individuum mit seinen eigenen Erlebnissen, Problemen, gesunden Anteilen usw.
   In der psychiatrischen Krankenpflege werden Probleme und Ressourcen des Patienten erfasst und in der individuellen Pflegeplanung berücksichtigt.
4. Der Mensch ist als offenes System zu betrachten, das in einer interaktionellen Beziehung zu seiner Umwelt steht[17].
   Die psychiatrische Krankenpflege legt besonderen Wert auf interpersonelles Geschehen: die Pflegeperson tritt hierdurch in eine Beziehung zum Patienten und fördert die Fähigkeiten des Patienten, mit anderen Menschen umzugehen...
5. Denn der Mensch als offenes System ist Teil eines grösseren Systems – er ist eng verbunden mit seiner Umwelt.
   Die psychiatrische Krankenpflege sieht den Patienten in einem grösseren Zusammenhang und berücksichtigt die Fähigkeiten und Ressourcen seiner Angehörigen und anderer Personen seines Umfelds.
6. Jedes Individuum ist eine autonome Person mit ihrem eigenen Wertsystem, Menschenbild und der ihr eigenen Lebensauffassung.
   Die psychiatrische Krankenpflege versucht dem Menschenbild und der Lebensauffassung des Individuums Rechnung zu tragen.
7. Menschen in schweren psychischen Krisen wissen manchmal nicht, was für sie gut ist, und sind manchmal angewiesen auf «unverlangte Hilfe» und Fremdbestimmung, manchmal sogar gegen ihren Willen.
   Die psychiatrische Krankenpflege erwägt gründlich (meist mit anderen Berufsgruppen zusammen), *in welchen Fällen «unverlangte Hilfe» gerechtfertigt und notwendig ist.*
8. Die Genesung eines Menschen erfolgt rascher, wenn dieser einen Eigenbeitrag dazu leistet.
   Die psychiatrische Krankenpflege ermuntert den Patienten, Verantwortung im Behandlungsprozess zu übernehmen und einen Eigenbeitrag zu leisten.
9. Krankheit kann die Fähigkeit des Patienten, seine alltäglichen Lebensaktivitäten zu bewältigen, beeinträchtigen.
   Die psychiatrische Krankenpflege verhilft dem Patienten zu einer bestmöglichen, wenn möglich selbständigen Ausübung seiner Lebensaktivitäten.

[17] Näheres hierzu siehe Needham 1986, S. 5.

Zusammenfassung

Die zentrale Aufgabe der Krankenpflege, die sich aus dem Krankenpflegemodell nach Roper, Logan und Tierney ergibt, ist es, dem Patienten bei der Bewältigung seiner *Lebensaktivitäten* zu einer grösstmöglichen Unabhängigkeit zu verhelfen. Der soziotherapeutische Ansatz greift ebenfalls das Prinzip der Lebensaktivitäten auf und beschäftigt sich mit gegenwartsbezogenen Problemen und Ressourcen des Patienten, mit dem «Normalen», mit dem Konkreten und mit Fragen des Realitätsbezugs (z. B. Arbeit, Freizeit, Wohnen usw.). Die Soziotherapie hat darüber hinaus vorwiegend *interpersonellen Charakter.* Diese zwei Konzepte werden durch eine zwar knappe, aber zutreffende Definition von Krankheit ergänzt, die besagt, dass Krankheit eine Unfähigkeit zur *Bewältigung konkreter Lebensaufgaben* zur Folge hat.

Das Menschenbild beruht auf den persönlichen Erlebnissen und ist eng mit der Kultur eines jeden Einzelnen verknüpft. Das Menschenbild ist dem Einzelnen oft unbewusst. Eine Änderung des eigenen Menschenbildes *kann* durch eine Konfrontation mit anderen Menschenbildern erfolgen. Ein mir vernünftig erscheinendes Ziel ist, Bewusstheit zu erlangen über das eigene Menschenbild und jenes des Patienten kennenzulernen.

Eine gute Zusammenarbeit *mit dem Patienten* ist die Grundlage für eine partnerschaftliche Planung der Pflege. Der Grundsatz lautet, dass man möglichst mit ihm zusammen plant. Meinungsverschiedenheiten, unterschiedliche Perspektiven, Konflikte usw. können jedoch die Zusammenarbeit mit dem Patienten hemmen oder gar verunmöglichen. In solchen Fällen sollen Massnahmen zur Motivation des Patienten versucht werden. Das Verabreichen von «unverlangter Hilfe», die manchmal nützlich und erforderlich sein kann, ist ein schwerwiegender Eingriff in die Autonomie des Menschen und *muss* gründlich erwogen werden und gerechtfertigt sein.

Gute Zusammenarbeit im multidisziplinären Arbeitsteam ist eine unerlässliche Voraussetzung für die optimale Behandlung des Patienten. Falls die Pflegeplanung nicht durch das ganze Behandlungsteam erstellt werden kann, gelten die Mindestanforderungen: Hauptverantwortung der Bezugsperson für das Zusammentragen der Informationen, Absprache mit dem Arzt, Vorstellung im Team und die weitere Verantwortlichkeit der Bezugsperson für die Umsetzung in die Praxis sowie für die Dokumentation des Verlaufs.

Die neun angeführten Grundpostulate, die zu einer Art «Mainstream-Auffassung» von psychiatrischer Krankenpflege vereint sind, basieren auf einer ganzheitlichen Betrachtung des Menschen. Aus diesen Postulaten habe ich Handlungsanweisungen für die psychiatrische Krankenpflege abgeleitet.

3

«Es ist vielmehr die Theorie, die entscheidet, was man beobachten kann.»
Albert Einstein[1]

Beobachtung

Inhalt
- Einleitung
- Welche Aspekte können die Beobachtung beeinflussen?
- Reflektiertes Beobachten
- Zusammenfassung

Beobachtung ist streng genommen kein eigentlicher Bestandteil des Regelkreises, aber dermassen mit den Einzelschritten vernetzt, dass ich dieses Thema etwas ausführlich behandeln will. Beobachtung ist eine unerlässliche Vorbedingung nicht nur für die Pflegeplanung, sondern auch für die Arbeit mit Patienten schlechthin. Beobachtung ist in der psychiatrischen Krankenpflege allerdings nicht unproblematisch. Ich möchte zunächst einige problematische Aspekte des Beobachtens besprechen. Diese vielleicht spitzfindigen Überlegungen sollen als Versuch verstanden werden, den Leser zu eigenen Gedanken anzuregen. Danach schlage ich ein paar Lösungsansätze für die besprochene Problematik vor.

[1] Zitiert bei Watzlawick (1985, S. 97)

Einleitung

Einsteins Aussage erscheint auf den ersten Blick etwas merkwürdig. Die Merkwürdigkeit der Aussage liegt darin, dass man normalerweise erwarten würde, dass Beobachtungen zu Theorien hinführen und nicht umgekehrt. Zur Illustration dieser Erscheinung ein Beispiel aus der Biologie: Anhänger der Evolutionstheorie gehen davon aus, dass die Arterhaltung bei den Tieren ein notwendiger Schritt in ihrer Entwicklung ist. Dabei spielen Rivalenkämpfe eine grosse Rolle, denn dadurch werden nur die stärksten Tiere zur Fortpflanzung der Art ausgewählt. Die Beobachter nahmen als *Theorie* an, dass sich Tiere im Kampf nicht umbringen würden, weil das für die Arterhaltung ja unsinnig wäre.

Zusammengefasst:

Die Theorie Im Rivalenkampf bringen sich die Tiere nicht um.	⟶	*Die Beobachtung* Es wurde nicht beobachtet, dass sich Tiere umbringen.

Die Soziobiologen stellten die Theorie der Evolutionsanhänger in Frage und postulierten, dass die meisten Tiere ihre eigenen Interessen und Bedürfnisse in den Vordergrund stellen und nicht die Belange der Arterhaltung.

Zusammengefasst:

Die Theorie Tiere sind egoistisch und verteidigen auf Kosten anderer ihre Interessen. Nötigenfalls bringen sie dabei andere Tiere um.	⟶	*Die Beobachtungen* Es häufen sich Beobachtungen von Tierkämpfen mit tödlichem Ausgang. Hierzu zwei Beispiele: • In Kanada starben in einem Jahr 5–10% der Bullen der Muschusochsen an den Folgen von Brunstkämpfen. • In Afrika kämpften Schimpansen um Territorien. Bisweilen wurden ganze Familiengruppen ausgelöscht.

(vgl. Geiser 1986).

Dieses Beispiel weist auf, dass das *erwartete* Ergebnis die Beobachtung beeinflussen kann. Der Philosoph Popper erläutert die Rolle von Erwartungen folgendermassen:

«...auch in der Biologie, sogar in der Molekularbiologie, spielen Erwartungen oft eine Rolle. Sie helfen, das herbeizuführen, was erwartet wurde.» (zitiert bei Watzlawick 1985, S. 97).

Capra (1983, S. 91) weist in einer Besprechung über Atomphysik darauf hin, dass «die scharfe...Unterscheidung zwischen *dem Beobachter und dem Beobachteten* nicht länger aufrechterhalten werden» kann (kursiv von mir).

Diese recht theoretischen Beispiele aus der Wissenschaft lassen den vorläufigen Schluss zu, dass Beobachtung eine überaus komplexe Angelegenheit ist. Wenn die Beobachtung von Tieren und Atomteilen, die bekanntlich – zumindest letztere! – kein Bewusstsein besitzen, so komplex ist, um wie viel schwieriger ist die Beobachtung von Menschen, die ein hochdifferenziertes Bewusstsein haben?

Welche Aspekte können die Beobachtung beeinflussen?

Nun aber zu praktischeren Fragen. Im folgenden bespreche ich ansatzweise einige Aspekte, die einen möglichen Einfluss auf die Beobachtung im pflegerischen Alltag haben können.

Vor-Informationen

Es ist häufig notwendig, dass man Informationen über einen Patienten erhält, bevor man ihn selbst gesehen hat, d.h. bevor er überhaupt erst in die Klinik eingetreten ist. Es ist sogar oft die Pflicht des Aufnahmearztes, sich im voraus über den Patienten zu orientieren.

Angenommen, es tritt ein fluchtgefährdeter oder suizidgefährdeter Patient in die Klinik ein, auf den das Pflegepersonal von Anfang an achtgeben muss, wäre es von seiten des Arztes (der ja in dieser Situation meist einen grossen Informationsvorsprung hat) (vgl. hierzu Ernst 1981, S. 54) ein Fehler, das Pflegepersonal nicht über den Patienten zu orientieren.

In weniger dramatischen Fällen können Vor-Informationen die Beobachtung beeinflussen. Man sollte sich davor hüten (so Whyte und Youhill), sich durch *Vor-Informationen* über einen Patienten dazu verleiten zu lassen, sich ein Urteil (oder vielleicht *Vor-Urteil*) zu bilden. Wenn das Pflegepersonal bereits im voraus eine Kurzbeschreibung oder Zusammenfassung des Zustandes des Patienten (wenn möglich schon mit einer Verdachtsdiagnose) erhält, läuft es Gefahr, seine Beobachtungen und Interpretationen im Sinne der vorgegebenen Informationen zu deuten (vgl. Whyte und Youhill, 1984, S. 51).

Der folgende Bericht über eine amerikanische Untersuchung verdeutlicht, dass einerseits allein die Tatsache, dass jemand in einer Klinik ist, dazu verleiten kann, «Symptome» zu beobachten; und aber anderseits, wie ungeheuer schwierig es ist, in einer psychiatrischen Klinik als gesund zu gelten.

Rosenhan publizierte 1973 das Ergebnis einer interessanten, aber erschreckenden Untersuchung: Er schleuste acht gesunde Personen in verschiedene Kliniken Amerikas ein. Diese Versuchspersonen erzählten beim Aufnahmegespräch ihre Lebensgeschichte (mit einigen Übertreibungen). Danach verhielten sich die Pseudopatienten völlig normal. Sieben Personen wurden als schizophren diagnostiziert. Später führte Rosenhan das *umgekehrte Experiment* durch: Er gab dem Klinikpersonal zu erkennen, dass innerhalb der nächsten drei Monate ein oder mehrere Pseudopatienten in die Klinik aufgenommen werden. Das Personal wurde aufgefordert, jeden eintretenden Patienten in bezug auf die Wahrscheinlichkeit, dass er ein Pseudopatient sein könnte, zu beurteilen. Es wurden 41 Patienten als Pseudopatienten erkannt. Während der Versuchszeit trat aber in Wahrheit *kein einziger* Pseudopatient ein (vgl. Brown/Herrenstein 1975, S. 635 f.).

Vorurteile

Vorurteile können aus dem persönlichen Erleben oder durch *Vermittlung von aussen* entstehen. Das nun folgende Beispiel zeigt auf, wie ein Vor-Urteil wirken kann (das Zitat ist echt – der weitere Verlauf von mir frei erfunden):

«...das eigene Ich (des Epileptikers) wird stets in den Vordergrund gerückt... Aufregung über kleine Unterschiede in der Zuteilung des Essens, über ungenügende Beachtung...

Gedächnis: Nicht gestört, dagegen mit der Zeit immer mehr nur Interesse am eigenen Ich und nächster Umgebung ... Oft Wahnideen im Sinne von Ungerechtbehandeltwerden...» (Pfister 1946/47, S. 14 f.).

Diejenigen Schwestern und Pfleger, die pflichtbewusst die Inhalte des Skriptums aufgenommen und den Ausführungen Glauben geschenkt haben, werden sich in der Praxis höchstwahrscheinlich so benommen haben, dass der Patient (in diesem Fall der Epileptiker) gar keine Möglichkeit hatte, als diese oben beschriebenen Eigenschaften anzunehmen. Abbildung 10 fasst solche negative Auswirkungen von Vor-Urteilen grafisch zusammen.

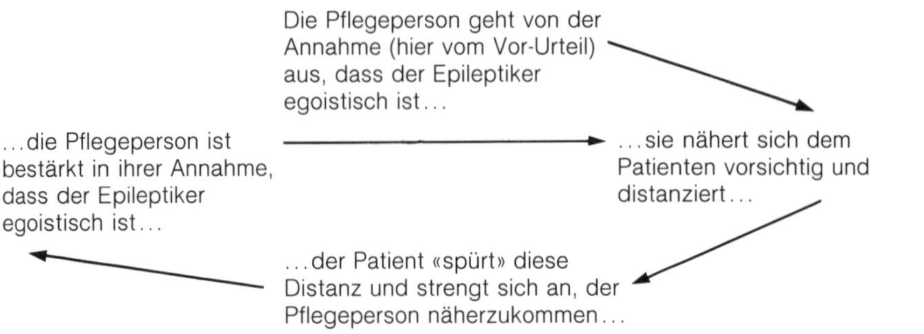

Abbildung 10: Negative Auswirkungen von Vorurteilen.

Die Auswirkungen des Verhaltens der Pflegeperson wie dies in Abbildung 10 dargestellt wird, kann gewissermassen als eine sich selbst erfüllende Prophezeihung[2] aufgefasst werden. Watzlawick erklärt dieses Phänomen folgendermassen:

«Eine sich selbst erfüllende Prophezeihung ist eine Annahme oder Voraussage, die rein aus der Tatsache heraus, dass sie gemacht wurde, das angenommene, erwartete oder vorhergesagte Ereignis zur Wirklichkeit werden lässt und so ihre eigene ‹Richtigkeit› bestätigt. Wer zum Beispiel – aus welchen Gründen auch immer – annimmt, man missachte ihn, wird sich eben deswegen in einer überempfindlichen, unverträglichen, misstrauischen Weise verhalten, die in den anderen genau jene Geringschätzung hervorruft, die seine schon immer gehegte Überzeugung erneut ‹beweist›.»
(Watzlawick 1985, S. 91)

Auffassungen

Wie ich bereits im Kapitel 2 aufgezeigt habe, spielen persönliche Auffassungen wie Menschenbild, religöse Anschauung und politische Ansichten eine grosse Rolle in den Helferberufen.

Ein paar Beispiele mögen verdeutlichen, wie persönliche Auffassungen die Beobachtung beeinflussen können.

Manchmal kommen psychisch kranke Rechtsbrecher zur Behandlung oder zur Verwahrung in eine psychiatrische Klinik. Wir nehmen an, dass es

[2] In der Literatur finden sich mancherorts auch Beispiele von sich selbst erfüllenden Prophezeihungen. So zum Beispiel das Schicksal von Andri in ‹Andorra› von Max Frisch oder die Aussage aus Strindbergs Roman «Der Sohn einer Magd» – ‹Du hast keinen Willen, so lautete es immer. Und damit wurde der Grund zu einem willenlosen Charakter gelegt› (Strindberg 1886, S. 21).

sich um einen Triebverbrecher handelt, der sich an jungen Mädchen vergriffen hat. Wenn ich als Vater von drei Töchtern diesen Patienten pflege und dabei an die abscheulichen Straftaten denke, die er begangen hat, muss ich sehr reflektiert beobachten, um nicht nur Schlechtes an diesem Menschen zu sehen.

Der umgekehrte Fall ist denkbar, wenn z. B. ein Patient mit einem hohen Sozialstatus[3] zur Behandlung in die Klinik eintritt. Es ist durchaus denkbar, dass der Beobachter vorwiegend gesunde Anteile aufgrund der hohen beruflichen Kompetenz und der sozialen Stellung des Patienten wahrnimmt und die Krankheitszeichen «übersieht».[4]

Interessant in diesem Zusammenhang ist das Ergebnis einer inzwischen beinahe dreissigjährigen Untersuchung der amerikanischen Soziologen Hollingshead und Redlich. Diese Forscher untersuchten das Vorkommen von psychischen Krankheiten in den verschiedenen Sozialschichten. Hier ein Ausschnitt aus der Untersuchung:

Schicht	% der Bevölkerung	% aller psychischen Krankheiten
Höchste Sozialschicht	3,1%	1 %
Niedrigste Sozialschicht	17,8%	36,8%

Bezeichnend bei dieser Untersuchung ist die Tatsache, dass neurotische Störungen vor allem bei Patienten der höchsten Sozialschicht und psychotische Störungen bei Patienten der niedrigsten Sozialschicht vorkamen (nach: Hollingshead/Redlich, 1958[5]). Ob das grosse Vorkommen der Oberschichtsneurosen, die bekanntlich gesellschaftsfähiger sind als psychotische Störungen, den Tatsachen entsprach, oder ob die Beobachtungen (und Diagnosen) der Psychiater (Menschen der oberen Sozialschicht!) durch schichtspezifische Empfindungen beeinflusst wurden, kann ich nicht beurteilen[6].

3 Es ist allerdings durchaus denkbar, dass ein Beobachter, der an die Notwendigkeit des Klassenkampfes (im Sinne von Marx) glaubt, in einem solchen Menschen einen Kapitalisten sieht und dadurch nur «negative» Eigenschaften wahrnimmt.

4 Dieses Beispiel erinnert an Hans Christian Andersens Märchen «Des Kaisers neue Kleider». Da es ungeziemend ist (vor allem für einen Kaiser), nackt herumzulaufen, bildet sich die ganze Bevölkerung ein, so das Märchen, ihn in prächtiger Kleidung zu sehen.

5 Zitiert bei Bond/Bond 1986, S. 21).

6 Szasz (1976, S. 152) zieht bei einer solchen schichtspezifischen Verteilung von psychischen Störungen eine Sündenbock-Erklärung in Erwägung. Es besteht die Möglichkeit, «dass der Unterschichten-‹Schizophrene› schlicht und einfach der Sündenbock der Ober- und Mittelklassen ist ...»

Teilnehmende Beobachtung

«Es ist schwierig, wenn nicht unmöglich, bei der Datensammlung neutral zu sein. Ein Beobachter hat immer auf die Person eine Wirkung, die er beobachtet» (Altschul/McGovern 1985, S. 71). Diese Aussage widerspiegelt die bereits zitierte Ansicht von Capra (1983; vgl. S. 72). Der Grund für die Beeinflussung durch den Beobachter ist die Tatsache, dass der Beobachter in den meisten Fällen ein *Teil des Systems* ist, das er beobachten will. «Alle Beobachtungen sind zu einem gewissen Grad teilnehmende Beobachtung, ausser man benutzt einen Einweg-Spiegel» (Haralambos, 1980).

Pflegepersonen sind durch ihre Nähe zum Patienten und durch ihre sehr häufige Anwesenheit beim Patienten geradezu prädestiniert, teilnehmende Beobachter zu sein. Altschul (1978, S. 337) drückt dies so aus: «In der psychiatrischen Krankenpflege, wo die Rolle der Schwester darin besteht, die alltäglichen Erfahrungen des Patienten zu teilen, kann man manche Pflegepersonen als absichtliche Teile des Systems betrachten.» Wären Pflegepersonen (mindestens bis zu einem gewissen Grad) nicht ein Teil des Systems, könnten wir dem Patienten beispielsweise nicht einfühlend begegnen.

Die Tatsache, dass Pflegepersonen oft ein Teil des Systems sind, ist jedoch nicht unproblematisch: «Wenn ein Beobachter versucht, das Verhalten von Menschen zu erforschen, die zum gleichen System gehören wie er selbst, sieht sich der Beobachter Problemen gegenübergestellt, die er *durch seine Anwesenheit verursacht»* (Altschul 1978, S. 337, kursiv von mir). Es ist zwar eine banale Feststellung, aber es leuchtet jedem sofort ein, dass Menschen sich anders benehmen, wenn sie beobachtet werden oder sich beobachtet fühlen.

Ein Beispiel hierzu:

Ein schizophrener Patient wusste oder spürte, dass das Pflegepersonal ihn beobachtete, um herauszufinden, ob er wohl Halluzinationen habe. Oft blickte er während ganz alltäglicher Handlungen (z. B. beim Essen, Basteln usw.) um sich, um nachzuprüfen, ob er beobachtet würde. Als er sah, dass die Pflegeperson zu ihm hinschaute, erklärte er, er habe eben einen Vogel vorbeifliegen sehen, es handle sich aber nicht um eine Halluzination.

Die Nähe zum Patienten und eine zu starke gefühlsmässige Verbundenheit mit dem Patienten kann nicht nur zu einer Verzerrung der Beobachtung führen, sondern auch zur Handlungsunfähigkeit des Helfers. Das folgende Schema zeigt auf, wie ein Helfer von der Depressivität eines Patienten «angesteckt» werden kann:

Der Depressive erzählt über sein Empfinden...

↓

...und weckt in mir Mitleid und ***mein*** Bedürfnis, ihm zu helfen...

↓

...mein Mitleid wird dadurch erzeugt, dass ***meine*** depressiven Anteile mitschwingen...

↓

...ich werde «angesteckt» von der Depression des anderen...

↓

...und dadurch weniger handlungsfähig...

↓

...und manchmal wütend, weil ich nicht helfen kann.

(Frei nach Dörner/Plog. 1985, S. 207/208).

Abbildung 11: «Falsches» Helfen beim Depressiven.

Das Beispiel weist deutlich darauf hin, dass nicht nur der Beobachter den Beobachteten beeinflussen kann, sondern eben auch umgekehrt.

Eine zu grosse gefühlsmässige Verbundenheit kann unter Umständen dazu führen, dass eine reflektierte Beobachtung nicht mehr möglich ist. Ein Soziologe drückt dies folgendermassen aus:

«Ich fing (meine Feldstudie) an als *nichtteilnehmender Beobachter.* Als ich von der Gesellschaft aufgenommen wurde, wurde ich beinahe ein *nichtbeobachtender Teilnehmer* (Whyte, zitiert bei Haralambos 1980, S. 505: kursiv von mir).

Reflektiertes Beobachten

Das bisher Gesagte über Beobachtung kann etwa so zusammengefasst werden: «Es wird weitgehend angenommen, dass direkte Beobachtung ohne Interpretation unmöglich ist» (Hagey/McDonough 1984, S. 154). Reflektieren ist «Nachdenken, Überlegung, Betrachtung, vergleichendes und prüfendes Denken, Vertiefung in einen Gedankengang» (Duden 1982). Wenn nun Beobachtung ohne Interpretation beinahe unmöglich ist, ist es wichtig, dass die Interpretationen auf ein Minimum beschränkt bleiben. Die folgenden Bemerkungen können dazu beitragen, zu einer objektiveren Beobachtung zu gelangen.

Beobachtungen von Interpretationen unterscheiden

Barker (1985, S. 23) hält fest, dass «Pflegepersonen und... viele andere Teammitglieder dazu neigen, zu viel Energie für ‹Schlussfolgerungen› und zu wenig Energie für die Informationssammlung einsetzen.» Als Beispiel gibt er an:

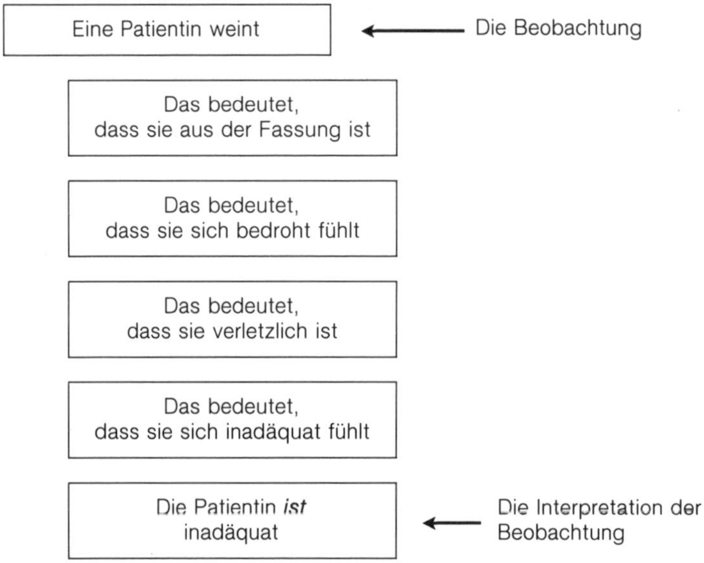

Abbildung 12: (nach Barker 1985, S. 23).

Manchmal kommt man in der psychiatrischen Krankenpflege ohne Interpretationen gar nicht aus. Viele Informationen und Beobachtungen sind «Gefühlssache» und oft schwierig oder gar nicht zu objektivieren. Wenn man «spürt», dass die Beobachtung schon eine Interpretation enthält, sollte dies eindeutig gekennzeichnet werden, etwa durch solche Hinweise: ich habe den Eindruck, dass... ich interpretiere..., ich glaube, dass..., es kam mir vor, wie wenn... und ähnliches.

Kritische Haltung gegenüber sich selbst

Eine wichtige Voraussetzung für die Beobachtung anderer ist die Beobachtung von sich selbst. Ein erster Schritt dazu ist die Kenntnis der eigenen Vorlieben, Vorurteile, Auffassungen, Anschauungen usw. und die

Erkenntnis, wo diese bei der Beobachtung anderer eine Rolle spielen. Da solche Auffassungen, Annahmen, Menschenbilder einem selbst oft unbewusst sind (vgl. Tiemersma 1984, S. 8), ist es wichtig, dass man mit anderen Menschen (Berufskollegen, Teammitglieder usw.) ins Gespräch kommt, um durch andere Auffassungen die eigenen überprüfen zu können. Auch Patientenaussagen sind Reflexionsstoff.

Manche Autoren (z.B. Wilson/Kneisl 1983, S. 159, Barker 1985, S. 37) fordern, dass Pflegepersonen ihre persönlichen Ansichten und Philosophien bei ihrer Arbeit mit Patienten beiseite lassen.

Gute Gelegenheiten zum Austausch von Beobachtungen und Ansichten gibt es in psychiatrischen Krankenhäusern in der Regel genug. Eine Möglichkeit sind die vielerorts täglich stattfindenden Sitzungen, die zum Ziel haben, die Behandlung und den Behandlungsverlauf zu planen und zu überprüfen.

Eine weitere Möglichkeit sind Balint-Gruppen, an denen sich seit einigen Jahren auch Pflegepersonen zunehmend beteiligen. Balint-Gruppen sind «Gruppen aus Ärzten, Schwestern und Pflegern eines Krankenhauses, die unter Leitung eines erfahrenen, psychotherapeutisch geschulten Supervisors die im stationären Alltag mit Patienten auftretenden Konflikte analysieren und Lösungsmöglichkeiten erarbeiten» (Gotthardt 1984, S. 501). Das Ziel der Balint-Gruppe besteht darin, «die Art der Beziehung zwischen dem Allgemein-Praktiker und seinen Patienten zu erforschen» (E. Balint 1983, S. 5).

Gute theoretische Kenntnisse

«Anschauungen ohne Begriffe sind blind», sagt Kant (zitiert bei Prauss 1980, S. 34). Wenn ich als Pflegeperson nicht unterrichtet bin z.B. über Störungen und Symptome, die bei depressiven Menschen[7] auftreten können, werde ich diese weniger gut erkennen als eine Person, die sehr vieles darüber weiss. Oder volkstümlicher ausgedrückt: Wenn ich mit meiner Frau am Fernseher ein Skirennen mitverfolge, beobachte ich weniger als sie, da ich davon weniger verstehe und deshalb weniger weiss, worauf es ankommt. (Meine Frau wuchs in der hügeligen Schweiz – ich in den flachen Gefilden Mittelenglands – auf.) Dies deutet darauf hin, dass verschiedene Personen mit verschiedenen Kenntnissen bei gleichem Beobachtungsmaterial zu verschiedenen Beobachtungsergebnissen gelangen können.

[7] Für eine kurze Besprechung der Rolle von theoretischen Kenntnissen der Depression und deren Anwendung bei der Informationssammlung siehe Kapitel 4.

Zusammenfassung

Beobachtung ist mit allen Schritten des Regelkreises eng vernetzt. Einige theoretische Beispiele von ausserhalb der Krankenpflege waren der Ausgangspunkt der zentralen Fragestellung: Welche Aspekte können die Beobachtung beeinflussen? Bei der Beantwortung dieser Frage wurden vier Aspekte behandelt: Vor-Informationen, Vor-Urteile, Auffassungen und teilnehmende Beobachtung. Im Abschnitt «reflektiertes Beobachten» wurden ein paar Punkte angeschnitten die zu einer objektiveren Beobachtung verhelfen können.

4

«Es ist ein verhängnisvoller Fehler zu theoretisieren, bevor man alles Material hat. Es präjudiziert.»
Sherlock Holmes[1]

Informationen

Inhalt

- Einleitung
- Relevante Informationen
- Ethische Überlegungen
- Informationsquellen
- Checklisten
- Flexible Handhabung der Checkliste
- Zusammenfassung

Als Einstimmung auf das Thema Informationen belauschen wir ein Gespräch zwischen Sherlock Holmes, dem bekannten Romandetektiven, und seinem Assistenten, Dr. Watson:
«Jetzt, da ich es weiss, werde ich mein Bestes tun, es zu vergessen.»
«Zu vergessen?» (Dr. Watson)
«Sehen Sie», erklärte Holmes, «ich stelle mir vor, dass das Gehirn eines Menschen ursprünglich wie ein kleines leeres Dachstübchen ist: das hat man auszustatten mit dem Mobiliar, das einem zusagt. Ein Narr holt allen Plunder herein, auf den er zufällig stösst, wodurch das Wissen, das für ihn nützlich sein könnte, hinausgedrängt oder bestenfalls mit einer Menge anderer Dinge hinausgedrängt wird, so dass er kaum etwas damit anfan-

1 Aus: Doyle 1887.

gen kann» (Doyle 1887, S. 18). Obwohl diese höchst mechanistische Allegorie von Sherlock Holmes eine Vereinfachung und eine Unterschätzung der Leistungen des menschlichen Gehirns[2] ist, hat er *in der Tendenz* recht. Der Logiker Copi sagt in bezug auf Informationen, dass es «... zu viele besondere Fakten, zu viele Daten auf der Welt gibt, als dass eine Einzelperson sie alle erfassen könnte. Jedermann, sogar der geduldigste und gründlichste Forscher muss auswählen, welche Fakten er studieren und welche er vernachlässigen will» (Copi 1982, S. 477).

Solche globale Aussagen über Informationssammlungen im allgemeinen haben auch eine bestimmte Gültigkeit in der psychiatrischen Krankenpflege. Barker (1985), der ein ausgezeichnetes, über 300 Seiten starkes Buch dem Thema «Assessment in Psychiatric Nursing»[3] gewidmet hat, fordert eine gründliche Informationssammlung, sieht die Gefahr jedoch, dass die Ansprüche einer Informationssammlung ein vernünftiges Mass überschreiten: «Wir können nie ‹alles› über einen Patienten herausfinden, oder sogar über ein bestimmtes Problem. Ich füge hinzu, dass wir dies auch nicht anstreben sollten. In der Vergangenheit wurde die Informationssammlung (Assessment) in der Krankenpflege vereinfacht oder war nicht existent... Sicher, wir müssen versuchen, gründlich zu sein, aber wir müssen vermeiden, solche Gebiete des Erlebens des Patienten zu untersuchen, die für unsere Zwecke entweder unbedeutsam oder unnötig sind» (Barker 1985, S. 33).

Auf diesen drei oben geschilderten Auffassungen beruhen die nun folgenden Ausführungen über Informationen.

Einleitung

Informationen spielen im Leben eine bedeutende Rolle und sind eine unerlässliche Bedingung menschlichen Erkennens und Handelns. Bei der Pflegeplanung sind Informationen die Grundlage, auf der alle folgenden Schritte des Problemlösungsprozesses aufbauen. Die Qualität der gesammelten Informationen bestimmt daher die Qualität der gesamten Pflegeplanung.

[2] Einsteins Aussage, dass wir bloss 10% unseres geistigen Potentials ausschöpfen, ist gewissermassen der Gegenpol zur Auffassung von Sherlock Holmes. Einstein, mit seiner phänomenalen Intelligenz, konnte dies allerdings leicht sagen, denn eine anatomische Untersuchung an seinem Gehirn ergab, dass Einstein in der Tat 73% mehr Nährzellen hatte als gewöhnlich Sterbliche (vgl. Tages Anzeiger 1985).

[3] Zu deutsch etwa: «Die Einschätzung der Situation (des Patienten) in der psychiatrischen Krankenpflege».

Seit jeher sammeln Pflegepersonen Informationen über Patienten, um Probleme anzugehen. Im Sinne der Pflegeplanung wird eine gezielte Informationssammlung gefordert, damit die Problematik des individuellen Patienten erkannt und eingegrenzt werden kann.

In den Naturwissenschaften sind objektive Daten die *einzig gültigen* Informationen, und in vielen Bereichen der Medizin und Krankenpflege ist es durchaus möglich, objektive Informationen zu erhalten, vor allem durch verschiedene Messvorgänge.

Ein eindeutiges Beispiel für eine Messung, die eine objektive Information liefert, ist das Wiegen eines Patienten. Wenn man aber das Messen der Vitalzeichen auf ihre Objektivität hin prüft, wird es bereits etwas schwieriger, da die zwischenmenschliche Dynamik eine bedeutende Rolle spielen kann. Die Blutdruckmessung kann schon eine belastende Situation für den Patienten bedeuten und Veränderungen der Werte hervorrufen.

Diese Beispiele aus dem eher somatischen Bereich sind viel einfacher zu erfassen und zu objektivieren als Informationen über seelische und zwischenmenschliche Vorgänge, die schwer oder gar nicht gemessen werden können. Dorfmeister (1986) hält in seiner Untersuchung «Aufzeichnungen über Patienten-Aussagewert für die Pflege», die in sieben chirurgischen, zwei internistischen, zwei pädiatrischen Stationen sowie einer neurologischen und einer «gemischten» Station durchgeführt wurde, folgendes fest: «Alle jene Beobachtungen am Patienten, die objektiv ‹«messbar» sind, werden eher ausführlich und exakt berichtet. Subjektive Daten hingegen, wie Gefühle, Stimmung, Schmerzen, Angst usw., die der Beurteilung der Pflegeperson unterliegen oder die vom Patienten mitgeteilt werden, sind äusserst selten dokumentiert.»[4]

In einer neueren Untersuchung in der Schweiz haben Exchaquet und Paillard (1986) nach erfolgter Einführung der Pflegeplanung allerdings eine Zunahme von Informationen, die einen subjektiven Charakter haben, festgestellt:

> «Untersucht man nun die Gruppen (von Informationen) betreffend die *psychischen, sozialen und geistigen Bedürfnisse,* so stellt man bei allen eine (oft bedeutende) Zunahme der Informationen fest» (auf einer medizinischen Abteilung) (S. 58: Kursiv im Original).
>
> «Was die *psychischen, sozialen und geistigen Bedürfnisse* betrifft, ist in vier von acht Gruppen viel mehr über den Patienten bekannt» (auf einer chirurgischen Abteilung) (S. 62: Kursiv im Original).

Bei der Pflegeplanung (und selbstverständlich bei der Arbeit mit Patienten schlechthin) müssen Pflegende sowohl objektive wie auch subjektive Informationen berücksichtigen.

[4] Von 6065 Informationen über 583 Patienten betrafen bloss 68 (=1,1%) den psychischen Zustand (Dorfmeister 1986).

Es soll allerdings unser Bestreben sein, *möglichst objektive Informationen* zu erfassen.

Die Informationen, die gesammelt werden, sollen möglichst für die Pflege relevant, d.h. bedeutsam sein[5]. Eine allumfassende Informationssammlung über alle nur erdenklichen Aspekte des Lebens eines Patienten erzeugt, so behaupte ich, mehr Probleme als sie löst. Ich schliesse mich Altschul und McGovern (1985) an, die der Meinung sind, dass eine Informationssammlung «ohne einen Zweck nicht nur Zeitverschwendung, sondern auch ein Eingreifen in die Privatsphäre einer anderen Person ist».

Eine zu umfassende Informationssammlung kann den Patienten unnötig belasten und das Pflegepersonal, dessen Aufgabe es ist, die Informationen zu ordnen und auszuwerten, überfordern.

In bezug auf die Informationssammlung spricht Barker vom «Gesetz der Parsimonie». Dieses Gesetz besagt, dass man nicht mehr Informationen sammeln soll als notwendig.

Die Forderung, nur relevante und notwendige Informationen zu sammeln, erscheint auf den ersten Blick etwas merkwürdig: Wie können Pflegepersonen im voraus wissen, welche Informationen relevant sein werden? In Anknüpfung an diese Thematik erscheint mir die folgende Aussage von Altschul und McGovern (1985) bedeutsam: «Weder der Psychiater noch der Patient kann im voraus wissen, welcher Aspekt der Anamnese sich später als wichtig erweisen wird.»

Relevante Informationen

Eine Möglichkeit, relevante Informationen bei der Datenerhebung zu erhalten, sehe ich darin, dass man relativ rasch (unter Umständen schon beim Eintrittsgespräch) *Problemhypothesen* erstellt und diese als Grundlage für die weitere Informationssammlung gebraucht. Mit anderen Worten: Man versucht die Problematik des Patienten (was selbstverständlich schon eine Sammlung von Informationen beinhaltet) zu erkennen und geht diesen vermuteten Problemen im Sinne einer weiteren Abklärung gezielt nach. Dieses Vorgehen beinhaltet allerdings nicht, dass Pflegepersonen einen einseitigen Blick nur für solche Problemhypothesen entwickeln und dabei andere wichtige Informationen vernachlässigen. Eine Checkliste soll

[5] In der Literatur zu diesem Thema scheinen sich bezüglich Informationssammlung zwei Tendenzen abzuzeichnen: Einige Autoren (z.B. Barker 1986, Ward 1985, Altschul/McGovern 1985) betonen, dass nur notwendige und relevante Informationen gesammelt werden sollen. Andere (z.B. Griffith/Kenney 1986) heben hervor, dass nur eine *möglichst umfassende* Informationssammlung die Grundlage einer Pflegeplanung.sein soll.

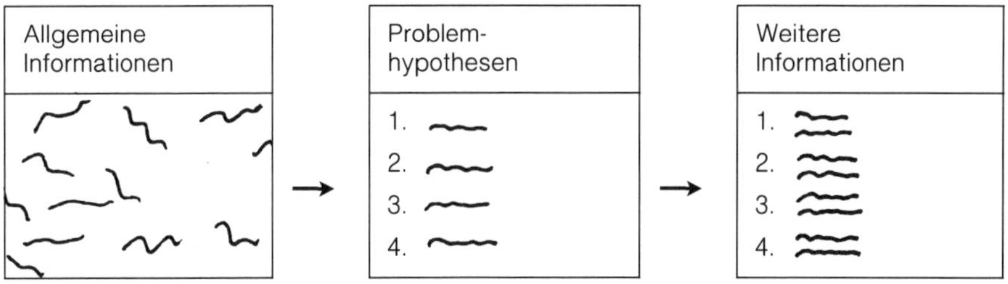

Abbildung 13: Schema zur Gewinnung relevanter Informationen.

weiterhin benutzt werden, damit die Datensammlung nicht einseitig, willkürlich oder zufällig erfolgt.

Wenn man Problemhypothesen als die Grundlage der weiteren Beobachtung benutzt, hat man meines Erachtens mehr Gewähr, dass die ganz persönliche Problematik des Patienten erfasst wird. Grafisch ist der oben beschriebene Vorgang zur Informationssammlung in Abbildung 13 dargestellt.

Einige Überlegungen oder Annahmen haben mich zu diesem Vorgang hingeleitet:

- Alle Patienten kommen mit einer bestimmten Problematik (ausser es handelt sich um eine Fehleinweisung) in eine Klinik. Entweder der Patient selbst oder Betroffene aus seiner Umwelt wissen von den Problemen und können darüber berichten.
- Eine allumfassende Informationssammlung, die möglicherweise viele Nebensächlichkeiten und unbedeutende Details beinhaltet, führt nicht notwendigerweise zur Erkenntnis der aktuellen Problematik des Patienten. Im Gegenteil, das Erheben von unnötigen Informationen kann von der aktuellen Problematik ablenken.
- Die Ausrichtung der Informationssammlung an den Problemen des Patienten erlaubt zum vornherein eine Fokussierung relevanter Informationen.

Ethische Überlegungen

Im oben angeführten Zitat (Seite 84) weisen Altschul und McGovern darauf hin, dass eine Informationssammlung ohne Zweck ein Eingreifen in die Privatsphäre eines anderen Menschen ist. Dieser ethische Gedanke sollte uns bei der Informationssammlung ständig begleiten. Es ist meines

Erachtens eine Anmassung, alles über den Patienten wissen zu wollen, und eine Zumutung für einen Patienten, über sehr persönliche Angelegenheiten ausgefragt zu werden (z.B. Einkommen und Finanzen) oder sehr intime Aspekte seines Lebens (z.B. Sexualität), ohne dass ein notwendiger und triftiger Grund solche Informationen erfordert. Während der ganzen Informationssammlung darf der Patient keinem Zwang ausgesetzt werden, Informationen preiszugeben (vgl. Barker 1985). Aus Respekt gegenüber der Persönlichkeit des Patienten sollte er die Freiheit haben, Informationen zu geben oder zu verweigern.

Eine andere ethische Überlegung ergibt sich in diesem Zusammenhang in bezug auf die *Informationsweitergabe.* Es versteht sich von selbst, dass alle Mitglieder des Behandlungsteams einen gewissen Grundstock an Informationen über den Patienten benötigen, um den Patienten zu betreuen. Diese Feststellung könnte allerdings zur *falschen Annahme* verleiten, dass *alle* Teammitglieder *alle* Informationen besitzen müssen (vgl. Altschul 1984). Ein wesentlicher Teil der Arbeit mit Patienten erfolgt innerhalb einer Zweier-Beziehung (z.B. zwischen Arzt und Patient oder Bezugsperson und Patient), in der Patienten oft vertrauliche und manchmal sehr intime Informationen über sich offenbaren. Aus Respekt vor der Persönlichkeit des Patienten sollen solche Informationen beim Empfänger bleiben (es sei denn, es sprächen wichtige Gründe für die Informationsweitergabe). Ernst (1981, S. 66) weist darauf hin «dass es so etwas wie ein *Anrecht auf höchstpersönliche Mitteilungen* zwischen zwei Menschen gibt, bei Kranken ebensogut wie bei Gesunden und ausserhalb beruflicher Beziehungen ebenso wie innerhalb derselben» (kursiv im Original).

Informationsquellen

Der Patient selbst ist die allerwichtigste Informationsquelle (vgl. etwa Exchaquet/Palliard 1986, S. 74 oder Ward 1985, S. 11). Er erzählt uns über seine Empfindungen und schildert seine Sicht der Problematik. Wenn Patienten Informationen äussern, können diese subjektiv oder objektiv sein. Selbst wenn Patienten unglaubwürdige oder subjektive Informationen liefern, die durch andere Quellen, z.B. zuverlässige Angehörige, verneint werden, geben solche Aussagen Aufschluss über sein *Erleben* oder *Empfinden* und können daher durchaus wertvoll sein.

Ein Beispiel hierzu:

Ein Patient berichtet, er habe Angst, auf die Strasse zu gehen, da ihm ein Mann in grauem Anzug auflauere. Der Mann sei, so vermute er, ein Agent des bulgarischen Geheimdienstes und wolle ihn töten.

Mit grösster Wahrscheinlichkeit stimmt der Inhalt dieser Aussage nicht, doch sie liefert wertvolle Hinweise zum Denken und Erleben des Patienten.

Angehörige von Patienten können dadurch, dass sie in einer engen Beziehung zum Patienten stehen, wertvolle Informationen liefern. Vor allem bei der Abklärung des Verhaltens des Patienten vor dem Klinikeintritt sind Angehörige eine wichtige Informationsquelle. Infolge von seelischen Störungen sind Patienten manchmal gar nicht in der Lage (oder gewillt), Informationen über sich zu geben. Aussagen von Angehörigen sind in solchen Fällen oft die einzige Informationsquelle.

Bei Informationen, die von Angehörigen stammen, ist es allerdings wichtig, sich die folgenden Punkte vor Augen zu halten:

- Gerade dadurch, dass Angehörige in einer engen Beziehung zum Patienten stehen, kann es zu Wahrnehmungsverzerrungen kommen. Angehörige haben (meistens) weniger Distanz zum Patienten als professionelle Helfer und sind zum vornherein ein *Teil des Systems,* in dem der Patient lebt. Meist prägen enge gefühlsmässige Bindungen die Informationen, die Angehörige vorbringen. Bei einer positiven Beziehung zum Patienten kann ein Angehöriger Informationen (bewusst oder unbewusst) in einer Art und Weise vorbringen, die die Problematik des Betroffenen als beinah bedeutungslos erscheinen lässt.
- Wenn die Schilderungen des Patienten und seiner Angehörigen Ungereimtheiten aufweisen oder gar völlig unterschiedlich sind, braucht dies nicht zu bedeuten, dass eine Partei Recht hat oder die Wahrheit zu verschleiern sucht.[6] Aus Zeugenaussagen über einen Verkehrsunfall ergeben sich oft sehr unterschiedliche Schilderungen des Unfallherganges (und es versteht sich von selbst, dass nur *ein* Unfallhergang möglich ist). Dieses Beispiel weist darauf hin, dass bei aller Aufrichtigkeit verschiedene Auffassungsmöglichkeiten der Realität nebeneinander bestehen können.

Zwei Beispiele mögen dies verdeutlichen:
Aus dem Alltag einer Familie:

Die Mutter zu den Kindern: «Immer, wenn ich viel Nudeln koche, habt ihr wenig Hunger. Koche ich hingegen weniger, habt ihr Hunger und verlangt noch mehr.»

6 Diese Aussage entspricht der Auffassung des Systemtherapeuten Guntern, der aussagt: «Der systemische Perspektivismus ist die Anwendung des epistemologischen Prinzips der Relativität, welches besagt, dass es keine Realität an sich gibt, sondern nur Realitäten, bezogen auf die physikalische und/oder konzeptuelle Position des Beobachters» (Guntern 1984). Diese Thematik und ihre Auswirkungen im pflegerischen Bereich diskutiert Kesselring (1986).

Die (klugen) Kinder zur Mutter: «Immer, wenn wir Hunger haben, kochst du zu wenig. Haben wir wenig Hunger, kochst du zu viel.»[7]

Aus einem Ehestreit:

Sie zu ihm: «Ich nörgle nur, weil du trinkst.»
Er zu ihr: «Ich trinke nur, weil du nörgelst.»

Berufskollegen und *Mitarbeiter von anderen Berufsgruppen* sind eine wichtige Informationsquelle. Jede Berufsgruppe in der psychiatrischen Klinik hat ihre spezifische Arbeit und richtet sich bei der Informationssammlung danach aus. Der Psychiater hat z.B. bestimmte Informationen über die Pathologie des Patienten, während der Sozialarbeiter notwendige Daten z.B. über Versicherung, Renten usw. besitzt.

Eine sinnvolle Informationssammlung setzt schon eine interdisziplinäre Zusammenarbeit voraus: Ein Teil dieser Zusammenarbeit besteht darin, festzulegen, wer (d.h. welche Berufsgruppe) welche Informationen sammelt. Es ist nicht nur Zeitverschwendung, sondern eine Zumutung für den Patienten, wenn jede Berufsgruppe glaubt, sie müsse alle Informationen sammeln. Eine genau festgehaltene Arbeitsteilung bei der Informationssammlung verhindert, dass *verschiedene Leute* die gleichen Fragen an den Patienten richten. Solche Wiederholungen sollen vermieden werden (vgl. Altschul 1984 und Barker 1985, S. 5).

Checklisten

Eine Checkliste ist eine «Kontrolliste zum Abhaken» (Duden 1982), die hilft, «Abweichungen von der Norm nicht rein zufällig, sondern systematisch zu erfassen, um möglichst wirkungs- und situationsgerecht eingreifen zu können» (Juchli 1986, S. 31). Der systematische Charakter der Checkliste kann dazu beitragen, dass einerseits wichtige Problembereiche des Patienten nicht übersehen werden, und anderseits, dass Informationen nicht völlig willkürlich oder nach Gutdünken durch die Pflegeperson gesammelt werden. Checklisten können darüber hinaus die Schüler zu umfassender Beobachtung anhalten und somit während der Berufsausbildung einen wertvollen didaktischen Zweck erfüllen.

Die Abbildungen 14 bis 16 sind Beispiele von Checklisten. Die Checkliste von Fiechter/Meier ist, was Umfang und Inhalt anbelangt, recht

[7] Die Rolle des Vaters besteht darin, dass er (je nachdem) auf seine Portion verzichtet *oder* sich am nächsten Tag mit Nudelresten zufriedengibt. Dies wahrt den Familienfrieden und sorgt dafür, dass er sein Gewicht behält.

	Checkliste zur Informationssammlung
	Bereiche, in welchen Probleme und daraus Pflegebedürfnisse entstehen können (Zutreffendes ankreuzen und unterstreichen)
□ Atmung	
□ Ausscheidung	Stuhl, Urin, Schweiss, Erbrechen usw.
□ Bekleidung	Wahl, Anziehen, Ausziehen
□ Ernährung	Essen, Trinken
□ Körperpflege	Haut, Haare, Mund, Nase, Augen, Ohren, Nägel, Intimbereich
□ Mobilität	im Bett, im Raum, im Freien
□ Ruhe, Schlaf	
□ Sexualität	
□ Wärme-, Kältegefühl	
□ Selbstwertgefühl	Selbstbewusstsein, Selbstvertrauen, Selbstwertschätzung
□ Stimmung	Gefühle, zum Beispiel Angst, Trauer, Enttäuschung
□ Verantwortungsfähigkeit	Selbstdisziplin, Entscheidungsfähigkeit
□ Lernen	Lernwille, Lernfähigkeit
□ Sinnvolle Zeitanwendung	Beschäftigung, Unterhaltung
□ Kommunikation:	
Empfang von Sinneseindrücken	Hören, Sehen, Riechen, Tasten, Schmecken
Senden von Informationen	Sprechen, Schreiben, averbale Zeichen
□ Beziehungen	zu Familie, Freunden, Mitpatienten, Betreuern
□ Rolle in der Gesellschaft	als Familienmitglied, Berufsangehöriger, Staatsbürger
□ Kultur	Sitten, Bräuche, Sprache
□ Religion	Überzeugung, Werte, Vorschriften
□ Umweltbedingungen, Wohnverhältnisse	
□ Finanzielle Sicherheit	
□ Andere:	
□	
□	

Abbildung 14: Checkliste nach Fiechter/Meier, 1985.

vernünftig und flexibel gestaltet. In Übereinstimmung mit den Richtlinien der WHO haben Exchaquet und Paillard (1986) die folgenden Grundbedürfnisse beschrieben. Die Aufzählung der Grundbedürfnisse kann als Checkliste aufgefasst werden (Abbildung 15).

Physische Grundbedürfnisse

- Atmung
- Zirkulation
- Tägliche Flüssigkeitseinnahme
- Ernährung
- Harnausscheidung
- Stuhlausscheidung
- Haut/Haare/Nägel
- Persönliche Hygiene
- Schlaf/Ruhe/Komfort
- Bewegung
- Sinneswahrnehmung - Beschreibung und Beurteilung
- Schmerzen
- Persönliche Merkmale (z. B. Autonomie, Orientierung, Gedächtnis, psychischer Zustand)

Psychisch-soziale Grundbedürfnisse

- Kommunikation
- Beziehung zur Familie und zu Freunden
- Berufliche Situation, familiäre Verantwortung
- Sexualität
- Freizeit
- Lebensverhältnisse - Beschreibung und Beurteilung

Geistige und Selbstverwirklichungsbedürfnisse

- z. B. Glauben, Sebstverwirklichungsbedürfnisse usw.

Abbildung 15: Informationen über die Grundbedürfnisse nach Exchaquet und Paillard, 1986.

Abbildung 16 ist eine Checkliste, die für die psychiatrische Krankenpflege eigens entworfen wurde. Sie ist eine Übersetzung der «Hauptthemen»[8] eines amerikanischen Formulars bei psychiatrischen Patienten und stammt von Elaine L. Lamonica.

In der Praxis ist es wichtig, dass man Checklisten flexibel und reflektiert handhabt. Die Checkliste soll «nur als Leitfaden, als Gedankenstütze dienen» (Fiechter/Meier 1985, S. 39) und darf nicht einen technokratischen Selbstzweck erfüllen. Ein unvernünftiges «Kleben» an einer Checkliste könnte bewirken, dass man die ganz individuelle Problematik des Patienten übersieht und an der angestrebten, individuellen Pflege vorbeizielt. Stockwell weist auf die Gefahr hin, dass solche Formulare die Tendenz erzeugen könnten, die Datensammlung zu ritualisieren, anstatt dem

[8] Diese «Hauptthemen» werden durch 132 weiterführende Fragen ergänzt.

- Allgemeine Informationen (Name, Alter, usw.)
- Familiensituation
- Arbeitssituation (einschliesslich Finanzen)
- Aktivitäten des Klienten
- Essgewohnheiten
- Schlafgewohnheiten
- Ausscheidungsgewohnheiten
- Allergien
- Medikamente oder spezielle Diäte
- Frühere Krankheiten oder Hospitalisation
- Gegenwärtige Erkrankungen
- Gegenwärtige Hospitalisation (z.B. was erwartet der Patient vom Klinikaufenthalt?)
- Persönliche Vorzüge in bezug auf Besuche
- Erwartungen an das Klinikpersonal
- Visuelle Beobachtung der allgemeinen Erscheinung (z.B. Statur, gesamte physische Erscheinung, Prothesen usw.)
- Beobachtungen zum nonverbralen Verhalten

Abbildung 16: Checkliste nach Lamonica. Zitiert bei Wilson/Kneisl 1983, S. 68f.

Patienten die Möglichkeit zu geben, das auszudrücken, was *ihm* wichtig ist (vgl. Stockwell 1985, S. 22).

Eine allzu umfassende Informationssammlung aufgrund einer Checkliste kann mehr Verwirrung als Klarheit stiften (vgl. Mitchell 1984), denn eine grosse Fülle von Informationen ist keine Garantie dafür, dass diese auch relevant sind.

Die erweiterte Liste der Akvitäten des täglichen Lebens nach Roper, Logan und Tierney (siehe Kapitel 2) kann ebenfalls als Checkliste dienen.

Vor allem möchte ich vor Mammut-Checklisten warnen, die sich über 30 Seiten hinziehen und versuchen, alle erdenklichen Eventualitäten der körperlichen, psychischen, sozialen, geistigen und finanziellen Aspekte des menschlichen Daseins zu erfassen.[9]

[9] Mitchell, ein englischer Medizinprofessor, der sich in der britischen Fachpresse an einem polemischen Disput über Pflegeplanung beteiligt hat, sagt zu diesem Thema: «The spectacle of a row of nurses beavering away at complex and irrelevant checklists fills me with gloom.» Zu deutsch etwa: «Der Anblick einer Reihe von Schwestern, die an komplexen und unerheblichen Checklisten herumnagen, erfüllt mich mit Schwermut» (Mitchell 1984). Nebst einiger berechtigter Kritik an der Pflegeplanung sorgt dieser Artikel stellenweise für Unterhaltung.

Flexible Handhabung der Checkliste

Meiner Meinung nach sollte man sich bei der Informationssammlung in erster Linie an der vorgetragenen Problematik des Patienten (sofern er in der Lage ist, diese zu äussern) ausrichten und erst später die Checkliste im Sinne einer Selbstüberprüfung konsultieren. Die folgende Illustration zeigt ansatzweise auf, wie die Äusserung eines depressiv verstimmten Menschen die weitere Informationssammlung beeinflusst. Das Beispiel zeigt darüber hinaus, welche Rolle die Theorie[10] über das Krankheitsbild spielt.

Ein 29jähriger Patient kommt zur Behandlung in die Klinik und klagt über Hoffnungslosigkeit und Schwermut, die seit fünf Wochen schon bestehen. Sei zwei Wochen arbeitet er nicht mehr.

Diese Problematik lässt sofort an eine Depression denken. Die Kurzinformationen erlauben jedoch noch keine definitive Umschreibung des Problems, sondern erst eine Vermutung oder Problemhypothese. Das theoretische Wissen und die praktischen Erfahrungen im Umgang mit Depressiven bestimmen, welche Informationen gesammelt werden sollen.

Abbildung 17 bringt einige Symptome der Depressionen in Beziehung zu einigen Lebensaktivitäten.

Eine Informationssammlung in diesem Sinne erfüllt einen doppelten Zweck: Einerseits können die Informationen als diagnostische Hilfsmittel dienen und andererseits gehen daraus konkrete pflegerische Probleme hervor.

Interessant an diesem Fallbeispiel ist, dass die Art der Informationssammlung durch eine *Problemhypothese* oder *Vermutung* bestimmt wurde. Eine Klage des Patienten hat auf die Problemhypothese aufmerksam gemacht. Kuiper (1980, S. 165) sagt hierzu: «Der Hilfefragende vermittelt sein Problem oft in der Form einer Klage.» Mit dieser Illustration möchte ich aufzeigen, dass wir in erster Linie hinhören sollen, welche Informationen, Klagen, Aussagen usw. der Patient vorbringt und nicht eine Checkliste als Anlass «zu einem routinemässigen Abfragen» (Fiechter/Meier 1985, S. 39) nehmen. Die ursprüngliche Klage des Patienten hat in diesem Beispiel das theoretische Wissen der betreuenden Person mobilisiert, was gewissermassen auch eine Art von *ungeschriebener Checkliste* ist.

[10] Nicht nur Theorien spielen bei der Informationssammlung eine Rolle, sondern auch andere Aspekte wie z. B. Auffassungen (vgl. Kapitel 2), Beobachtungen, Erwartungen (vgl. Kapitel 3) und Erfahrungen.

Lebensaktivität	Mögliche Störungen infolge der Depression[1]
Essen und trinken	Appetitlosigkeit, Gewichtsverlust, Austrocknung
Ausscheiden	Verstopfung
Ruhen und schlafen	Schlafstörungen
Sich bewegen	Schleppendes Gehen, Mitbewegen der Arme, Stupor
Kommunizieren/Beziehungen aufnehmen/aufrechterhalten/beenden	Rückzugsverhalten, Meidung von Kontakten
Sich beschäftigen	Einengung der Interessen, quälende Inaktivität (Linden 1983)
Sinn finden	Sieht keine Zukunft, Selbstmordgedanken
Sich als Mann oder Frau fühlen	Libidoverlust

[1] Diese Auswahl der depressiven Symptomatik ist aus Feldman (1984).

Abbildung 17: Die Verknüpfung von depressiver Symptomatik mit den Lebensaktivitäten.

Über Checklisten führt Juchli aus: «...Checklisten sind solange nur leere, vielleicht sogar sinn-entleerte Aufzählungen, als sie nicht vom Menschen, der sie anwendet, kreativ gestaltet und der *lebendigen Wirklichkeit* immer wieder neu angeglichen werden» (Juchli 1986, S. 31, kursiv von mir). Eine solche dynamische Verbindung von Checkliste und freier Äusserung des Patienten, wie ich dies hier versuchte aufzuzeigen, erlaubt eine kreative Gestaltung der Informationssammlung und eine Angleichung an die lebendige Wirklichkeit, denn der Zweck der Informationssammlung ist es, «dem Patienten zu erlauben, seine Geschichte zu erzählen» (Barker 1986).

Zusammenfassung

Von der Grundannahme ausgehend, dass man nie «alle» Informationen über einen Patienten wissen kann oder zu wissen braucht, habe ich eine Methode zur Sammlung von relevanten Informationen vorgeschlagen: Problemhypothesen dienen als Grundlage zur Fokussierung einer eingehenderen Informationssammlung. Vertrauliche Informationen eines Patienten sollen, sofern diese keine therapeutischen Konsequenzen haben, auch innerhalb des Behandlungsteams als vertraulich behandelt werden, denn der Patient hat ein Anrecht auf höchstpersönliche Mitteilungen.

Der Patient selbst ist die wichtigste Informationsquelle.

Im Sinne der vorgeschlagenen Methode zur Sammlung relevanter Informationen habe ich vorgeschlagen, dass es in erster Linie wichtig ist, hinzuhören, welche Probleme der Patient vorbringt. Die Checkliste wird erst nachher als eine Art Selbstkontrolle eingesetzt.

Informationen bilden die Grundlage, auf der alle nachfolgenden Schritte des Problemlösungsprozesses aufbauen; sie sind besonders für die Problemformulierung wichtig, um die es im folgenden Kapitel gehen wird.

5

«Problems, problems, problems all day long,
Will my problems turn out right or wrong?»[1]
The Everly Brothers

Probleme

Inhalt

Das Wort «Problem» erscheint 157 Mal in diesem Kapitel. Dadurch könnte leicht der Eindruck entstehen, dass die psychiatrische Krankenpflege aus lauter Problemen bestünde, was bedeuten würde, dass das Psychiatrie-Pflegepersonal noch schlechter dran wäre als die Everly Brothers, die sich (ihrer beschwingten musikalischen Liedaussage zufolge) den ganzen Tag nur mit Problemen herumschlagen müssen. Nein - psychiatrische Krankenpflege besteht selbstverständlich nicht nur aus Problemen. Sie ist - und dies muss auch gesagt werden - auch eine bereichernde, kreative und beziehungsreiche Tätigkeit, die mit Erfolgserlebnissen und mit der *Aufhebung von Problemen* gekoppelt ist.

Es gilt aber dennoch, in diesem

[1] Probleme, Probleme, Probleme den ganzen Tag,
werden sich meine Probleme zum Guten oder zum Schlechten wenden?

Kapitel einige problematische Aspekte von Problemen zu besprechen. Ein Problem ist «eine offene oder unbefriedigte Situation (Istzustand), die eine Änderung in einen Sollzustand verlangt oder gar herausfordert» (Kick 1985, S. 3). In kaum einem anderen Lebensbereich ist die Beurteilung, ob wohl ein bestimmter Sachverhalt als Problem einzustufen sei, so umstritten und solchermassen verknüpft mit den Ansichten und Perspektiven der Betroffenen wie in der Psychiatrie. Aus diesem Grunde habe ich der nun folgenden Besprechung von Problemen viel Platz eingeräumt.

Ein Problem für wen?

Im traditionellen, kustodialen (bewahrenden) Psychiatriemodell hatte der Patient sich in die von ihm erwartete Krankenrolle zu fügen. Er hatte die Anordnungen zu befolgen und erwartete, ohne eigenen Beitrag, behandelt und geheilt zu werden (vgl. Heim 1977, S. 233). Der Patient wurde als isolierte Einheit gesehen, die häufig losgelöst von Beziehungen zu seiner Umwelt und seinen Mitmenschen behandelt wurde. Neuere Auffassungen über Gesundheit und Krankheit betrachten den kranken Menschen in Beziehung zu seiner Umwelt und zu seinen Mitmenschen. Man versucht heute, in Anlehnung an die Systemtheorie und Kybernetik, den Menschen in einem grösseren Zusammenhang zu betrachten.

1977 wiesen Strupp und Hadley in einem «Modell von psychischer Gesundheit»[2] darauf hin, dass es bei der Behandlung von psychischen Störungen drei «interessierte Parteien» gibt – das Individuum, die Gesellschaft und das Gesundheitssystem – die unterschiedliche Auffassungen von psychischer Gesundheit haben. Abbildung 18 zeigt diese unterschiedlichen Auffassungen auf. Die Werte/Ziele umschreiben die Erwartungshaltung der jeweiligen «Partei», die Masstäbe sind die Gradmesser zur «Messung» der Werte oder Ziele.

Die verschiedenen Perspektiven über psychische Gesundheit können (so Strupp und Hadley) zu *verschiedenen Bewertungen* des Verhaltens eines Individuums führen. Unterschiedliche Bewertungen des Verhaltens eines Patienten kommen in der Psychiatrie nicht selten vor: Ein manischer Patient fühlt sich unter Umständen gar nicht krank, obwohl die Umwelt ganz anderer Auffassung ist.

Aufgrund dieser Überlegungen ist es notwendig, sich zu vergewissern: für wen ist das Problem ein Problem? Wenn wir davon ausgehen, dass drei «Parteien» an der Problemlösung beteiligt sind – der Patient, das Behand-

2 Obschon der Artikel von Hadley und Strupp die *Psychotherapie* betrifft, sind die Überlegungen meines Erachtens für die psychiatrische Krankenpflege bedeutsam.

lungsteam und Personen seiner Umwelt –, dann ergeben sich verschiedene Kombinationen von Perspektiven. Hierzu einige Beispiele:

«Partei»	Werte/Ziele	Massstäbe
Das Individuum	Glück, Bedürfnisbefriedigung	Subjektives Selbstwertgefühl, Akzeptiertsein, hohes Wohlbefinden
Die Gesellschaft (oder Umfeld)	Geordnete Welt, in der Menschen Verantwortung für ihnen zugeschriebenen Sozialrollen übernehmen	Verhaltensbeobachtung, Einschätzung der Erfüllung von gesellschaftlich erwartetem Verhalten
Das Gesundheitswesen (oder die behandelnde Institution)	Stabile Persönlichkeitsstruktur, gekennzeichnet durch Wachstum, Entwicklung, Integration, Autonomie, usw.	Klinische Beurteilung von Faktoren wie z. B. Ausgeglichenheit der psychischen Kräfte, Widerstand gegen Stress, die Fähigkeit, mit der Wirklichkeit fertig zu werden, usw.

Abbildung 18: Unterschiedliche Perspektiven zur psychischen Gesundheit. Nach Strupp/Hadley 1977, S. 190 (stark verkürzt).

Völlige Übereinstimmung in der Deutung des Problems

Ein Depressiver ist infolge seiner Krankheit unfähig, seine alltäglichen Lebensaufgaben und -verpflichtungen zu erfüllen, und tritt freiwillig zur Behandlung in die Klinik ein. (Diese Kombination, bei der alle Beteiligten gleicher Meinung sind, ist übrigens die beste Ausgangslage für eine partnerschaftliche Behandlung der Probleme des Betroffenen.)

Ein Problem für den Patienten und das Team

Ein Patient, der an seniler Demenz leidet, erhält von seinen Angehörigen keinen Besuch. Trotz seiner Erkrankung spürt der Patient diese Vernachlässigung. Alle Versuche von seiten des Behandlungsteams, die Angehörigen zum Besuch zu motivieren, scheitern.

Die Lösung als Problem!

Ein 18jähriger Patient, der in einer Adoleszenzkrise steckt, hatte vor dem Klinikeintritt Schwierigkeiten bei der Arbeit. Er wechselte häufig seine Arbeitsstelle und blieb jeweils bloss einige Tage. Es fehlte ihm an Durchhaltevermögen. Als Bestandteil seiner Therapie in der Klinik wird von diesem Patienten erwartet, dass er halbtags in der Papierfabrik arbeitet, um allmählich sein Durchhaltevermögen zu steigern. Der Patient leidet darunter, dass diese Arbeit von ihm verlangt wird, und versucht, die Arbeitstherapie zu meiden und zu boykottieren. Was für das Behandlungsteam eine Massnahme zur Lösung des Problems «mangelndes Durchhaltevermögen bei der Arbeit» ist, ist aus der Sicht des Patienten ein Problem.

«Das ist doch euer Problem»

Ein hochangetriebener, manischer Patient fühlt sich allen Menschen auf der geschlossenen Aufnahmestation überlegen und zwingt den andern seinen Willen auf. Der Patient selbst fühlt sich in ausgesprochener Hochform und leugnet das Vorhandensein eines Problems im Umgang mit anderen. Das Behandlungsteam empfindet hingegen sein Verhalten als grosses Problem, ebenso wie die Angehörigen, die den Patienten in diesem Zustand rund zwei Wochen lang zu ertragen hatten, bevor er in die Klinik eintrat. Dass die Mitpatienten ebenfalls darunter leiden, versteht sich von selbst.

Ein Problem für die Justiz

Ein 36jähriger Patient beging vor vier Jahren ein folgenschweres Delikt. Aufgrund eines Gutachtens zur Hafterstehungsfähigkeit wurde der Patient statt ins Gefängnis zur Verwahrung in eine psychiatrische Klinik eingewiesen. Seit der Einweisung hat der Patient die damalige Straftat verarbeitet und sich in durchaus positiver Weise verändert. Im Klinikalltag ergeben sich gegenwärtig keine Probleme (mit Ausnahme des einen, dass der Patient in der Klinik sein muss). Die damalige Straftat ist für Patient und Behandlungsteam längst kein Problem mehr. Einzig für die Justiz, die an der verordneten Freiheitsstrafe festhält, ist die Straftat ein Problem.

Das Behandlungsteam ist da anderer Meinung

Diese Kombination ist ähnlich dem Beispiel Nummer 3, mit dem Unterschied, dass andere beteiligte Personen ein Problem nicht einsehen oder gar verleugnen. Eine 31jährige Patientin, die sich noch nicht vom Elternhaus gelöst hat, bekommt täglich Besuch von ihren Eltern. Das Behandlungsteam erkennt, dass eine langsame Ablösung vom Elternhaus die Zielsetzung des Problems «zu enge Bindung an die Eltern» ist, und bespricht dies mit Patientin und Eltern. Diese lehnen Vorschläge wie z.B. eine Einschränkung der Besuchshäufigkeit mit der Begündung ab: «Wenn wir doch alle miteinander so gut auskommen, warum sollten wir auf das tägliche Treffen verzichten?»

Völlige Übereinstimmung über ein Nicht-Problem

Diese Kombination der Problemerkenntnis ist natürlich die allerbeste: Ein «Problem», das von allen Beteiligten als Nicht-Problem erkannt wird!

Bei diesen Beispielen bin ich von einer Schwarzweissmalerei ausgegangen. Es gibt selbstverständlich – was die verschiedenen Perspektiven angehen – alle dazwischenliegenden Grautöne. Zudem habe ich mögliche Meinungsverschiedenheiten innerhalb des multidisziplinären Behandlungsteams völlig vernachlässigt (ein Beispiel hierzu findet sich im Kapitel 6, S. 113). Einige Lösungsansätze für den Umgang mit verschiedenen Ansichten und Perspektiven habe ich im Kapitel 2, S. 59 besprochen.

Diagnosen und Pflegeprobleme

Eine Hauptaufgabe des Arztes ist das Diagnostizieren. Die Diagnose[3] ist eine wichtige Grundlage für die Behandlung des Patienten. Im traditionellen medizinischen Modell besteht das Vorgehen bei der Diagnosestellung darin, dass der Arzt die Symptomatik des Patienten erkennt und diese einer Krankheit zuteilt. Somit hat die traditionelle medizinische Diagnose den Zweck, «die Natur der Pathologie des Patienten» (Barker 1985, S. 3) zu erkennen. Dieses Vorgehen dient vorwiegend dem Erkennen von *kranken Anteilen* eines Patienten. Einige Beispiele von psychiatrischen Diagnosen sind: Endogene Depression, paranoid-halluzinatorische Schizophrenie, Polytoxikomanie usw.

Eine Diagnose kann uns zwar einiges über die krankhaften Anteile sagen, aber sie kann uns wenig Konkretes über die konkreten Schwierigkeiten des Patienten in seinem Alltag oder über seine Stärken vermitteln. Die medizinische Diagnose kann in vielen Fällen in der pychiatrischen Krankenpflege hilfreich sein und ist meistens eine unerlässliche Hintergrundinformation für die Arbeit mit Patienten. Pflegerisches Arbeiten mit Patienten erfordert einen anderen Ansatz als das diagnostische Modell.

Dieser Ansatz besteht darin, dass Pflegepersonen die individuellen Probleme, die *infolge von Krankheiten* auftreten, zu erfassen suchen (vgl. hierzu McCarthy 1981, S. 174). «Die medizinische Diagnose ist eine Aussage über eine Krankheit: *Die Pflegediagnose* ist meistens eine *Aussage über ein Verhalten, das sich infolge der medizinischen Diagnose ergibt...»* (Ward 1985, S. 70: kursiv von mir). Diese Auffassung über die Natur eines *Pflegeproblems* deckt sich mit den im Kapitel 2 festgehaltenen Ausführungen über Soziotherapie. Auf diesem Hintergrund kann ein Pflegeprob-

[3] In diesem Kapitel benutze ich den Begriff Diagnose durchwegs im medizinischen Sinn als «Erkennung und Benennung der Krankheiten» (Pschyrembel 1986) und nicht im Sinne des von vielen Autoren bevorzugten Begriffes der Pflegediagnose.

lem wie folgt definiert werden[4]: «Eine Beeinträchtigung des Patienten in irgendeinem Lebensbereich, die seine Unabhängigkeit einschränkt und ihn belastet» (Fiechter/Meier 1985, S. 49). Aus den bereits geschilderten Ausführungen über Non-Compliance, verschiedene Perspektiven, Meinungsverschiedenheiten zwischen den «Parteien» usw. möchte ich die Definition von Fiechter/Meier folgendermassen ergänzen: Eine Beeinträchtigung des Patienten in irgendeinem Lebensbereich, die seine Unabhängigkeit einschränkt und ihn, *oder in bestimmten Fällen andere,* belastet.

Abderhalden fasst das Wesen der Pflegeprobleme treffend zusammen: «Bei der Pflege steht nicht die Diagnose der Patienten bzw. deren Krankheit im Vordergrund, sondern ihre Grundbedürfnisse und ihre alltäglichen Lebensaktivitäten, deren Befriedigung bzw. Ausführung durch Krankheiten oder Behinderungen beeinträchtigt sein können. Gesundheitliche Störungen, Krankheiten und Behinderungen bzw. die Folgen davon werden erst dann zu einem Pflegeproblem, wenn sie den Patienten im alltäglichen Leben einschränken und wenn der Patient und seine Umgebung die notwendigen Anpassungen an die veränderte Situation nicht ohne fremde Hilfe vornehmen können» (Abderhalden 1986, S. 91).

Noch ein Wort zu den Bedürfnissen: In der mir bekannten Literatur über Krankenpflege sind sich (so scheint es mir) alle Autoren darüber einig, dass eine wichtige Aufgabe des Pflegepersonals darin besteht, Bedürfnisse des Patienten zu erkennen und zu befriedigen. Dies ist in aller Regel auch richtig so. Es gibt aber erwähnenswerte *Einschränkungen* zu dieser Grundhaltung. Altschul schreibt über Bedürfnisse: «Der Prozess der Einschätzung (Assessment) ergibt eine Offenbarung der Bedürfnisse des Patienten nicht nur für die Schwester, sondern auch für den Patienten selbst, sodass seine Erwartungen nach (Bedürfnis-) Befriedigung vergrössert werden: vielleicht wird seine Enttäuschung und die der Schwester umso grösser sein, wenn es sich herausstellt, dass die Befriedigung vieler Bedürfnisse ausserhalb des Möglichen liegen» (Altschul 1983, S. 180 = eher frei übersetzt).

Die Botschaft dieser Aussage ist, dass wir als Pflegende Bedürfnisse beim Patienten nicht erwecken sollten, die nicht befriedigt werden können. Es ist z.B. durchaus interessant zu wissen, welche Essgewohnheiten ein Patient zu Hause pflegt, aber es ist wenig sinnvoll, beim Patienten den Eindruck zu erwecken, wir könnten all seine Essbedürfnisse befriedigen.

[4] Es gibt Definitionen von Pflegeproblemen, die verdächtig tautologisch klingen. Risner (in: Griffith/Kenney 1986, S. 151) zitiert Gebbies Definition einer Pflegediagnose als «The judgement or conclusion which occurs as a result of nursing assessment». Zu deutsch etwa: Eine Pflegediagnose ist «die Beurteilung oder Schlussfolgerung, die sich aufgrund der pflegerischen Einschätzung ergibt», was so viel bedeutet wie: ein Pflegeproblem ist das, was Pflegepersonen für ein Problem halten.

Es ist überhaupt eine *Illusion* zu glauben, wir könnten für den Patienten eine super-individuelle Pflegeplanung erstellen, die seine sämtlichen Bedürfnisse abdeckt. Eine Institution kann in dieser Beziehung nicht über ihren eigenen Schatten springen und die gemeinsamen Nenner bei der Behandlung von allen Patienten wie z.B. Klinik- und Stationskonzepte, Hausordnung usw. zugunsten eines Individuums verwerfen. Aus diesem Grund müssen bei der Pflegeplanung die Ressourcen der Institution berücksichtigt werden, wie ich später zeigen werde.

Eine andere Einschränkung bei der Bedürfnisbefriedigung erklärt Barker folgendermassen: «Wir schätzen die Situation des Patienten ein, um seine ‹Bedürfnisse› zu erkennen: diese bilden die Grundlage für den Pflegeplan. Dann entscheiden wir, ob wir diese *Bedürfnisse zu befriedigen versuchen oder nicht.* In manchen Fällen sind die Bedürfnisse eines Patienten im Widerstreit mit denen eines anderen (...). In anderen Fällen gibt es möglicherweise *ethische Einwände gegen die Befriedigung eines bestimmten Bedürfnisses»* (Barker 1985, S. 86ff., kursiv von mir). In manchen Fällen ist es sinnvoll, Massnahmen *gegen* ein Bedürfnis zu ergreifen. Man denke hierbei z.B. an Suizidale.

Nach der oben dargestellten Klärung des Begriffes Pflegeproblem bleibt noch die Frage: Welche Pflegeprobleme werden in die Pflegeplanung aufgenommen? Sie lässt sich nicht generell beantworten, doch folgende Überlegungen können eine Hilfestellung sein. Es ist meines Erachtens notwendig, zwischen kleineren, alltäglichen, kurzfristigen Problem zu unterscheiden, die mit Hilfe einer guten *Arbeitstechnik* gelöst werden können, und Problemen, die über einen längeren Zeitraum hinweg existieren. Zur ersten Kategorie zählen etwa die folgenden: Ein Patient hat Angst vor der Blutentnahme, die am nächsten Tag stattfinden soll; ein anderer hat keine Kleider hier in der Klinik und muss bis übermorgen warten, bis seine Frau ihn besucht u.ä. Für Beispiele von länger andauernden Pflegeproblemen siehe unten.

Probleme – eine Einteilung

Aktuelle Probleme sind gegenwärtige Schwierigkeiten, die von mindestens einer «Partei»[5] als irgendwie problematisch betrachtet werden und die einer Behandlung bedürfen. Hierzu einige Beispiele:

5 Fiechter und Meier (1985, S. 50) führen aus, dass ein aktuelles Problem «vom Patienten bestätigt» wird. Gerade hierin unterscheidet sich die allgemeine von der psychiatrischen Krankenpflege. Es gibt manche Patienten, z.B. Manische, die nachts für Hochbetrieb sorgen (zum Ärger der Mitpatienten und des Pflegepersonals), denen kaum einfallen wird, dass dieses Verhalten für irgend jemand (geschweige für sie selbst) ein Problem ist.

- Ein psychotischer Patient lässt seine Medikamente verschwinden, obwohl er sie dringend nötig hätte.
- Eine 46jährige Patientin nimmt wegen ihrer Depression nur noch das Nachtessen ein.
- Eine 32jährige Patientin, die gegenwärtig auf einer gemischten geschlossenen Station behandelt wird, reizt durch ihre dürftige Bekleidung einige Mitpatienten.
- Ein 77jähriger, an seniler Demenz leidender Patient zerrt häufig an seinem Dauerkatheter, mit der Begründung – «das Ding muss weg».

Potentielle Probleme

sind solche, die «im Moment nicht aktuell sind» (Fiechter/Meier 1985, S. 50), bei denen aber ein hohes Risiko oder eine hohe Wahrscheinlichkeit besteht, dass sie aktuell werden könnten (vgl. Griffith/Kenney 1986, S. 158). Kratz (1979, S. 45) hält fest, dass potentielle Probleme mit geeigneten Pflegemassnahmen beeinflusst und möglicherweise vermieden werden können. Einige somatische Beispiele hierzu sind: drohende Dekubitus-, Thrombosen- oder Kontrakturengefahr, potentielle Probleme, die allesamt mit prophylaktischen Massnahmen angegangen werden können. Aus dem psychiatrischen Bereich zählen zu den potentiellen Problemen z.B. mögliche Nebenwirkungen von Medikamenten, Rückfallgefahren jeglicher Art, psychischer Hospitalismus, Fluchtgefahr usw.

Die Formulierung eines potentiellen Problems kann bereits eine durchaus nützliche Hilfe sein und ist manchmal unentbehrlich für das Hintergrundwissen des Pflegepersonals. Man denke dabei z.B. an Suizidgefahr oder an einen Alkoholiker, der nach einer erfolgreichen Entziehungskur zum ersten Mal Stadtausgang bekommt.

Potentielle Probleme erfordern zwei mögliche Handlungsweisen: Entweder das Ergreifen geeigneter prophylaktischer Massnahmen oder eine gezielte Beobachtung des Patienten mit seinem vermuteten Problembereich.

Hypothetische oder vermutete Probleme

habe ich bereits im Kapitel 4 angedeutet. Solche Problemhypothesen sind die Ausgangslage für eine gezieltere Beobachtung des Patienten. Bei der Überprüfung der Problemhypothese ist man bestrebt, *möglichst objektive* Daten und Informationen zu sammeln. Die Pflegeperson soll für Informationen empfänglich sein, die sowohl für die Bestätigung wie auch für die Verwerfung der Hypothese sprechen.

Individuelle und generelle Probleme

Die Unterscheidung zwischen diesen zwei Arten von Problemen lässt sich durch die von Eck vorgenommene Unterteilung in Routine- und offene Probleme erklären:

«Routineprobleme sind dadurch charakterisiert, dass sowohl das Ziel als auch die Methode, d.h. der Weg, welcher zur Zielerreichung führt, dem Individuum oder einer Gruppe *bekannt*» sind.

Offene Probleme sind dadurch charakterisiert, dass entweder das Ziel und/oder die Methode, welche zur Zielerreichung führt, dem Individuum oder einer Gruppe nicht bekannt sind« (Eck 1981, S. 16: kursiv im Original).

Wie ich bereits oben angemerkt habe (in Anlehnung an Roper, Logan und Tierney), sind zwar die aufgezählten Lebensaktivitäten universell, aber jeder Mensch erlebt sie auf seine eigene individuelle Weise. Demnach sind *individuelle Probleme,* Schwierigkeiten «für einen Patienten spezifisch und betreffen seine persönlichen Lebensumstände und sein persönliches Erleben. Auch generelle Probleme werden zu individuellen Problemen, wenn Abweichungen vom typischen Verlauf beobachtet werden» (Fiechter/Meier 1985, S. 51). Die Pflegeplanungen im Teil 2 (S. 156ff.). bestehen weitgehend aus individuellen Problemen.

Generelle Probleme sind «typische voraussehbare Probleme, die den meisten Patienten unter den gleichen Bedingungen und mit den gleichen Risikofaktoren gemeinsam sind» (Fiechter/Meier 1985, S. 50). Aus dem somatischen Bereich sind die folgenden Probleme genereller Art: komplikationslose, post-operative Verläufe, Dekubitus- und Kontrakturengefahr bei Bettlägrigen. In der psychiatrischen Krankenpflege kommen (so meine Erfahrung) generelle Probleme wenig vor. Hierzu zwei Beispiele: die Problematik des Eingeschlossenseins auf geschlossenen Stationen und die Gefahr des psychischen Hospitalismus.

Unlösbare Probleme

Nicht-reversible organische Schädigungen (z.B. Blindheit, Korsakow-Syndrom, Altersdemenzen und Oligophrenie) sind alles Beispiele von unlösbaren Problemen. Die Unlösbarkeit eines Problems bedeutet jedoch nicht, dass nichts unternommen werden soll, um dem Patienten zu helfen. Bei solchen Defekten muss der Behandlungsansatz ein anderer sein, wie dies die Heilpädagogen in der Arbeit mit geistig Behinderten beweisen: Der geistigbehinderte Mensch wird als Person angesehen, der zwar einen

Mangel im Bereich der kognitiven Intelligenz aufweist, jedoch in vielen anderen Lebensbereichen bildungsfähig ist. De Bie weist darauf hin, dass die Veränderungsstrategie bei dementen Alterspatienten sich an den Umgebungsfaktoren orientieren soll (vgl. De Bie 1985, S. 145).

Andererseits gibt es Probleme, die potentiell lösbar wären, aber aus irgendwelchen Gründen nicht gelöst werden können. Ein besonders tragisches Fallbeispiel möge als Illustration dienen:

Ein 72jähriger, chronischer Alkoholiker, der seit über dreissig Jahren keinen Kontakt zu seinen Kindern hat, liegt im Sterben. Sein sehnlichster Wunsch ist es, seine Kinder ein letztes Mal zu sehen. Nach umfangreichen Ermittlungen findet die Stationsschwester die Adresse eines Sohnes des Sterbenden. In einem Telefongespräch erzählt die Pflegeperson vom Wunsch des Patienten. Der Sohn erwidert, dass sein Vater früher so unsäglich viel Leid über die Familie gebracht habe, dass er kein Interesse mehr habe, seinen Vater zu besuchen.

Bei unlösbaren Problemen kann ein Ansatzpunkt darin bestehen, dem Patienten zu helfen, mit seinem Schicksal umzugehen.

Kein Problem

Eine Angelegenheit ist dann kein Problem, wenn der Patient über Strategien verfügt, mit seiner Behinderung oder Beeinträchtigung umzugehen und dadurch seine Unabhängigkeit aufrechterhalten kann. Fiechter und Meier führen aus: «Schwerhörigkeit ist kein Problem, das in die Pflegeplanung aufgenommen werden muss, verfügt der Patient über einen Hörapparat, den er selber bedienen kann» (Fiechter/Meier 1985, S. 49). In diesem Sinne sind die Stimmen eines Schizophrenen kein Problem, wenn er damit umgehen kann, d.h. wenn er trotz seiner Stimmen seine Lebensaktivitäten erfolgreich bewältigt.

Prioritäten

Manche Patienten haben eine grosse Anzahl von Problemen, die *gleichwertig vorliegen.* Eine gleichzeitige Behandlung von, sagen wir, zehn oder noch mehr Problemen wäre, wie man sich leicht vorstellen kann, eine Überforderung sowohl für den Patienten wie auch für das Personal. Sobald die schwersten Probleme ermittelt sind, besteht der nächste Schritt darin, eine überschaubare Anzahl von Problemen (verschiedene Autoren schlagen diverse Zahlen vor: Ward 1985, S. 81, spricht von höchstens fünf Problemen, McCarthy 1981, S. 175, von vier bis sieben) auszuwählen, die behandelt werden sollen.

Die Kernfrage beim Setzen von Prioritäten (oder Problemhierarchie, wie Hand 1984, S. 264 dies nennt) ist, wie man dabei vorgehen soll. Sweeny (1983, S. 22) erachtet die Hierarchie der Bedürfnisse nach Maslow als «grosse Hilfe» bei der Setzung der Prioritäten. Altschul ist wesentlich skeptischer (und zu dieser Auffassung neige auch ich): Maslows Pyramide der menschlichen Bedürfnisse bricht zusammen, wenn es um mehr als Trinken und Sauerstoff geht (vgl. Altschul 1984, S. 49).

In bezug auf die Lebensaktivitäten schreiben Roper, Logan und Tierney: «Mit Ausnahme der Lebensaktivität des Atmens gibt es keine feste Rangfolge unter den Lebensaktivitäten, denn je nach gegebenen Umständen und persönlicher Wahl ändert sich die Bedeutung der Lebensaktivitäten» (Roper/Logan/Tierney 1987, S. 119) und scheinen damit der Tatsache zu entsprechen, dass die Auswahl der Probleme, die behandelt werden sollten, von Fall zu Fall verschieden ist.

Auf diesem Hintergrund sollen die folgenden Überlegungen zur Setzung von Prioritäten als Gedankenanstösse (und nicht als Richtlinien) dienen.

Lebensbedrohliche Situationen

Es ist selbstverständlich (und darüber sind sich alle Autoren einig – vgl. etwa Kratz 1979, Ward 1985, Kuiper 1980, Griffith/Kenney 1986, Roper/Logan/Tierney 1981 usw.), dass die Bewältigung von lebensbedrohenden Problemen erste Priorität auf einer Checkliste hat. Manche lebensbedrohenden Situationen in psychiatrischen Kliniken treten plötzlich und völlig unvorhergesehen auf – z.B. Suizidversuch, Status epilepticus oder Gewaltausbruch –, und lassen eine nur sehr beschränkte oder überhaupt keine Planung zu.

Wenn lebensbedrohende Situationen oder Probleme überhaupt in einer Pflegeplanung berücksichtigt werden können, so wird dies in Form eines potentiellen Problems oder eines Risikos sein, z.B. die Gefahr, dass ein Alkoholiker, der auf Antabus eingestellt ist, Alkohol zu sich nimmt.

Zielkonflikte

Bei manchen Patienten kann es vorkommen, dass man Probleme erkennt, deren Behandlungen sich aber gegenseitig ausschliessen. Hierzu zwei Beispiele:

- Eine Depressive hat praktisch keinen Appetit und verweigert aus ihrer depressiven Stimmung heraus jegliches Essen. Zur gleichen Zeit erkennt man bei ihr eine grosse Unselbständigkeit, die unbedingt angegangen werden soll.
  Wählt man die Zwangsernährung, unterstützt man gleichzeitig die Unselbständigkeit. Entscheidet man sich dazu, die Patientin selbständig (oder in diesem Fall unselbständig) essen zu lassen, besteht längerfristig eventuell Lebensgefahr (vgl. Sweeny 1983, S. 17).
- Ein chronischer Alkoholiker hat auf der Station beinahe keinen Kontakt mit seinen Mitmenschen und zieht sich weitgehend vom Stationsgeschehen zurück. Ausserhalb der Klinik, und vor allem im Wirtshaus, vermag er Kontakte erfolgreich anzuknüpfen.
  Sein Alkoholkonsum während des Ausgangs führte dazu, dass er keinen Ausgang mehr erhält.

Bei solchen Dilemmata muss man die Lebenssituation des Patienten in den Entscheidungsprozess miteinbeziehen, um sich festlegen zu können, welches Problem man (zuerst) behandeln will.

Auch «kleine» Probleme ernst nehmen

«Bevor man sich denjenigen moralischen und geistigen Teilgebieten der Angelegenheit zuwendet, welche die *grössten Schwierigkeiten* bieten, sollte der Ermittler beginnen, die *eigentlichen Grundprobleme* zu meistern», sagt Sherlock Holmes (Doyle 1887, S. 22f. kursiv von mir). (Dieses Thema habe ich zwar bereits angeschnitten [siehe Kapitel 2 «Erreichbare Ziele setzen», S. 57], doch der Vollständigkeit halber bringe ich es nochmals kurz zur Sprache.)

Es kann durchaus sinnvoll sein, vor allem in der Anfangsphase der Behandlung, von den grössten Schwierigkeiten *abzusehen* und sich klein erscheinenden Problemen mit dem Patienten gemeinsam zuzuwenden. Ein solches Vorgehen kann dem Patienten ein Erfolgserlebnis vermitteln und die Kooperation günstig beeinflussen.

Hierzu ein Beispiel:

Eine 22jährige, verwahrloste Patientin, die aus dem Drogenmilieu stammt und in der Klinik gerade eben einen kalten Entzug durchgemacht hat, boykottiert beinahe sämtliche therapeutische Massnahmen. Nach häufigem Drängen der Patientin wird sie von einer Schwester in eine Bijouterie begleitet, wo sich die junge Frau Nasenschmuck einsetzen lässt und sich dadurch einen seit langem gehegten Wunsch erfüllt.

Danach verbesserte sich die Beziehung der Patientin zu dieser Schwester. Die Patientin boykottierte zwar noch, aber deutlich weniger. Der Wunsch der Patientin erschien im Vergleich zur Hauptproblematik (Drogenkonsum und Verwahrlosung) fast trivial, doch trug diese Wunscherfüllung zu einem, wenn auch bescheidenen, positiven Wandel bei.

Die Meinung des Patienten womöglich berücksichtigen

Bei all diesen Überlegungen ist es wichtig, die Meinung des Patienten zu kennen und diese bei der Prioritätensetzung zu berücksichtigen. Selbst Patienten mit schwerwiegenden Störungen können gute Ideen und Einfälle habe, die mindestens teilweise berücksichtigt werden könnten. Möglicherweise müssen oder können die Prioritäten mit dem Patienten ausgehandelt werden.

Solche Verhandlungen können Aufschlüsse über die Motivation des Patienten geben (vgl. Hand 1984). Hand (1986, S. 292) tönt den Aspekt des Kompromiss-Findens zwischen Therapeut und Patient an: «Bei ungleicher «Problem-Hierarchie» ist das ‹joining› (=Übereinstimmung) die Regel, solange keine Kontra-Indikation vorliegt. (...) Eine Hypothese kann noch so plausibel erscheinen – es muss die innere Bereitschaft zu einer wirklichen Überprüfung im Experiment (hier: der Therapie) vorhanden bleiben. Dem Patienten wird damit die kooperative Einstellung des Therapeuten direkt erfahrbar.»

Ward (1985, S. 68) fasst das praktische Vorgehen bei der Festlegung von Prioritäten folgendermassen zusammen (Abbildung 19):

Die Pflegeperson trägt die wichtigsten Beobachtungen dem Patienten vor...

...sie fragt den Patienten nach seiner Meinung in bezug auf seine Bedürfnisse...

...beide besprechen seine Ideen ausführlich...

...die Pflegeperson umreisst ihre Ideen und Eindrücke seine Bedürfnisse betreffend...

...beide besprechen Ähnlichkeiten und Unterschiede bei ihrer Einschätzung...

...beide entscheiden über die beste Problemauswahl und die Prioritäten.

Abbildung 19: Praktisches Vorgehen bei der Festlegung von Prioritäten nach Ward (1985).

Das Formulieren von Problemen

Eine gute Problemformulierung ist präzis, kurz (vgl. Kratz 1979, Fiechter/Meier 1985) und möglichst objektiv. Darüber hinaus ist eine Angabe über die *Ursache* des Problems (sofern diese bekannt ist) durchaus sinnvoll[6] (vgl. Griffith/Kenney 1986, S. 159, Ward 1985, S. 70; Pendleton

[6] Es gibt hierzu offensichtliche Ausnahmen, die für die Praxis wenig hergeben, z. B. Beinbruch infolge eines Unfalls.

1986, S. 994; Exchaquet/Paillard 1986; S. 104). Die Verknüpfung des Problems mit der Ursache erfolgt durch Begriffe wie z. B. aufgrund von, infolge von, durch usw.

Mit einigen mangelhaften Beispielen möchte ich nun einige *Fehler* bei der Problemformulierung besprechen. Danach folgen gute Problemformulierungen, welche meines Erachtens die geforderten Merkmale oder Kriterien erfüllen.

- kann nicht mit Medikamenten umgehen

Diese Problemformulierung ist zwar kurz, aber so vage, dass man in der Praxis kaum etwas damit anfangen kann. Bei diesem Beispiel müsste man *nähere* Informationen haben, um die Problemformulierung zu verbessern.

Noch ein schlechtes Beispiel:

- ist blind

Dieses Beispiel erfüllt schon zwei Kriterien einer guten Problemformulierung – sie ist kurz und objektiv. Doch die Problemformulierung sagt wenig über die Probleme aus, die sich aufgrund der Blindheit ergeben. Die Blindheit braucht kein Problem zu sein – es gibt ja Millionen von Blinden, die ihr Leben ausgezeichnet meistern.

Darüber hinaus ist das «Problem» eine medizinische Diagnose. Von der Auffassung über psychiatrische Krankenpflege ausgehend, wonach man sich nicht in erster Linie mit der Diagnose beschäftigt, sondern mit konkreten Auswirkungen einer Krankheit auf das Alltagsleben (Aktivitäten des täglichen Lebens) des Patienten, sollte man das Problem nicht in Form einer Diagnose formulieren (vgl. Griffith/Kenney 1986, S. 155). Ward sagt hierzu, dass der Pflegeprozess in der psychiatrischen Krankenpflege nicht versucht, das Problem z. B. einer Halluzination zu lösen, sondern bestrebt ist, Probleme, die infolge der Halluzination auftreten, zu lösen (vgl. Ward 1985, S. 9).

Als Verbesserungsvorschlag wäre die folgende Problemformulierung denkbar:

- findet sich infolge ihrer Blindheit ausserhalb der Station nicht zurecht

Noch eine verbesserungsbedürftige Formulierung:

- ist immer launisch und frech

Diese Aussage ist, ganz abgesehen von ihrer Vagheit, *wertend.* Negativ wertende Begriffe sollte man möglichst meiden, damit (unter anderem) keine sich selbst erfüllende Prophezeihung (siehe Kapitel 4) «herbeiformuliert» wird. Die Begriffe «launisch» und «frech» sind recht subjektive Aussagen, die sich bestimmt durch *präzisere* und objektivere Umschreibungen ersetzen liessen, z. B. «reagiert mit Schimpfworten, wenn man von ihr etwas fordert, z.B. dass sie zeitig vom Ausgang zurückkehrt» u.ä.m. Darüber hinaus enthält das Beispiel das Wort «immer» – ein *absoluter* Begriff.

In der Alltagssprache geht man relativ leichtsinnig mit absoluten Begriffen um (z.B. alle, keine, immer, nie, jedermann, niemand, ganz, völlig usw.). Man denke hier an manche Volkslieder, z.B. «*Alle* Vögel sind schon da...» oder «Wir kommen *alle, alle, alle* in den Himmel...», die *masslos* (!) übertreiben. Es gibt selbstverständlich einen begründeten Gebrauch von absoluten Begriffen, z.B. *alle* Menschen werden sterben, oder die Summe der Winkel eines Dreiecks beträgt (in der Euklidischen Geometrie) *immer* 180°, doch jeder (!) Gebrauch eines absoluten Begriffes in der Pflegeplanung oder sonstwo in der Krankenpflege sollte sofort Verdacht erwekken.

Ein Beispiel hierzu aus einem schriftlichen Verlaufsbericht auf einer Aufnahmestation:

Herr L. ist völlig unselbständig und muss zu jeder Verrichtung angehalten werden.

Ein näheres Hinsehen ergab, dass dieser Patient eine ganze Menge von Tätigkeiten selbst ausführte (Essen, Aufstehen, Kämmen usw.).

Ein weiterer Fehler, der allerdings (so meine Erfahrung) recht selten vorkommt, da er einen besonders grossen Einfallsreichtum voraussetzt, ist die Tautologie oder der Pleonasmus («einen Sachverhalt doppelt wiedergebender Fügung – z.B. weisser Schimmel, «alter Greis» [Duden 1982]) (vgl. Pendelton 1986).

Ein paar Beispiele hierzu:

- infiziertes Ulcus cruris am rechten Unterschenkel
- bedrückte Laune infolge depressiver Verstimmung

Und nun zu einigen guten Beispielen:

- wäscht sich nicht, weil dies seine Stimmen befehlen
- verweigert aufgrund seines Vergiftungswahns das Essen
- findet sich infolge ihrer Blindheit ausserhalb der Station nicht zurecht
- erhält samstags Fr. 35.– Taschengeld und leidet darunter, dass das Geld am Dienstag meist schon ausgegeben ist
- stört seine zwei Zimmerkameraden durch seine Unordnung

Von den vier Kriterien einer Problemformulierung scheint mir die Forderung nach Kürze *am wenigsten wichtig.* Wenn es die Problemformulierung erfordert, soll man zugunsten der Präzision und der Eindeutigkeit weniger auf die Knappheit und Kürze achten.

Zusammenfassend lässt sich folgendes über die Problemformulierung sagen: Eine *gute Problemformulierung* ist kurz, präzis, möglichst objektiv und enthält (wenn bekannt) Angaben zur Ursache des Problems. Falls die Ursache nicht (oder noch nicht) bekannt ist, kann der sprachliche Hinweis «ohne ersichtlichen Grund» oder ähnliches nützlich sein. Eine *schlechte Problemformulierung* ist vage und subjektiv und enthält falsch gebrauchte, absolute Begriffe und Tautologien.

Das Ziel der Problemformulierung ist, eine Grundlage für die weiteren Schritte der Pflegeplanung zu schaffen.

Zusammenfassung

Es wurde zunächst aufgezeigt, dass es bei psychiatrischen Problemen verschiedene Perspektiven geben kann. Wenn alle an der Problemlösung beteiligten «Parteien» gleicher Meinung über die zu behandelnden Probleme sind (was keineswegs immer der Fall ist), ist die Voraussetzung zu einer partnerschaftlichen Behandlung gegeben.

Pflegeprobleme wurden medizinischen Diagnosen gegenübergestellt. Bei der pflegerischen, soziotherapeutischen Arbeit steht nicht die medizinische Diagnose im Vordergrund, sondern deren Auswirkungen auf die Lebensaktivitäten des Patienten.

Bei der Problemeinteilung wurden folgende Arten von Problemen besprochen: aktuelle, potentielle, hypothetische, individuelle, generelle und unlösbare Probleme. Ein Sachverhalt wird aus pflegerischer Sicht dann nicht als Problem angesehen, wenn der Patient über Bewältigungsstrategien verfügt.

Erste Priorität im Pflegeplan (und selbstverständlich auch anderswo) haben lebensbedrohende Situationen. Weitere Kriterien zur Prioritätensetzung haben direkt mit der jeweiligen Situation des Patienten zu tun.

Eine gute Formulierung ist kurz, präzis, möglichst objektiv, und das Problem wird (wo möglich) ursächlich erhellt. Schlechte Problemformulierungen sind vage, subjektiv und enthalten absolute Begriffe.

In den Problemformulierungen werden ermittelte *Defizite* eines Patienten beschrieben. Es ist jedoch ebenfalls wichtig, seine gesunden Anteile zu ermitteln und diese in die Behandlung miteinzubeziehen. Solche gesunden Anteile oder *Ressourcen* werden im folgenden Kapitel behandelt.

6

«Mögen wir noch so viele Eigenschaften haben, die Welt achtet vor allem auf unsere schlechten.»
Molière

Ressourcen

Inhalt

- Ressourcen in der Krankenpflege und in der Psychiatrie
- Problem oder Ressource? – Eine Frage des Standpunktes
- Selbstheilungsversuche bei psychisch Kranken
- Die praktische Arbeit mit Ressourcen
- Zusammenfassung

Leute, die in Berufen des *Gesundheitswesens* arbeiten, werden vorwiegend geschult, *Krankheiten, Störungen* und *pathologische Zustände* zu erkennen. Manchmal könnten Patienten (in Anlehnung an Molière) den Eindruck bekommen: Mögen wir noch so viele Eigenschaften haben, die Helfer achten vor allem auf unsere kranken. Diese (nicht besonders einfallsreiche) Paraphrase klingt mit etwas Rückendeckung von Paul Watzlawick nicht mehr so absurd: Die allgemeine Medizin «verwendet Krankheitsdefinitionen, die sich auf bestimmte Abweichungen von den im grossen und ganzen wohlbekannten Funktionsweisen des normalen Organismus beziehen. In der Psychiatrie ist es absurderweise gerade umgekehrt. Da wird *die Patholo-*

gie als bekannt angenommen, die Normalität dagegen als schwer, wenn überhaupt, definierbar» (Watzlawick 1985, S. 101: kursiv von mir).
Um diese schwer definierbare Normalität oder: um gesunde Anteile oder Ressourcen geht es nun. Die Zielsetzung der überaus pluralistischen Ausführungen in diesem Kapitel ist, den Blick für Ressourcen zu schärfen.

Ressourcen in der Krankenpflege und der Psychiatrie

Ressourcen sind «Fähigkeiten und Möglichkeiten des Patienten und seiner Angehörigen[1], die für die Lösung (seiner) Probleme von Bedeutung sind» (Fiechter/Meier, S. 44), «Selbstheilungskräfte» (Juchli 1986, S. 113) oder «Energiereserven» (Müller 1986, S. 17).

Man könnte Ressourcen zusammenfassend mit *gesunden Anteilen* definieren. Wir können davon ausgehen, dass jeder Mensch Ressourcen besitzt. Juchli (1983, S. 41) sagt hierzu: «Den ‹nur-gesunden› oder den ‹nur-kranken› Menschen..., den gibt es nicht.» Diese Auffassung knüpft an neuere Vorstellungen über Gesundheit und Krankheit, die davon ausgehen, dass der Mensch sich in einem Prozess «kontinuierlicher Entfaltung» befindet und dass Krankheit als eine Unterbrechung dieses Prozesses verstanden werden kann (vgl. Berkelly Holistic Health Center 1982, S. 11).

In der Krankenpflege ist es schon seit vielen Jahren klar, dass Ressourcen eine bedeutende Rolle spielen. In bestimmten Bereichen der Psychiatrie geht allerdings aus neueren Forschungsarbeiten hervor, dass Ressourcen und deren Einsatz im Heilungsprozess als Gegenstand der Forschung arg vernachlässigt worden sind.

«Daten von Langzeitstudien und zusammenhängende anekdotische Berichte weisen darauf hin, dass eine Person bei der Genesung von einer Psychose eine breite Palette von Einflussmöglichkeiten hat. *Diese Faktoren sind* in der bisherigen systematischen Psychoseforschung *fast vollständig ignoriert worden*» (Strauss et al. bei Böker/Brenner 1986, S. 170, kursiv von mir).

«Es besteht offensichtlich die etwas peinliche Tatsache, dass die *Initiative des Patienten* (ob effizient oder nicht) durchgehend ausseracht-

[1] Kötscher (1982) unterscheidet nebst «therapeutischen Kräften» (Ressourcen) im Individuum selbst und in seiner «sozialen Umwelt» (z. B. Angehörigen) Ressourcen in der Institution und meint (unter anderem) das Personal, die Patienten (S. 8) und z. B. die Institution als «Gelegenheit zum sozialen Lernen, zum Aneignen neuer Verhaltensweisen ...» (S. 11).

gelassen wird.» (Strauss et al. bei Böker/Brenner 1986, S. 171: kursiv von mir).

«Ob Schizophrene über Selbsthilfemöglichkeiten verfügen, ist systematisch empirisch noch kaum untersucht worden» (Böker/Brenner 1984, S. 131).

Hand hebt die Bedeutung von Ressourcen in der Verhaltenstherapie folgendermassen hervor: «Zur Verhaltensanalyse zählt auch die Analyse von Verhaltensaktivität... *sowie bereits entwickelte Selbsthilfemöglichkeiten* in den geklagten Beschwerdebereichen. Diese Analyse sollte *gleichwertig* zur Problemanalyse geschehen und *dem Patienten gegenüber* entsprechend betont werden, da von vornherein... *gezielte Förderung des Selbsthilfepotentials* beabsichtigt ist» (Hand 1986, S. 288: kursiv von mir).

Problem oder Ressource? – Eine Frage des Standpunktes

Bei den Problemen habe ich aufzuzeigen versucht, dass der Standpunkt der Beteiligten bei der Entscheidung eine wesentliche Rolle spielt, ob ein bestimmter Sachverhalt als Problem angesehen wird. Bei näherem Hinsehen ergibt sich diese Problematik auch bei den Ressourcen.

Zunächst ein Beispiel aus der Psychosomatik:

Ein 58jähriger Maurer erlitt während einer Operation einen Herzstillstand und wurde «erfolgreich» reanimiert. Infolge der Reanimation traten später Verwirrtheitszustände auf. Diese Verwirrung wird «angesichts seines wenig hoffnungsvollen Zustandes» auch vom Arzt als eher angenehm empfunden. Die Unfähigkeit, seine Phantasiewelt zu ordnen, schützt den Patienten gleichzeitig vor der Einsicht in die Ernsthaftigkeit seiner Situation. Dies akzeptiert der Arzt bereitwillig als gütige Laune des Schicksals.

Nachdem sich diese Verwirrungszustände allmählich verlieren und sich Herr D. für seine Prognose zu interessieren beginnt, äussert der Arzt gegenüber der Schwester, die sich über diese Entwicklung erfreut zeigt: «Der wird immer klarer, das ist schrecklich! – Ob der das bis zum Ende durchhält?»
(Köhle et al. 1980, S. 84–85).

Dieses Beispiel verdeutlicht den unterschiedlichen Standpunkt zwischen Schwester und Arzt: Während die Schwester das Abklingen der Verwirrtheit positiv einschätzt (Ressource), sieht dies der Arzt als Problem an.

Ein ähnlich gelagertes Beispiel über die Prognose von Schizophrenen:

«Manche Fälle zeigen nach dem ersten Schub... einen so geringen Defekt, dass sie praktisch als geheilt angesehen werden können; andere verblöden rasch und hochgradig... *Die Zunahme der Verblödung ist oft äusserlich als Besserung zu taxieren:* die Kranken werden ihren Wahnideen und Stimmen gegenüber allmählich gleichgültiger und deshalb ruhiger, ja unter Umständen arbeitsfähiger.»
(Bleuler 1920, S. 328f.: kursiv von mir.)

Selbstheilungsversuche bei psychisch Kranken

Neuere Forschungen in der Psychiatrie weisen darauf hin, dass viele psychisch Kranke über eine Vielfalt von Selbsthilfestrategien verfügen, die durchaus als Ressourcen angesehen werden können. Obwohl solche Forschungsarbeiten noch in den Kinderschuhen stecken und bis heute noch ungenügend erklärt sind, wie effektiv solche Selbsthilfeversuche sind, hat Lange (1981) die Art von Selbsthilfe bei Schizophrenen als das «vierte Bein» der Schizophrenietherapie bezeichnet (die anderen drei Beine sind bekanntlich die Pharmako-, Psycho- und Soziotherapie).

Die bisherigen Ergebnisse dieser Forschungen sind für die psychiatrische Krankenpflege und für die Pflegeplanung insofern von Bedeutung, als sie neues Licht auf die Unterscheidung von Problemen und Ressourcen werfen.

Zunächst aber ein paar Beispiele von Selbstheilungsstrategien bei Schizophrenen[2]:

«Ich kann mir das einfach nicht mehr zutrauen, wenn einer dies, der andere jenes will, ich muss mir alles genau einteilen, alles schön der Reihe nach machen, damit es einigermassen geht. – Ich muss mir die Arbeit einteilen; wenn sich etwas häuft, weiss ich nicht, was ich zuerst tun soll, bin dann schon ganz fertig und fange gar nicht mit der Arbeit an. – Im Gegensatz zu früher, als mir solche Situationen direkt Spass machten, kann ich nicht mehr unter Zeitdruck arbeiten und vermeide deswegen jede Hetze, muss alles in Ruhe regeln.»
(Gross bei Böker/Brenner 1986, S. 136)

«Ich kann mich nur noch unter ganz günstigen Bedingungen konzentrieren oder etwas erledigen und muss mich daher möglichst gegen alle anderen Eindrücke abschirmen. – Ich muss tüchtig nachdenken, sonst vergesse ich alles wieder und schreibe mir daher beim Einkaufen alles auf. Ausserdem muss ich alles sofort erledigen oder aber mir aufschreiben, sonst habe ich es gleich wieder vergessen. – In der neubezogenen Wohnung kann ich mir einfach nicht behalten, was hinter den zahlreichen Türen der einzelnen Schränke ist. Ich habe

[2] Bei diesen Ausführungen lasse ich die Möglichkeit, dass die Psychose *an sich* schon ein Heilungsversuch sein kann, völlig beiseite. Diese Möglichkeit wurde (so Lange 1981) schon 1911 von Freud beschrieben. Rotschild (1982, S. 91) schreibt zu diesem Thema: «die Psychose scheint mir ein Versuch zu sein, eine meist völlig verfahrene intrapsychische oder äussere Situation («Sackgassen-Situation»), bei der alle üblichen Lösungsversuche versagt haben, zu zersprengen, sie erklärbar zu machen...»

mir deswegen Schildchen mit Inhaltsangabe an die Türe geklebt, das ist früher nicht nötig gewesen. – Ich habe gemerkt, dass ich die Übersicht über meine komplizierte Buchhalter- und Bürotätigkeit nicht mehr so habe wie früher und habe daher eine einfachere Tätigkeit annehmen müssen. – Ich muss ganz genau aufpassen, wenn ich etwas behalten will, weil ich immer so schnell den Faden verliere. – Nach arbeitsmässiger Überanstrengung oder zu wenig Schlaf brauche ich für jede Überlegung viel mehr Zeit als sonst und muss immer wieder von neuem anfangen.»
(Gross bei Böker/Brenner 1986, S. 138)

«Olfaktorische Sinnestäuschungen (Geruchshalluzinationen) werden durch Öffnen der Fenster oder Körperspray bekämpft...» (Lange 1981).

Hell (1983) berichtet über Depressive, «die sich nachts selber künstlich wach hielten, weil sie beobachten, dass es ihnen dann am nächsten Tag besser ging.»

Ohne Kenntnisse solcher Selbsthilfestrategien können im Alltag der psychiatrischen Krankenpflege Missverständnisse auftreten, wie die folgende Tabelle zeigt:

Verhalten des Patienten	**«Volkstümliche» Interpretation**	**Theoretisch fundierte Interpretation**
Ein Depressiver hält sich nachts wach	Schlafstörung	Möglicher Selbstheilungsversuch[1]
Ein Schizophrener trägt während der Ergotherapie ein Walkman, hört laute Musik	- Desinteresse an der Therapie - Bedürfnis nach Ablenkung, Zerstreuung - Boykottieren der Therapie	Möglicher Selbstheilungsversuch: die laute Musik «übertönt» seine «Stimmen»

[1] Die antidepressive Wirkung des Schlafentzuges gilt als nachgewiesen (vgl. Rudolf/Schilgen/Tölle 1977).

In bezug auf tragbare Kassettengeräte sagt Falloon folgendes aus:

«Das Aufkommen tragbarer persönlicher Radiorecorder kann möglicherweise eine wertvolle Copinghilfe für Patienten, die darauf ansprechen und in der Lage sind, sich konstruktiver Aktivität zuzuwenden, während sie Musik oder Gesprochenes hören» (Fallon: bei Böker/Brenner 1986, S. 196).

In einer Untersuchung von Süllwold gaben Schizophrene die folgenden Massnahmen als Selbsthilfeversuche an:

1. Wenn ich Unruhe um mich herum meide.
2. Wenn ich langsam arbeite.

3. Wenn ich mich auf wenige Aktivitäten konzentriere und alles andere weglasse.
(Süllwold 1982, S. 100)

Man könnte sich fragen, ob die «Unordnung» des Manischen etwas mit einem Selbstheilungsversuch zu tun hat. Weitbrecht und Glatzel bemerken über Maniker: sie «verstehen es, im Handumdrehen ein nüchternes, leeres Klinikzimmer in ein Raritätenkabinett zu verwandeln, und pflegen eine unbeschreibliche Unordnung um sich her zu verbreiten» (zitiert in Meyer 1982, S. 127). Meyer selbst sagt zur Unordnung des Manikers: «Man könnte dabei erwägen, ob diese «Omnipräsenz» der Objekte im Eigenraum des Manikers eine kompensatorische Funktion besitzt, welche der Flüchtigkeit und dem Sprunghaften seines Denkens und Handelns *entgegenzuwirken vermag*» (Meyer 1982, S. 130: kursiv von mir).

Die praktische Arbeit mit Ressourcen

Das bisher Gesagte wirft einige Fragen auf. Da aber die bisherigen Forschungen über Selbstheilungsstrategien noch recht wenig über deren *Effektivität* aussagen, dürfen diese für die praktische Arbeit freilich nicht überstrapaziert werden. Die folgenden Überlegungen dürften für die praktische Arbeit mit Ressourcen oder Selbsthilfeversuchen dennoch nützlich sein.

Geschärfter Blick für Ressourcen

Süllwold (1982, S. 99) sagt in bezug auf *Strategien* zur Bewältigung von Störungen bei Schizophrenen: «Fragt man systematisch nach solchen, so enthüllt manche bizarr erscheinende Gewohnheit ihren funktionalen Zweck als Bewältigungsreaktion.» Sowohl aus dieser Aussage wie auch aus den oben angeführten Fallbeispielen von Selbsthilfeversuchen kann man die folgende Forderung für die Praxis ableiten: *In der praktischen Arbeit mit Patienten sollten Pflegepersonen vermehrt Ausschau nach moglichen Selbsthilfeversuchen (oder Ressourcen) halten.* Auch wenn die oben dargestellten Beispiele von Selbsthilfeversuchen sich weitgehend auf die Schizophrenie beziehen, darf die Forderung nach vermehrter Ausschau nach Ressourcen allgemeine Gültigkeit haben.

Mit dem Patienten ins Gespräch kommen

Eine wichtige Frage, die sich in bezug auf Selbsthilfeversuche stellt, ist:

Woran erkennen wir, dass ein bestimmtes Verhalten eines Patienten eine Selbsthilfestrategie ist? Die Beantwortung dieser Frage ist nicht einfach. Böker gibt hierzu eine allgemeine Anweisung:

> «Selbsthilfeversuche lassen sich z. B. nach der Situation, in der sie auftreten, dem Grade ihrer Komplexität und ihrer Wirksamkeit oder danach einteilen, ob der Patient sie willentlich einzusetzen gelernt hat, oder ob sie eher der Ausdruck unreflektierter, kaum bewusster Anstrengungen sind.»
> (Böker bei Böker/Brenner 1986, S. 177)

Eine Möglichkeit zu ermitteln, inwiefern eine Selbsthilfestrategie willentlich eingesetzt wird, ist, sich mit dem Patienten darüber zu unterhalten. Ein Ziel eines solchen Gespräches ist, abzuklären, inwiefern die eingesetzten Ressourcen des Patienten auch für das Behandlungsteam akzeptabel sind. Es gibt in der psychiatrischen Krankenpflege Fälle, in denen ein Patient eine Lösungsstrategie behauptet, die aber für die Betreuer problematisch ist:

Ein 61jähriger chronischer Alkoholiker leidet häufig unter Asthmaanfällen. Trotz Alupent-Spray® hält er an seiner altbewährten Behandlung – ein Glas Schnaps sei das Allerwirksamste – fest. Diese Erklärung brachte er überzeugt und mit Unschuldsmiene vor, als ein Pfleger seinen Schnapsvorrat im Batterienfach des Radios entdeckte.

Ein starker Raucher, der mehrmals vom Arzt eindringlich aufgefordert wurde, das Rauchen einzustellen, gab an, das einzige Mittel, das ihm bei den (angeblichen) Anfällen von Nierenkolik helfe, sei die Zigarette.

Solche «Maschen» lassen sich leicht durchschauen, aber wie steht es um den schizophrenen Patienten, der auf sein vielleicht durchaus berechtigtes Ruhebedürfnis beharrt, während er aus ebenso berechtigten therapeutischen Erwägungen in die Arbeitstherapie gehen sollte? Ein solcher (vielleicht nicht seltener) Fall stellt das Behandlungsteam vor ein Dilemma, das sich nicht rezepthaft lösen lässt. Zur Lösung des Dilemmas trägt die zentrale Frage bei: Welche Massnahme fördert den Patienten mehr?

Solche und ähnliche Fälle erfordern einen klaren Standpunkt. Meines Erachtens ist ein wichtiges Kriterium bei der Entscheidung, ob ein «Selbstheilungsversuch» oder eine «Ressource» auch vom Behandlungsteam angenommen werden kann, das Mass der Übereinstimmung mit den bestehenden Konzepten der Station oder der Klinik. Falls eine Ressource im *völligen Widerspruch* zu den bestehenden Konzepten, Normen, Hausordnungen usw. steht, wird sie nicht berücksichtigt werden können.

Die Ressourcen im Pflegeplan

Nach meinem Verständnis von Ressourcen sehe ich eine unmittelbare Verknüpfung mit dem Problem. Das heisst konkret: Wenn man in der Pflegeplanung ein Problem formuliert, soll man *eben zu diesem Problem* die Ressource ermitteln. Dies geschieht am besten durch direkte Fragen an den Patienten:

- Was können *Sie selbst* dazu beitragen, um dieses Problem zu lösen?
- Haben Sie einen Vorschlag, wie Sie (oder wir) das Problem lösen können? u.ä.

Eine offene Aussprache (sofern dies möglich ist) ist eine gute Möglichkeit, den Patienten in die Pflegeplanung miteinzubeziehen und eine Gelegenheit auszumachen, wie er selbst zu seiner Problemlösung beitragen kann.

Nun einige Beispiele von Ressourcen. Bei den Ausführungen über Selbstheilungsversuche handelt es sich durchwegs um *aktive Beiträge* von Patienten. Es versteht sich von selbst, dass nicht alle Patienten

Aktive Ressourcen

Problem	Ressource
Hat keinen Überblick über seine finanzielle Verschuldung	- macht von hier aus einen Buchhaltungskurs
Traut sich wegen seines Übergewichts (um >30 kg) ausserhalb der Klinik nicht unter Menschen	- macht von sich aus jeden Tag einen etwa dreissigminütigen Dauerlauf

Passive Ressourcen

Problem	Ressource
Nimmt wenig Kontakt mit seinen Mitmenschen auf	- lehnt Kontakte nicht ab
Wechselt seine Unterwäsche unregelmässig und stösst dadurch andere Patienten ab	- wechselt auf Aufforderung hin seine Wäsche
Verweigert häufig das Essen infolge seines Vergiftungswahns	- trinkt anstelle des Essens (mit etwas Zuwendung) Flüssigkeit - nimmt ohne weiteres seine Medikamente ein

solchermassen aktiv an ihrer Problemlösung beteiligt sind. Ich habe deshalb bei den folgenden Beispielen eine (vielleicht etwas theoretische) Unterteilung in aktive und passive Ressourcen vorgenommen. Das charakteristische Merkmal bei den passiven Ressourcen ist, dass der Patient auf eine Aufforderung hin mitmacht, sich lenken lässt, sich nicht gegen Anweisungen widerstrebt u. ä. m.

Zusammenfassung

Der Einsatz von Ressourcen ist unbestritten ein wichtiger Bestandteil der Problemlösung. Die Literatur über Selbstheilungsversuche psychisch Kranker zeigt jedoch auf, dass manche Ressourcen auf den ersten Blick nicht ohne weiteres als solche zu erkennen sind. Ein klärendes Gespräch mit dem Patienten kann darüber Klarheit verschaffen, ob ein bestimmtes Verhalten als Ressource anzusehen ist. Ressourcen, die im Widerspruch zum übrigen Behandlungskonzept stehen, können kaum berücksichtigt werden. Ressourcen sollen mit einem *konkreten Problem* verknüpft werden: Dadurch wird die Rolle und der Beitrag des Patienten und des Pflegepersonals bei der Problemlösung klar umrissen.

7

«Zu einem guten Ziel kommen ist besser, als viele Wahrheiten sagen.»
Heinrich Pestalozzi

Ziele und Massnahmen

Inhalt

- Merkmale einer guten Zielformulierung
- Das Formulieren von Zielen
- Massnahmen
- Der Pflegeplan im Überblick – bevor es losgeht
- Individuelle und standardisierte Pflegepläne
- Zusammenfasung

In einem Essay über das literarische Werk des russischen Logikers und Romanautors Alexander Sinowjew, der die Irrationalität der sowjetischen Gesellschaft darlegt, spricht der norwegische Philosoph Jon Elster von einem «allgemeinen Prinzip»: «Anstatt eine wirksame Lösung für die realen Probleme zu suchen, muss ein Problem gefunden werden, das den möglichen oder gewünschten Lösungen entspricht» (Elster 1985, S. 177).
Manchmal kann ich mich des Eindrucks nicht erwehren, dass auch in unserer Gesellschaft, wenn auch in abgeschwächter Form, solche Tendenzen bestehen. Die Werbeindustrie mag dafür ein Zeichen sein: Häufig habe ich den Eindruck, dass Produkte, Methoden u.ä. entwickelt werden, ohne

dass ein «echtes» Bedürfnis vorhanden ist. Die Werbung hilft tüchtig mit, das Bedürfnis nachträglich zu wecken. Was allerdings ein «echtes» Bedürfnis ist, hat sich u.a. Schmid (1986) gefragt: «Natürlich hat jeder Mensch Bedürfnisse: Nahrung, Wohnung, Kleidung, sogar seelische, sagen wir: einen Freund. Das alles sind schlichte Bedürfnisse, und darum auch echte. Wie steht es aber mit den vielen anderen, die man so hat und die immer neu hervorgerufen werden, ohne dass sie da sein müssten, ohne dass sie echt sind? Der Sportwagen, der Nerzmantel, die goldene Automatikuhr, kurz alles, was man früher Luxusartikel nannte, sie wären also wohl gar keine Bedürfnisse oder wenn schon, dann doch keine echten?»

Pflegeplanung ist (wie ich oben betont habe) eine Problemlösungsmethode, bei der es darum geht, die Lösung für ein *reelles Problem* zu finden. Deshalb muss sie den von Elster geschilderten Ansatz verwerfen. Also nochmals: zuerst das Problem und dann die Lösung. Wie man sieht, spielt die Problemerkenntnis im ganzen Pflegeprozess eine bedeutende Rolle. Doch selbst wenn man die «Wahrheit» (um auf Pestalozzis Aussage zurückzukommen) über ein Problem herausgefunden hat und eine gute Problemformulierung vorliegt, ist damit das Problem noch nicht gelöst. Das Herbeiführen der Lösung bedingt eine *Handlungsphase,* die in Form von Zielen und Massnahmen beschrieben wird.

Ziele, um die es hier zunächst geht, beschreiben den erwünschten Zustand, der nach erfolgter Problemlösung eintreten soll.

Merkmale einer guten Zielformulierung

Das oberste therapeutische «Prinzip muss eine *explizite* und *konkrete Zielsetzung* (zum Beispiel Beziehen einer eigenen Wohnung, Eintitt in eine Wohngemeinschaft, Beginn einer Ausbildung, Aufnahme einer Arbeit usw.) sein, die als erstes – was bereits einen wesentlichen Teil der Therapie ausmacht – im Sinn eines *Kontrakts* in gemeinsamer Arbeit mit dem Patienten, den Familienangehörigen, dem Therapeutenteam und eventuell noch anderen Betreuern aufgestellt, bzw. *ausgehandelt* und allseitig akzeptiert werden muss» (Ciompi 1982, S. 339: kursiv im Original).

Diese Ausführungen beschreibt Ciompi zwar in bezug auf die Behandlung Schizophrener, doch der Text weist treffend auf allgemein gültige Merkmale von Zielsetzungen hin.

Explizite und konkrete Zielsetzung

Will man ein Ziel erreichen, muss man genau wissen, was das Ziel ist. Die inzwischen vielerorts zitierte Geschichte über das unentschlossene Seepferdchen von Norbert Mager (1965), mit der anschliessenden ‹Moral der Geschichte›: «Wer nicht genau weiss, wohin er will, braucht sich nicht zu wundern, wenn er ganz woanders ankommt», zeigt deutlich auf, was geschehen kann, wenn Ziele nicht explizit und konkret ausgedrückt werden. Hierzu einige Beispiele:

Explizite und konkrete Ziele

- telefoniert selbständig von einer Telefonkabine aus
- benutzt selbständig öffentliche Verkehrsmittel
- nimmt innerhalb eines Monats 3 kg ab
- hält trotz «Stimmen» die Therapiezeiten ein
- wäscht und bügelt seine Leibwäsche selbst

Vage, globale Ziele[1]

- traut sich mehr zu
- akzeptiert seine Mitmenschen
- geht sinnvoll mit seinen Aggressionen um
- führt nach der Entlassung eine glückliche Ehe

Überprüfbare Ziele

Die oben angeführten expliziten und konkreten Ziele drücken ein *beobachtbares Verhalten* des Patienten aus und können daher von jedermann (und vor allem vom Patienten selbst) festgestellt werden. Die Überprüfbarkeit einer Zielformulierung kommt vor allem in der Evaluationsphase zum Tragen, denn das formulierte Ziel beschreibt «Massstäbe/Zustände/Ereignisse, die die Zielerreichung» anzeigen (Eck 1981, S. 58). Somit beschreibt ein Ziel, «was der Patient erreichen soll» (Roper/Logan/Tierney 1981, S. 174). Eine sprachlich sorgfältige Formulierung ist ein wichtiger

[1] Wenn in einer Pflegeplanung solche vage Ziele vorkommen, liegt der Verdacht nahe, dass die vorangehenden Problemformulierungen ebenfalls vage und global sind. Aus vagen Problemen gehen vage Ziele hervor.

Schlüssel zur Überprüfbarkeit einer Zielsetzung, wie die folgende Stilblüte aus der Praxis zeigt:

Problem	*Ziel*
• raucht 40 Zigaretten pro Tag	• raucht nicht mehr

Die Zielsetzung beinhaltet zwei mögliche Interpretationen: Entweder der Patient *stellt das Rauchen ein* oder er raucht nicht *mehr als* 40 Zigaretten pro Tag!

Noch einige Beispiele von nicht-überprüfbaren Zielen:

- hat keine «Stimmen» mehr[2]
- denkt nicht mehr an seine verstorbene Mutter
- sieht ein, dass eine fortwährende Betreuung in bezug auf seine Alkoholprobleme auch nach der Entlassung notwendig ist

Realistische Ziele

Ziele müssen «dem Handlungsträger angepasst sein» (vgl. Hill/Fehlbaum/Ulrich 1981, S. 142). Bei der Beurteilung, ob das Ziel wohl realistisch und erreichbar ist, spielen die folgenden Faktoren eine Rolle: Das *Veränderungspotential* des Patienten (vgl. Bouwkamp 1977, S. 33) selbst spielt wahrscheinlich die bedeutendste Rolle. Zu diesem Veränderungspotential zählen Faktoren wie z.B. die Motivation des Patienten oder sein körperlicher und seelischer Zustand. Es wäre beispielsweise unrealistisch, von einem am Korsakow-Syndrom leidenden Alkoholiker zu verlangen, dass er nicht mehr konfabuliert. Die *Ressourcen* des Patienten und seiner Angehörigen sowie die Ressourcen der behandelnden Institution und ihrer Mitarbeiter spielen ebenfalls eine Rolle.

Wesentlich bei der Festlegung von Zielen ist, dass diese nicht zu hoch angesetzt werden (vgl. Kapitel 2, S. 57). Ein «Wandel in kleinen Schritten» (Steckel 1980, S. 1596) wird eher zum Ziel führen als ein wohlgemeintes, aber zu hoch gesetztes Ziel.

2 Diese Zielsetzung ist dann *völlig* unüberprüfbar, wenn ein Patient über Strategien verfügt, um sein inneres Erleben gegen aussen zu verbergen. In einem Selbstzeugnis eines Schizophrenen (in: Katschnig 1984, S. 55) berichtet ein ehemaliger Patient von seinen «Gesundheitsregeln ... bei deren Einhaltung man nicht verrückt wird.» Als erste Regel schreibt dieser Patient: «Erwähne niemals und bei niemandem irgendwelche Halluzinationen, die du hast, nicht einmal den eigenen Freunden und Verwandten gegenüber ...»

In gemeinsamer Arbeit

Was die gemeinsame Arbeit einerseits zwischen dem Patienten und dem Behandlungsteam und anderseits zwischen den Mitgliedern des multidisziplinären Behandlungsteams untereinander anbetrifft, so gelten die bereits im Kapitel 2 (S. 50ff.) und Kapitel 6 (S. 105f.) gemachten Ausführungen.

Prozessziele

«Oft muss ein Ziel formuliert werden, das einen *Entwicklungsprozess* des Patienten bezeichnet, der längerfristig abläuft und schwer überprüfbar ist» (Fiechter/Meier 1985, S. 53: kursiv im Original). Solche Prozessziele kommen in der psychiatrischen Krankenpflege häufig vor. Hierzu ein Beispiel:

Problem	*Ziel*
• erkennt nicht, wie sein überaktives und forderndes Verhalten auf andere wirkt	• erkennt, wie er auf andere wirkt

Prozessziele lassen sich schwer (und manchmal gar nicht) von unüberprüfbaren Zielen abgrenzen.

Zeitangabe

Wenn möglich sollte bei der Zielsetzung der Zeitraum angegeben sein, innerhalb dessen die Zielerreichung erwartet wird (vgl. Ward 1985, S. 80, Roper/Logan/Tierney 1981, S. 4). Da Voraussagen über den Verlauf von psychischen Erkrankungen im Schnitt weniger zuverlässig sind als solche über somatische Störungen, lässt sich dieses Merkmal einer guten Problemformulierung in der psychiatrischen Krankenpflege nicht immer umsetzen. Sofern dieses Merkmal berücksichtigt werden kann, muss die Zeitangabe realistisch sein. Hierzu ein paar Beispiele:

- kommt ab sofort pünktlich vom Ausgang zurück
- ist nach 3 Monaten imstande, sein Taschengeld von Fr. 100.-- pro Monat selbst zu verwalten
- hat bis 16.6.1985 eine Arbeitsstelle

Nah- und Fernziele[3]

Das Fernziel beschreibt eine übergeordnete oder längerfristig erwartete Zielsetzung. Bei vielen psychiatrischen Patienten ist das Fernziel die Rehabilitation in die Gesellschaft. Bevor ein Fernziel erreicht wird, müssen in der Regel kleinere Ziele, die als kleine Bausteine im Problemlösungsverfahren verstanden werden können, erreicht sein. Aus der Lerntheorie ist es bekannt, dass man den Lernstoff in überblickbare Einheiten unterteilen soll, um einerseits den Lerninhalt zu strukturieren und andererseits die unter Umständen erschlagend wirkende Fülle an Lerninhalten in realistisch erscheinende Aufgabenpakete zu bündeln, um dadurch zum Lernen zu motivieren. Dies ist ebenfalls das Prinzip der Nahziele in der Arbeit mit Patienten.

Ein typisches Beispiel einer Unterteilung eines Fernziels in kleine überschaubare Schritte (Nahziele) ist das Wiedererlangen von Selbständigkeit durch Trainieren von Fertigkeiten im Bereich der Körperpflege. Zu folgendem Fernziel – «rasiert sich selbst» – sind die folgenden Nahziele denkbar: rasiert sich mit Hilfe, rasiert sich auf Aufforderung hin unter Aufsicht einer Pflegeperson und rasiert sich selbständig.

Das Formulieren von Zielen

Mit einem Ziel kann die Aufhebung oder eine Milderung des Problems beschrieben sein. Im ersten Fall ist das Ziel die Umkehrung des Problems – zum Beispiel:

Problem	Ziel
• Kann öffentliche Verkehrsmittel nicht benutzen	• Benutzt selbständig öffentliche Verkehrsmittel
• Nimmt nicht teil an der Stationsversammlung	• Nimmt daran teil
• Schläft tagsüber oft und ist nachts wach	• Normaler Schlaf-Wach-Rhythmus

Bei manchen Problemen steht nicht die Auflösung, sondern die Milderung oder eine Art von symptomatischer «Behandlung» im Vordergrund:

3 Hinweis für den Leser von englischsprachigen Texten: Kurzfristige oder Nahziele werden als *objectives*, langfristige oder Fernziele als *goals* bezeichnet.

Problem	Ziel
• Ärgert seine Mitpatienten mit seinem überaktiven Verhalten (infolge Manie), wird dabei von ihnen oft arg beschimpft	• Beschäftigt sich vorerst weitgehend in seinem Zimmer
• Gibt sein Taschengeld von Fr. 35.– pro Woche meist innert 3 Tagen aus	• Kommt mit den festgesetzten Fr. 5.– pro Tag aus

Bei den folgenden Beispielen von Zielen liegt der Ansatzpunkt darin, dass der Patient trotz des fortbestehenden Problems die schwierige Lage bewältigt.

Problem	Ziel
• Läuft häufig von der Arbeitstherapie fort, da ihn seine Stimmen dazu veranlassen	• Hält trotz Stimmen die Therapiezeiten ein
• Hat beim Trinken Schwierigkeiten infolge von Zungenlähmung	• Trinkt täglich 2000 ml Flüssigkeit

Beim Festlegen von Zielen muss man sich der Tatsache bewusst sein, dass eine Zielsetzung eine Art Prognose ist, die mit einer Erwartungshaltung gekoppelt ist.

Eine neuere Untersuchung (Dauwalder et al. 1984) hat darauf hingewiesen, wie wichtig Erwartungshaltungen in der Psychiatrie sind. Dabei scheint dem Pflegepersonal eine bedeutende Rolle zuzukommen:

«Manches deutet darauf hin, dass (...) weniger die Erwartungen der Patienten selber (...) als vielmehr diejenigen der Angehörigen und *des Pflegepersonals* von Bedeutung waren.» Das Forscherteam hebt hervor, «dass zwischen den Erwartungen der Patienten, Angehörigen und Betreuern sehr enge Wechselwirkungen bestehen: *letzteren* scheint dabei eine zentrale Position zuzukommen» (Dauwalder et al. 1984, S. 261: kursiv von mir).

Obschon die Forscher zum Schluss kommen, dass «es sich dagegen als ausserordentlich schwierig erwies, die Zukunftserwartungen der Patienten gezielt zu verändern» (S. 257), halten sie fest, «dass gerade bei langjährigen Klinikinsassen der wirksamste Hebel zur Beeinflussung von Zukunftserwartungen weniger bei den Patienten selber, als bei ihren wichtigsten Bezugspersonen liegen dürfte» (Dauwalder et al. 1984, S. 263).

Eine Schlussfolgerung, die man aus diesen Ausführungen ziehen kann, ist, dass das Ziel eine möglichst günstige Prognose beinhalten sollte, ohne dass der Patient dabei überfordert wird.

Ein recht häufig auftretender *Fehler* bei der Zielformulierung ist die Verwechslung zwischen Ziel und Massnahme. Ein Beispiel hierzu:

Problem	Ziel
• Erhält samstags Fr. 35.– Taschengeld und beklagt sich, dass das Geld am Dienstag meist ausgegeben ist	• Bekommt täglich Fr. 5.– ausgehändigt

In diesem Beispiel ist es offensichtlich, dass es sich statt um ein Ziel um eine Massnahme handelt. Es gibt aber subtilere Verwechslungen:

Problem	Ziel
• Isst zuviel, d.h. weit über den Kalorienbedarf hinaus, und unregelmässig	• Gewichtsabnahme (Zielgewicht bis 24.8.1986, 73 kg) • Isst regelmässig

Die Formulierung «isst regelmässig», die sich richtigerweise aus der Problemformulierung ergibt, kann man sowohl als Ziel wie auch als Massnahme verstehen. Ich bin überzeugt, dass es andere ähnliche Beispiele gibt, bei denen es nicht eindeutig auszumachen ist, ob es sich um ein Ziel oder um eine Massnahme handelt. Bei diesem Beispiel wurde diese sprachliche Schwierigkeit[4] dadurch gelöst, dass die Formulierung «isst regelmässig» nochmals als Massnahme angeführt wurde.

Das mancherorts geforderte Kriterium einer Zielsetzung, dass nämlich das Ziel im Einklang mit den *Bedürfnissen* des Patienten stehen müsse (vgl. hierzu Ward 1984, S. 39, Griffith/Christensen 1986, S. 180), kann in der Arbeit mit manchen psychiatrischen Patienten nicht durchwegs

[4] Solche sprachlichen Schwierigkeiten sind in erster Linie Probleme für den Theoretiker. Auch ich habe früher viel Zeit damit vertan, solche Haarspaltereien zu lösen. Mit der Zeit habe ich zwei Dinge erkannt: Erstens sollte man den Pflegeplan *im Überblick* beurteilen und nicht die einzelnen Formulierungen (Probleme, Ziele und Massnahmen), losgelöst von ihrem Zusammenhang, betrachten. Zweitens ist es vor allem wichtig, dass der Pflegeplan und dessen Durchführung dem Patienten etwas bringt. Dieser Ertrag ist wichtiger als eine perfekte sprachliche Formulierung. Geradezu optimal ist es, wenn die Formulierungen korrekt sind und dem Patienten dabei geholfen wird.

Problem	Ziel	Massnahme
• Isst zuviel (d. h. weit über den Kalorienbedarf hinaus) und unregelmässig	• Gewichtsabnahme (Zielgewicht bis 24.8.1986, 73 kg) • Isst regelmässig	• Schöpft sich das Essen auf einen kleinen Dessertteller • Nimmt keine hochkalorische Kost zu sich (die Bezugsperson übernimmt eine disbezügliche Beratung) • Isst regelmässig – d. h. 5 kleine Mahlzeiten pro Tag

berücksichtigt werden. Dies zeigt das folgende Ziel aus einer Pflegeplanung eines 24jährigen, an Morbus Heller leidenden, dementen Patienten:

«Einschränkung der Fremdaggression wie z. B. Flaschen, Aschenbecher, Stühle, Matratzen, Bettzeug u. a. zerstören, oder Personal und Mitpatienten kratzen oder anspucken.» (Aus: Weyrosta 1984, S. 610.)

Mit Hilfe der folgenden Fragen kann man die festgehaltenen Zielsetzungen überprüfen:
1) Beziehen sich die Ziele auf die festgehaltenen Probleme?
2) Sind die gesetzten Ziele für den Patienten erreichbar?
3) Führen die Ziele zur Unabhängigkeit des Patienten?
4) Sind die Ziele mit vorhandenen Messmethoden einigermassen überprüfbar?
5) Versteht der Patient die Ziele?
6) Ist er mit den Zielen einverstanden?
(In Anlehnung an Ward 1984, S. 39.)

Massnahmen

Die Massnahmen beschreiben Handlungen, die zur Zielerfüllung hinführen sollen, und stellen den Abschluss der Planungsphase des Pflegeplans dar. Die konkrete Anwendung der Massnahmen erfolgt im fünften Teil des Regelkreises – in der Durchführungsphase. Das Erstellen und das Aushandeln von Massnahmen ist ein kreativer Akt der an der Pflegeplanung beteiligten Personen. Obwohl es kein eigentliches Rezept gibt, das klar und eindeutig beschreibt, wie man zu guten Massnahmen kommt, können die folgenden Überlegungen nützlich sein.

Die Massnahmen orientieren sich an den bereits festgelegten *Problemen und Zielen* (vgl. Fiechter/Meier 1985, S. 54). Von ebenso grosser Bedeutung sind die *Ressourcen* des Patienten und der Institution. Ein weiteres Merkmal von Massnahmen ist, dass diese durchführbar sein müssen: Massnahmen, die die vorhandenen Möglichkeiten des Patienten und der Institution übersteigen, führen meist über Frustrationen letztlich zum Scheitern statt zum Ziel.

Da es sich beim Finden von Massnahmen um einen kreativen Akt handelt, kann es manchmal durchaus nützlich sein, kreative Denkmethoden wie z. B. Brainstorming oder das laterale Denken (vgl. De Bono 1970) zu benutzen. Die folgende erfrischende Geschichte von De Bono zeigt auf, wie es einem Menschen in einer prekären und auswegslos erscheinenden Situation gelang, gerade durch Missachtung von logischen Denkregeln, eine befriedigende Massnahme zu finden.

«Vor langer Zeit, da jemand, der Geld schuldig war, noch ins Gefängnis geworfen werden konnte, hatte ein Londoner Kaufmann das Unglück, bei einem Wucherer mit einer hohen Summe in der Kreide zu stehen. Der Geldverleiher, der alt und hässlich war, hatte es auf die junge schöne Tochter des Kaufmanns abgesehen. Also schlug er einen Handel vor: Er sagte, er würde dem Kaufmann die Schuld erlassen, wenn er statt des Geldes das Mädchen bekäme.

Vater und Tochter waren entsetzt über diesen Antrag. Daraufhin riet der schlaue Wucherer, das Schicksal entscheiden zu lassen. Er erklärte den beiden, er würde einen schwarzen und einen weissen Kiesel in eine leere Geldkatze stecken, und dann müsse das Mädchen einen der Steine herausholen. Erwische sie den schwarzen Kiesel, würde sie seine Frau, und ihrem Vater sei die Schuld erlassen. Gerate ihr der weisse Kiesel in die Finger, bliebe sie bei ihrem Vater, und dieser brauche trotzdem nichts zurückzubezahlen. Weigere sie sich aber, einen Stein aus dem Beutel zu nehmen, so wandere ihr Vater ins Gefängnis, und sie würde verhungern.

Widerstrebend gab der Kaufmann seine Einwilligung. Sie standen, während sie dies besprachen, in seinem Garten auf einem kiesbestreuten Weg. Der Geldverleiher bückte sich, um die zwei Steine aufzuheben. Das Mädchen, das die Angst scharfsichtig gemacht hatte, bemerkte jedoch, dass er zwei schwarze Kiesel nahm und in die Geldkatze steckte. Und nun forderte der Wucherer sie auf, jenen Stein herauszuholen, der über ihr Los und das ihres Vaters bestimmen sollte.

Das Mädchen aus der Kieselgeschichte steckte die Hand in die Geldkatze und zog einen Stein heraus. Ohne ihn anzusehen, stellte sie sich ungeschickt und liess ihn zu Boden fallen, wo er sich sofort unter all den anderen verlor.

«Oh, ich Tolpatsch», sagte sie. «Aber es macht ja nichts. Wenn Ihr in den Beutel seht, könnt Ihr an der Farbe des anderen Steins feststellen, welchen ich genommen habe.»

Da der verbliebene Stein schwarz ist, müssen die Beteiligten annehmen, dass sie den weissen Kiesel gezogen hat; denn natürlich wagte es der Geldverleiher nicht, seine Unredlichkeit einzugestehen.
(De Bono 1970, S. 9f.)

Von einer Massnahme wird gefordert, dass sie vor allem *konkret* sein muss. Aufgrund einiger Beispiele möchte ich aufzeigen, was Massnahmen beinhalten können.

Beispiel 1

Ein 62jähriger Patient hat aus ungeklärten Gründen 38,9 °C Fieber. Das vom Arzt vorgegebene Ziel besteht in der Fiebersenkung. Die Massnahmen:

- 3 × 1 Tablette Treupel® täglich
- bei Fieber >40°C Essigsocken, bis die Temperatur auf <39 °C herunter sinkt

Die zweite Massnahme ist eine fest umschriebene pflegerische Tätigkeit, die zum beruflichen *Grundwissen* gehört: es ist nicht nötig anzumerken, dass z. B. die Essigsocken, sobald sie sich der Körpertemperatur angepasst haben, erneut in die Essiglösung eingetaucht werden müssen, oder dass die Körpertemperatur pro Behandlung um nicht mehr als 1°C gesenkt werden darf usw. Diese umschriebene Tätigkeit beinhaltet eine ganze Reihe von Einzelkenntnissen und -tätigkeiten. Auf allen Stationen bestehen solche umschriebenen Tätigkeiten, die im Pflegeplan durch eine Kurzformel (hier Essigsocken) angegeben werden, z. B. – Stadtausgang, Trinkversuch.

Wenn ein hoher Prozentsatz der Mitarbeiter einer Station aus Lern- oder Hilfspersonal besteht, kann es unter Umständen sinnvoll sein, eine ausführlichere Beschreibung einer Massnahme zu geben als hier in dieser «Kurzformel». Auf jeden Fall ist es nötig, dass alle Teammitglieder unter solchen Kurzformeln, die ja «Abkürzungen» sind, dasselbe verstehen.

Beispiel 2

Problem	Ziel	Massnahmen
Dekubitusgefahr: Gerötete Druckstellen am Sakrum, 2 cm Durchmesser, an beiden Fersen 1 cm Durchmesser	Intakte Haut	Alle zwei Stunden Lagewechsel, jedesmal Franzbranntwein an Druckstellen einreiben, jedesmal Patient ansprechen und Absicht erklären, Fersenkissen, Schaffell

(aus: Fiechter/Meier 1985, S. 54)

Diese Massnahmen sind wiederum Anweisungen für das Pflegepersonal. Im vorliegenden Fall wird die Lösung des Problems angestrebt, ohne dass der Patient einen aktiven Eigenbeitrag zu leisten braucht (ausser z.B., dass er sich nicht gegen die Behandlung wehrt, usw.). Die im Telegrammstil angegebenen Massnahmen «Fersenkissen» und «Schaffell» setzen ebenfalls ein Grundwissen von seiten des behandelnden Personals voraus.

Beispiel 3

Eine 37jährige geistig Behinderte mittleren Grades, die sich sprachlich nicht mitteilen kann, erbricht, wenn diverse Pflegepersonen ihr das Essen eingeben:

Problem	Ziel	Massnahmen
• Erbricht, wenn diverse Pflegepersonen ihr das Essen eingeben	• Erbricht nicht und ist genügend ernährt	• Feststellen, bei welchen Personen sie erbricht (eine entsprechende Tabelle liegt im Stationsbüro auf)

Das Problem war insofern kritisch, als die Patientin innert drei Monaten schon 5,5 kg abgenommen hatte. An einem Stationsrapport wurde das Problem vorgebracht und jede Pflegeperson wurde aufgefordert, nach jeder Mahlzeit auf der erwähnten Tabelle zu vermerken (mit Unterschrift), ob die Patientin erbrach. Die Massnahme in diesem Pflegeplan besteht darin, *genauere Informationen zu sammeln,* und ist eigentlich ein Beobachtungsauftrag. Die gezielte Informationssammlung über die Lebensaktivität «Essen» wird als Grundlage dienen für Massnahmen, die später getroffen werden sollen. Strenggenommen könnte man argumentieren, dass dieses Vorgehen keine eigentliche Massnahme ist – und das mit Recht. Ich bin aber dafür, dass die Pflegeplanung ein flexibles Arbeitsinstrument sein soll, das dem Patienten dient. Wenn der Dienst am Patienten ein Abweichen von theoretischen Vorstellungen rechtfertigt oder gar fordert, soll man dies auch tun. Oder wie C.G. Jung es treffend ausdrückt: «Der Patient ist nämlich dazu da, um behandelt zu werden und nicht um die Theorie zu verifizieren» (zitiert bei Jacobi 1976, S. 107). (Wie es bei dieser Patientin weiterging, werde ich im nächsten Kapitel zeigen.)

Beispiel 4

Ein Alkoholiker hat soeben eine Entziehungskur erfolgreich hinter sich gebracht. Ein Arealausgang hat sich gut bewährt. Die Bewährungsprobe wird ausgedehnt – er erhält Stadtausgang. Die potentielle Gefahr eines Rückfalls lauert dennoch. In seinem Pflegeplan steht als Massnahme:

- ist während des Stadtausganges abstinent: das Personal wird bei kleinstem Verdacht einen Blastest durchführen.

Diese Massnahme beschreibt einen aktiven Beitrag des Patienten und eine *Beobachtungsanweisung* für das Pflegepersonal.

Beispiel 5

Problem	Ziel	Massnahmen
• Kann nicht selbständig telefonieren *Ressource* • Kennt die nötigen Münzen	• Telefoniert selbständig bis zur Entlassung (voraussichtlich am 23.10.86)	• Anleitung über das Telefonieren durch die Bezugsperson • Telefoniert mindestens zweimal pro Woche unter Aufsicht der Bezugsperson • Telefoniert nur in dringenden Fällen von der Station aus

Die Massnahmen in diesem Fallbeispiel weisen auf einige Merkmale hin. In der ersten und zweiten Massnahme wird festgehalten, *wer* genau die Aufgabe übernimmt; somit wird der Verantwortungsbereich der zuständigen Bezugsperson festgeschrieben. *Wie* diese Anleitung aussehen soll, wird allerdings nicht beschrieben – dies liegt in der Kompetenz der Bezugsperson. Dieser Auftrag weist auf eine *pädagogische* Aufgabe der Bezugsperson hin. In der zweiten Massnahme wird eine *Quantität* angegeben – «mindestens zweimal pro Woche». Während die ersten zwei Massnahmen sich an die Bezugsperson des Patienten richten, ist die dritte Massnahme für das ganze Pflegeteam gedacht. Diese Massnahme enthält nämlich eine Verhaltenseinschränkung des Patienten und beschreibt, was er nicht machen soll. Da man von dieser Station aus nur über die Telefonistin nach aussen gelangen kann, würde ein unnötiges Telefonieren von der Station aus die angestrebte Unabhängigkeit des Patienten bezüglich Telefonieren in Frage stellen. Was die Teammitglieder unter dringenden Fällen verstehen sollen, wird nicht und kann im voraus auch kaum beschrieben werden.

Beispiel 6

Das folgende Beispiel zeigt auf eine *Unterlassungspflicht* von bestimmten Teammitgliedern hin:

Ein 56jähriger psychotischer Patient, der unter grossen Angstzuständen leidet, macht sehr vage Andeutungen, dass er sexuelle Probleme intimster Natur habe. In den letzten zwei Monaten seines Aufenthaltes hat er einen einigermassen guten Kontakt zu seinem Arzt und zu seinem Bezugspfleger geknüpft. Die ganze sexuelle Problematik bleibt jedoch schleierhaft: es zeigt sich, dass der Patient bei diesbezüglichen Fragen mit Angstzuständen reagiert.

Der Pflegeplan wird folgendermassen formuliert:

Problem	Ziel	Massnahmen
• Sexuelle Problematik unklarer Natur (wahrscheinlich aufgrund seines psychotischen Erlebens)	• Die Natur der Problematik ist geklärt	• Die Besprechung der sexuellen Problematik erfolgt nur durch den Arzt und den Bezugspfleger (es sei denn, der Patient äussert die Probleme gegenüber anderen von sich aus) • Ein aktives Ansprechen der sexuellen Problematik ist kontraindiziert

Diese Massnahme beschreibt also, wer was und wer *was nicht* machen soll. Dieser Pflegplan ist ein Beispiel dafür, dass es nicht in jedem Fall sinnvoll ist, den Patienten mit all seine Problemen zu konfrontieren und diesem jeden Bestandteil des Pflegeplans zu erklären. Barker (1985, S. 62) schreibt in bezug auf solche und ähnliche Situationen: «Manche Leute, die mit gewissen Formen von Psychotherapie Erfahrungen gemacht haben, glauben, dass alle Patienten mit ihren Problemen konfrontiert werden sollten. Ich bin mir nicht sicher, ob eine solche Verallgemeinerung je vernünftig ist.»

Beispiel 7

Ein 36jähriger Patient, der schon vier Jahre hospitalisiert ist, wird im Rahmen eines Rehabilitationsprogramms auf die Entlassung in eine Wohngemeinschaft systematisch vorbereitet. Das schon seit Jahren bestehende Problem seiner schlecht durchgeführten Körperpflege macht seiner Umwelt (und vor allem seinen zwei Zimmerkameraden) zu schaffen.

Problem	Ziel	Massnahmen
• Rasiert und wäscht sich ungenügend *Ressource* • Ist körperlich in der Lage, diese Tätigkeiten zu beherrschen	• Ist in bezug auf Rasur und Körperpflege gepflegt	• Rasiert sich täglich • Badet selbständig dienstags und freitags • Erhält nach erfolgter Körperpflege Stadtausgang

Vor allem zu beachten ist die dritte Massnahme, die eine Wenn-denn-Beziehung aufweist. Der Patient, der übrigens diese (und andere) Informationen in Form von einem Procedere schriftlich erhalten hat, weiss genau, welche Kriterien er erfüllen muss, um Stadtausgang zu bekommen. Es fällt auf, dass dieser sanfte Druck auf den Patienten, sich zu pflegen, *positiv formuliert* ist. Die negative Formulierung (die genau dasselbe aussagt), lautet: erhält bei Unterlassung der Körperpflege *keinen Stadtausgang.* Bei der positiven Formulierung wird die Belohnung, bei der negativen Schreibweise die Bestrafung betont.

Beispiel 8

Eine 23jährige Patientin zeigt wenig Eigeninitiative und lässt sich von anderen Menschen bedienen. Dies hat schon verschiedentlich zu Auseinandersetzungen während des Wochenendurlaubs mit ihren Eltern geführt. Die mit der Patientin und den Eltern ausgemachten Massnahmen sind: die Patientin

- übernimmt zu Hause während des Wochenendurlaubes konkrete Aufgaben (z.B. Reinigung ihres Zimmers, Samstagseinkauf usw.)
- erstellt mit der zuständigen Bezugsperson zusammen bis spätestens Freitag eine Liste von mindestens drei konkreten Aufgaben
- bespricht den Verlauf des Urlaubs anschliessend mit der zuständigen Bezugsperson

Diese Massnahmen werden gemeinsam von der Patientin und der zuständigen Bezugsperson (oder deren Stellvertretung) geplant. Die Rolle der Pflegeperson hierbei besteht in einer strukturierenden, beratenden Tätigkeit.

Aus den angeführten Beispielen lassen sich die folgenden Merkmale ableiten:

Massnahmen

- können einen aktiven *Beitrag des Patienten* beschreiben
- können ausschliesslich aus *Anweisungen für das Pflegepersonal* bestehen
- können beschreiben, was man als Pflegeperson *nicht machen soll*
- können beschreiben, wer *zuständig* und *verantwortlich ist*
- können eine *quantitative Aussage* beinhalten
- können eine *Wenn-denn-Beziehung* ausdrücken
- können einen *Beobachtungsauftrag* umschreiben
- können eine Zeitangabe beinhalten
- *sollen für alle Beteiligten (inklusive Patient) verständlich verfasst sein*
- sollten so positiv wie möglich ausgedrückt sein

Individuelle und standardisierte Pflegepläne

Während der individuelle Pflegeplan von Grund auf sich nach den individuellen Problemen des *einzelnen Patienten* richtet und auf ihn «massgeschneidert» ist, ist ein standardisierter Pflegeplan «ein Plan für Gruppen von Patienten, die voraussehbare Probleme aufgrund ihrer ähnlichen Diagnosen und/oder Zustände haben» (Medicus Systems Corporation – zitiert in: Kurose et al. 1981, S. 1001).

Erfahrungswerte lehren, dass z.B. ein schwerer Alkoholiker, der soeben in die Klinik aufgenommen worden ist und das Trinken einstellt, der Gefahr eines Delirium Tremens ausgesetzt ist. Mit einiger Sicherheit kann man weitere Probleme voraussagen: dass er z.B. sein Alkoholproblem wahrscheinlich bagatellisieren oder verleugnen wird, dass er wahrscheinlich im Bereich seiner Freizeitgestaltung Schwierigkeiten hat, dass er eine niedrige Frustrationstoleranz hat u.a.m. Aufgrund solcher voraussehbaren Probleme können Standardziele und -massnahmen entwickelt werden, die als Leitfaden für die Behandlung dienen können.

Die auf chirurgischen Stationen benutzten prä- und postoperativen Schemata sind typische Beispiele von standardisierten Pflegeplänen. Stationen, die einen speziellen Behandlungsauftrag haben (z.B. Stationen für Alkoholiker oder Drogensüchtige), sind geradezu prädestiniert, Standardpläne zu entwickeln, denn dadurch kann eine einigermassen einheitliche Haltung gegenüber allen Patienten eingenommen werden.

In der Fachliteratur sind einige ausformulierte Standardpläne vorgestellt worden – z.B. für den Alkoholiker (Kurose et al. 1981), die Pflege bei apoplektischem Insult (Krankenpflegeschule Brakel 1986). Kurose et al. haben allerdings darauf hingewiesen, dass die entwickelten Pläne notwendigerweise die Orientierung der beteiligten Mitglieder reflektieren müssen, und dass das Pflegepersonal auf unterschiedlichen Stationen solche Standardpläne auch verschieden entwickeln und benutzen wird (vgl. Kurose et al. 1981, S. 1006). Diese wichtige Anmerkung deutet darauf hin, dass man festgelegte Standardpläne nicht einfach übernehmen kann, sondern dass eine Anpassung an die Orientierung und Bedürfnisse der eigenen Station notwendig ist.

Standardisierte Pflegepläne besitzen einige Vorteile: die Schreibarbeit kann reduziert und damit Zeit gewonnen werden (vgl. Kurose et al. 1981, S. 1006, und Vandenbosch et al. 1986, S. 314). Diese Zeit (so Kurose et al.) kann man für die gründlichere Erforschung der individuellen Probleme des Patienten einsetzen.

Auf der anderen Seite besteht die Gefahr, dass standardisierte Pläne stur angewendet werden und die individuellen Probleme eines Patienten nicht beachtet werden (vgl. Fiechter/Meier 1985, S. 55). Kurose et al. betonen jedoch, dass die Verwendung eines Standardplans die Erfassung der individuellen Problematik des Patienten keineswegs ausschliesst.

Der Pflegeplan im Überblick – bevor es losgeht

Die Planungsphase ist mit dem Erstellen des Pflegeplans abgeschlossen. Der Pflegeplan ist geschrieben. Da er doch eine recht anspruchsvolle und komplexe Aufgabe ist, lohnt es sich, kurz innezuhalten und die gesamte Pflegeplanung nochmals kurz zu überblicken, bevor es mit der Umsetzung in die Praxis «losgeht». Die folgenden Gedanken und Anregungen können dazu beitragen, den Pflegeplan mit Erfolg einzusetzen. Zunächst einige Schwierigkeiten, die im Zusammenhang mit dem Pflegeplan entstehen können.

Aufgrund der Literatur zur Pflegeplanung erscheinen *Formulierungsschwierigkeiten* ein Hauptproblem zu sein (vgl. Haldi 1984, S. 22, Arnold et al. 1985, S. 309, Gerken/Molitor/Reardon 1974, S. 293, Stockwell 1985, S. 32, Lange 1984, S. 433). Der erste Schritt bei der Kontrolle der Pflegeplanung sollte darin bestehen, eventuell auftretende sprachliche Unklarheiten, Undeutlichkeiten usw. zu erkennen und nötigenfalls auszumerzen.

Ein weiterer Fehler beim schriftlichen Pflegeplan ist die mangelnde Übereinstimmung zwischen Problemen, Zielen und Massnahmen (vgl. hierzu Kristiansen/Tunset/Ovrebo 1986, S. 191). Hierzu zwei Beispiele:

Das folgende Muster einer schwer missratenen Pflegeplanung zeigt vortrefflich auf, wie man es *nicht* machen sollte. In dieser kurzen Illustration werden beinahe alle Regeln zur Erstellung einer Pflegeplanung verletzt:

Problem	Ziel	Massnahmen
• Epileptiker *Ressource* • Geht regelmässig in die Arbeitstherapie	• Soll nicht immer so laut singen	• Förderung der guten Eigenschaften • Bekämpfung der schlechten Eigenschaften

Das nächste Beispiel zeigt – weniger gravierend – die mangelnde Übereinstimmung zwischen Problem, Ziel und Massnahmen auf:

Problem	Ziel	Massnahmen
• Fürchtet sich, mit Menschen ausserhalb der Klinik in Kontakt zu kommen	• Arbeitet tagsüber ausserhalb der Klinik	• Hält sich an die Arbeitszeiten

Wenn man diesen Pflegeplan rückwärts liest, d.h. den Versuch unternimmt, aus der Massnahme auf das Problem zu schliessen, erhält man etwa die folgende Formulierung: Hält sich nicht an die abgemachten Arbeitszeiten. Ein Verbesserungsvorschlag könnte folgendermassen aussehen:

Problem	Ziel	Massnahmen
• Leidet am klinikexternen Arbeitsplatz unter Angstzuständen wegen ihrer Furcht, mit Menschen ausserhalb der Klinik in Kontakt kommen zu müssen *Ressourcen* • möchte auf jeden Fall die Arbeitsstelle behalten	• Arbeitet trotz Angstzuständen tagsüber ausserhalb der Klinik • Genauere Lokalisierung der Ängste	• Gespräch mit der Bezugsperson nach jedem Arbeitseinsatz • Die Patientin merkt sich, in welchen Situationen Angstzustände auftreten

Das Rückwärts-Lesen eines Pflegeplans kann *manchmal* eine gute Kontrolle der Übereinstimmung zwischen Problem, Ziel und Massnahme sein. Man gibt dabei einem Berufskollegen den Pflegeplan mit dem Auftrag, er solle versuchen, aus den Massnahmen die Probleme abzuleiten. Wenn er einigermassen das Problem erkennt, kann man davon ausgehen, dass die Übereinstimmung zwischen Problem, Ziel und Massnahme gut ist. Einschränkend muss ich allerdings festhalten, dass diese Kontrollmöglichkeit nicht immer funktioniert; denn (wie Roper, Logan und Tierney schon 1981, S. 56 darauf hingewiesen haben) bei zwei Patienten, die ein vergleichbares Problem haben, können ganz verschiedene Zielsetzungen und Massnahmen angeführt sein.

Schon während der Vorarbeiten zur Erstellung des Pflegeplans muss man darauf achten, dass die Angelegenheit *nicht zu komplex* wird. In einem Standardpflegeplan für Bewusstlose halten Roper, Logan und Tierney (1981, S. 56f.) 23 Probleme und 33 Ziele fest. Es versteht sich von selbst, dass der Bewusstlose keinen Eigenbeitrag zur Pflege leisten kann, und daher ist die Zahl der aufgelisteten Probleme und Ziele gerechtfertigt. In einem Pflegeplan für einen Lastwagenfahrer mit einem Magengeschwür halten die gleichen Autoren (S. 72f.) 13 Probleme, 16 Ziele und 22 Massnahmen fest. Von den 22 Massnahmen übernimmt der Patient (soweit ich dies aus dem Text ersehen kann) bloss für ganze zwei die Verantwortung.

Bei der Arbeit mit psychiatrischen Patienten, die in vielen Fällen einen aktiven Beitrag des Patienten voraussetzt, darf dessen Eigenleistung nicht zu komplex sein (vgl. hierzu die Ausführungen über Prioritäten S. 104ff.). Was Hand in bezug auf die Verhaltenstherapie sagt, darf man (so scheint mir) als allgemeine Warnung vor zu komplexen Pflegeplänen auffassen: «Erfahrungen der letzten Zeit (scheinen) darauf hinzuweisen, dass gerade solche Patienten, wie etwa Zwangskranke oder Schizophrene, *bei allzu komplexer Therapie eher zusätzlich irritiert als therapiert werden*» (Hand 1984, S. 267, kursiv von mir).

Sofern die Pflegeplanung nicht durch das ganze Behandlungsteam erstellt wurde, sollte man diese spätestens jetzt im Team vorstellen. Ein solches Vorstellen im Team erfüllt drei Zwecke: Erstens kann man mit anderen Personen zusammen überprüfen, ob die Planung vernünftig ist, oder ob sie undurchführbar, unrealistisch oder unfair durch persönlichen Vorlieben der Pflegeperson usw. verzerrt ist. Auch wenn es nicht immer möglich ist, dass alle an der Behandlung Beteiligten bei der Pflegeplanung mitwirken können, *muss* das Kernteam (bestehend aus Arzt und Pflegeteam) weitgehend mit dem Pflegeplan einverstanden sein, bevor er in die Praxis umgesetzt werden kann. Der zweite Zweck des Vorstellens ist die Konsensfindung. Und der dritte Zweck ist dann erfüllt, wenn mit dem

Vorstellen des Plans all diejenigen, die nicht an seiner Ausarbeitung beteiligt waren, über den geplanten Pflegeverlauf ins Bild gesetzt werden.

Eine weitere wichtige Frage, bevor man den Pflegeplan in die Tat umsetzt, ist: In welcher Form soll der Patient die festgehaltenen Informationen bekommen? In vielen Fällen ist es möglich, den Pflegeplan mit dem Patienten gemeinsam zu erstellen. In einem solchen Fall kann man sich überlegen, ob der Patient ein Doppel vom Pflegeplan erhalten soll. Es kann natürlich durchaus sein, dass viele Patienten gerade durch die Pflegeplanungsformulare eher verwirrt als motiviert werden. In manchen Fällen kann es besser sein, z.B. die Massnahmen dem Patienten *nur mündlich mitzuteilen.*

Der Vorteil einer schriftlichen Mitteilung besteht auch darin, dass sowohl der Patient wie auch das Behandlungsteam sich bei Unklarheiten auf das Dokument berufen können. Abbildungen 20 und 21 sind Beispiele von Dokumenten, die der Patient ausgehändigt bekommt.

Wochenplan für Frau M. 14.–20. Oktober 1985

Unser Ziel ist es, mit Frau M. einen geeigneten Arbeitsplatz und eine Wohnmöglichkeit zu finden.
In diesem Sinn ist der Klinikaufenthalt eine befristete Übergangslösung.
Dieser strukturierte Tagesablauf soll Frau M. die Möglichkeit bieten, Pünktlichkeit und Durchhaltevermögen zu trainieren und mit mehr Freiheit (ohne Bier und Hasch) umzugehen.
Nach der ersten erfolgreichen Woche werden die Möglichkeiten weiter ausgebaut.

Tagesablauf

7.00	Aufstehen, Morgenessen
8.00–10.30	Arbeit in der Büglerei
10.45–11.30	Aufenthalt auf der Station
11.30–13.00	freier Ausgang (bei einer Pflegeperson zurückmelden)
13.30–16.45	Arbeit in der Fahrradwerkstatt
ab 16.45	Freizeit, Nachtessen auf der Station und Teilnahme an Gruppenaktivitäten
23.00	Nachtruhe

Am Wochenende hat Frau M. am Vormittag und am Nachmittag jeweils zwei Stunden Ausgang.
Mit Familienangehörigen darf sich Frau M. ausserhalb der Station aufhalten, anderen Besuch empfängt sie auf der Station im Besuchszimmer.

Team Station F 2

Nächste Besprechung: Montag, 21. Oktober 1985

Abbildung 20: «Wochenplan» als mögliche Mitteilungsform an den Patienten.

Procedere für Herrn B. 9. Juni 1986

Nachdem Herr B., nach einer erneuten Entweichung, für 1 Woche im Einzelzimmer war, wollen wir einmal mehr von vorne beginnen und wieder Arbeitstherapie in das Procedere miteinbeziehen.
Wir hoffen, dass Herr B. diese Zeit genutzt hat, seine Situation zu überdenken, und dass er sich nun zur Kooperation bereit erklären kann, zumal man seinem Wunsch, in der Holzverarbeitungsstätte arbeiten zu können, entgegenkommt. *Dies geschieht unter der Bedingung, dass Herr B. sich an die Arbeitszeiten hält und den freien Arbeitsgang nicht zu «Exkursionen» missbraucht.* Sollte dies nicht der Fall sein, sähen wir uns gezwungen, das letzte Procedere (Einzelzimmer) wieder in Kraft treten zu lassen.

Tagesablauf

07.00	Aufstehen, Morgentoilette
07.15	Morgenessen
anschl.	Schwimmen im Hallenbad (werktags)
08.00	Bett machen, Zimmer in Ordnung bringen
08.30–10.30	Aktive Teilnahme an der Abt. Ergotherapie
11.15	Mittagessen, anschliessend Mittagsruhe
13.30–16.30	Arbeitstherapie in der Holzverarbeitungsstätte
17.15	Abendessen
anschl.	Freizeitgestaltung
23.00	Nachtruhe

Besondere Regelungen

- Taschengeld: Fr. 5.– täglich
- Telefonate: 3 × täglich (keine Gutschriften)

Mit diesen Vereinbarungen zeigen sich einverstanden:

Unterschriften

Dr. Sartorius	Herr B.	Team F 3

Abbildung 21: Procedere als mögliche Mitteilungsform.

Ob der Patient die Informationen in schriftlicher oder mündlicher Form erhält, es ist auf jeden Fall erforderlich, sich zu vergewissern, ob der Patient den Inhalt der geplanten Massnahmen *verstanden* hat. Es kann nötig sein, dass die zuständige Pflegeperson den Plan mehrmals oder in gewissen zeitlichen Abständen mit dem Patienten bespricht und sich dabei bemüht, die «Sprache des Patienten» zu sprechen.

Zusammenfassung

Ein Ziel beschreibt den gewünschten Zustand nach der erfolgten Problemlösung. Ziele sollen konkret, explizit formuliert, realistisch und überprüfbar sein. Wenn möglich soll in der Zielformulierung eine Zeitangabe vorhanden sein. Prozessziele beschreiben einen Entwicklungsprozess, der manchmal nicht sehr genau erfasst werden kann. Aus diesem Grund können die üblichen Kriterien für die Zielformulierung bei Prozesszielen häufig nicht berücksichtigt werden. Oft ist das Unterteilen eines Fernziels in Teilziele wertvoll. Ziele können die Entschärfung oder die Aufhebung eines Problems beschreiben. Unlösbare Probleme führen zu Zielformulierungen, die einen Zustand des «Leben-mit-dem-Problem» beschreiben.

Massnahmen beschreiben Handlungen, die zum gesetzten Ziel führen sollen und sich an den bestehenden Problemen und Zielen orientieren. Massnahmen müssen die Ressourcen des Patienten und der Institution berücksichtigen und vor allem durchführbar sein. Das Hauptmerkmal einer Massnahme ist, dass sie konkret sein muss.
Massnahmen: können einen aktiven *Beitrag des Patienten* beschreiben oder ausschliesslich aus *Anweisungen für das Personal* bestehen; können beschreiben, was man als Pflegeperson nicht tun soll; können beschreiben, *wer* für welche Handlungen verantwortlich ist; können eine quantitative Aussage beinhalten; können eine Wenn-denn-Beziehung ausdrücken; können einen Beobachtungsauftrag umschreiben; können eine *Zeitangabe* beinhalten: sollten so positiv wie möglich ausgedrückt sein. Massnahmen müssen für alle Beteiligten verständlich sein.

Individuelle Pflegepläne berücksichtigen die individuelle Problematik eines Patienten. Standardisierte Pflegepläne sind Pläne für eine Gruppe von Patienten mit ähnlich gelagerter Problematik.

Bevor man die Pflegeplanung in die Praxis umsetzt, lohnt es sich, die folgenden Fragen zu stellen: Stimmen die Probleme, Ziele und Massnahmen überein? Ist die Pflegeplanung so einfach, dass sie der Patient verstehen kann und er nicht überfordert wird? Sind die anderen Teammitglieder über die Pflegeplanung orientiert? In welcher Form soll der Patient die notwendigen Informationen zur Durchführung des Plans erhalten?

Die Planungsphase ist nun vorläufig abgeschlossen – jetzt muss man den Plan nur noch umsetzen ...

8

«Schweigen ist Silber,
Handeln ist Gold, Reden ist Blech.»
Hermann Simon[1]

Durchführung und Auswertung

Inhalt

- Durchführung
- Auswertung
- Zusammenfassung

Hermann Simon, der die Arbeit als Therapieform in seiner Klinik in Gütersloh einführte, war ein autoritärer Chefarzt und verlangte in seiner Arbeitskolonne bedingungslose Unterordnung (vgl. Walther 1977, S. 119). Simon war «ganz und gar abhold allem Theoretisieren, Schreiben oder auch Reden» (Schulte 1962, S. 58). Auf dem Hintergrund dieser knappen Charakterstudie, die vermutlich ganz im Sinne Simons sein dürfte, überrascht seine eigenwillige Abwandlung des Sprichworts «Reden ist Silber, Schweigen ist Gold»[2], nicht.

Obschon der Ausspruch Simons etwas extrem formuliert ist, kann man ihn meines Erachtens durchaus in Zusammenhang mit Pflegeplanung bringen: Ein guter Pflegeplan, der nicht in die Praxis

[1] Zitiert bei Schulte 1962, S. 58

[2] Schneider (1958) bespricht den «Offenbarungs-Zwang», der in vielen Gesprächsgruppen vorherrscht, in einem gleichnamigen Artikel. Er spricht von der «neuen Pflicht», zu reden und zu bekennen. Gleich zu Beginn seiner kritischen Betrachtungen bringt er eine weitere Variation zum Grundthema – «Reden ist Silber...» – «Reden ist Gold, Schweigen verdächtig.»

umgesetzt wird, bleibt wertlos. In der Durchführungsphase geht es um das von Simon so hoch geschätzte Handeln – also um das *Umsetzen* der geplanten Massnahmen. Dies will jedoch nicht besagen, dass in den vier vorangegangenen Planungsschritten kein Handeln stattgefunden hatte – wer schon einmal unter grossem Engagement einen Patienten zur aktiven Mitarbeit motiviert hat, weiss, wie viele Handlungen schon in der Planungsphase notwendig sind.

Durchführung

Theoretisch gesehen ist die Durchführungsphase die einfachste; denn diese besteht lediglich darin, die geplanten Massnahmen in die Praxis umzusetzen. Da der erarbeitete Pflegeplan für den Patienten und die Betreuer gleichermassen verbindlich ist, versteht es sich von selbst, dass die geplanten Massnahmen konsequent durchgeführt werden sollen. Die konsequente Anwendung der Massnahmen beinhaltet (unter anderem), dass man diese über einen vernünftigen Zeitraum hinweg handhabt und nicht schon nach wenigen Tagen oder bei den geringfügigsten Schwierigkeiten einstellt. Es können natürlich während der Durchführungsphase unvorhergesehene Situationen auftreten, die zur Veränderung des Pflegeplans zwingen (z.B. Rückfälle). In solchen Fällen könnte ein Festhalten an den geplanten Massnahmen kontraindiziert sein. Deshalb geht es in dieser Phase darum, *konsequent, aber zugleich flexibel zu sein.*

Während der Durchführungsphase beginnt schon die Dokumentation des Verlaufs. Im Kapitel 2 habe ich bereits vorgeschlagen, dass die Bezugsperson die Hauptverantwortung für die Dokumentation[3] übernimmt. Dies bedeutet jedoch nicht, dass andere Pflegepersonen, die wichtige Beobachtungen und Feststellungen gemacht haben, von der Pflicht entbunden sind, diese schriftlich festzuhalten.

Festzuhaltende Vermerke werden im Pflegeplan oder auf einem anderen Rapportblatt eingetragen. Diese Eintragungen bestehen einerseits aus Aussagen zum Pflegeplan und anderseits aus allgemeinen Bemerkungen über den Patienten, die nicht in Beziehung zum Pflegeplan zu stehen brauchen (z.B. Zahnarztkonsultation). Wenn die Eintragungen in unmittelbarer Beziehung zum Pflegeplan stehen, kann es sehr nützlich sein, dies speziell zu kennzeichnen – zum Beispiel:

[3] In dieser Besprechung der Dokumentation beziehe ich mich lediglich auf solche Formulare, die unmittelbar für die *Pflegeplanung* belangreich sind. Es versteht sich von selbst, dass auch andere Dokumente für die Pflege wichtig sind (z.B. Kardex®, Überwachungsblätter usw.).

Taschengeld

Herr T. scheint in den letzten drei Wochen mit seinem Taschengeld gut zurechtzukommen. Nach eigenen Angaben hat er bei seinen Mitpatienten keine Schulden mehr gemacht.

Körperpflege

Frau S. wäscht sich auf Aufforderung hin ziemlich regelmässig und badet aus eigenem Antrieb zweimal pro Woche.

Eine solche Hervorhebung der Bemerkungen zum Pflegeplan ist besonders nützlich, wenn es in der Auswertungsphase darum geht, den Verlauf zu überblicken.

Da das Umsetzen vom Pflegeplan in die Praxis den Kern der psychiatrischen Krankenpflege ausmacht und die meiste Zeit beansprucht (so soll es natürlich auch sein: wenn die Planung der Pflege mehr Zeit benötigt als die Ausführung, ist schon einiges schiefgelaufen!), soll man auf Schwierigkeiten gefasst sein (– Schwierigkeiten, die übrigens auftreten können ganz unabhängig davon, ob man mit oder ohne Pflegeplan arbeitet). Hierzu drei Beispiele:

1. Der Patient verliert aus irgendwelchen Gründen seine Motivation und macht bei der Behandlung nicht mehr mit.
2. Es gibt im Team Meinungsverschiedenheiten: bestimmte Mitarbeiter halten sich nicht an die im Pflegeplan festgehaltenen Anweisungen.
3. Die Institution kann zum Beispiel infolge von Personalausfällen, unbesetzten Stellen usw. die nötigen Ressourcen, die zur Lösung des Problems beitragen, nicht mehr gewährleisten.

Einige Strategien zur Überwindung der ersten Schwierigkeit habe ich im Kapitel 2 ausführlich behandelt. Ansätze zur Lösung der zweiten Schwierigkeit können darin bestehen, dass die Stationsverantwortlichen im Gespräch mit der betreffenden Pflegeperson auf die Notwendigkeit einer gemeinsamen Grundhaltung im Team hinweisen. Unter Umständen können verbindliche Vorschriften, Weisungen und Richtlinien in solchen Fällen wertvolle Dienste leisten. Bei der dritten Schwierigkeit kann es sein, dass die Leistungen vorübergehend auf ein Minimum beschränkt werden müssen.

Es versteht sich von selbst, dass die Pflegeperson auch während der Durchführungsphase mit dem Patienten im Gespräch und in Kontakt ist, und dass sie bei Fortschritten den Patienten lobt und unterstützt und/oder Schwierigkeiten mit ihm bespricht.

Obschon die Durchführungsphase sich theoretisch von der Planungsphase abgrenzen lässt, spielen verschiedene Faktoren aus den vorangegangenen Schritten weiterhin eine bedeutende Rolle. Vor allem ist hier die Wahrnehmung von neuen Informationen und Ressourcen des Patienten zu erwähnen.

Auswertung

Das Beispiel des in der australischen Steppe lebenden Tallegalla-Huhns (Leipoa ocellata) illustriert auf einleuchtende Weise die Dynamik des Problemlösungsprozesses und weist insbesondere darauf hin, welche Bedeutung der Auswertungsphase des Regelkreises zukommt. «Es lässt seine Eier in einem selbst errichteten ‹Brutkasten› von der Verwesungswärme zusammengescharrter Blätter und Gräser ausbrüten. In der Eikammer muss stets eine Temperatur von 33 Grad aufrechterhalten werden. Das bedeutet für den Vogel während eines halben Jahres eine tagtägliche ungeheure Anstregung bei den verschiedenen Umweltbedingungen, ob es in der Steppe heiss oder nur warm, Tag oder Nacht ist, ob die Sonne scheint oder nicht. Je nach Heizvorrat müssen Lüftungsschächte gegraben oder verschlossen, die wärmeisolierende Sanddecke ab- oder aufgetragen, verdickt oder verjüngt werden» (Gitt 1985, S. 80).

Das Huhn ist während der Brutphase ständig damit beschäftigt, den Ist-Wert (oder die gegenwärtige Situation) mit dem Soll-Wert (oder dem Ziel) zu vergleichen. Stimmt die Temperatur im Nest (Ist-Wert) nicht mit der erforderlichen Temperatur (Soll-Wert) von 33 °C überein, so unternimmt es entsprechende Massnahmen zur Zielerreichung.

Im Kapitel 7 habe ich bereits darauf hingewiesen, dass eine überprüfbare Zielformulierung eine wichtige Rolle bei der Auswertung spielt. Roper, Logan und Tierney (1987, S. 146) sagen, dass die Auswertung nur so gut sein kann wie die gesetzten Ziele. Ein paar Beispiele sollen dies verdeutlichen:

Aus diesen Beispielen geht hervor, dass eine Auswertung durch objektive Messung (z.B. Gewichtskontrolle), objektive oder subjektive Beobachtung oder durch eine Aussage oder Äusserung des Patienten selbst erfolgt. In einer älteren Untersuchung hat Marram (1973) gezeigt, dass Pflegepersonen die Evaluation der Pflege von seiten der Patienten für wichtig halten und häufig (etwa bei Prozesszielen) ist der Patient der einzige, der Hinweise zur Auswertung liefern kann.

Es kann jedoch vorkommen, dass der Patient und Mitglieder des Behandlungsteams über die Auswertung verschiedener Meinung sind. Als Beispiel nehmen wir einen Patienten, dem es in der Klinik ausgezeichnet gefällt und trotz Erreichen aller angeführten Ziele im Rahmen seines Rehabilitationsprogrammes in der Klinik bleiben möchte. Ciompi, Dauwalder und Agué haben 1979 in einem Forschungsbericht über die Rehabilitation psychisch Kranker schon darauf hingewiesen, dass eine erfolgreiche Problemlösung nicht in allen Fällen zu einer Steigerung der subjektiven Zufriedenheit des Patienten führt: «Von Interesse ist schliesslich der

Ziele	Auswertung
• Gewichtsabnahme (Zielgewicht bis 24.8.1986, 73 kg)	Dieses Ziel kann in Form einer Gewichtskontrolle objektiv ausgewertet werden.
• Isst regelmässig	Die Auswertung dieses Ziels beruht einerseits auf Beobachtungen des Personals und anderseits auf einer Befragung des Patienten, der möglicherweise unbeobachtet isst
• Telefoniert selbständig von einer Telefonkabine aus	Objektive Beobachtung
• Hat einen besseren Kontakt zu seinem Vater	Dieses *Prozessziel* ist wesentlich schwieriger auszuwerten. Bei der Auswertung spielen subjektive Äusserungen des Patienten und seines Vaters sowie subjektive Beobachtungen der Pflegepersonen eine Rolle
• Sieht ein, dass eine fortwährende Betreuung bezüglich seiner Alkoholprobleme auch nach der Entlassung notwendig ist	Dieses Ziel entzieht sich weitgehend einer Auswertung; denn Einsicht ohne konkrete Auswirkungen oder Verhaltensveränderungen lassen sich kaum messen.

erstaunliche Befund eines völligen Fehlens von *Beziehungen zwischen Rehabilitationserfolg und subjektiver Zufriedenheit* (...). Dürfte er als allgemeingültig betrachtet werden, so müsste er zu einer radikalen Infragestellung unserer ganzen rehabilitativen Bemühungen ‹zum Wohle des Patienten› führen» (Ciompi/Dauwalder/Agué 1979, S. 375: kursiv im Original).

Die Auswertungsphase geht von der folgenden Frage aus: Ist das Ziel erreicht (bzw. das Problem gelöst)? Zu dieser Frage sind grundsätzlich zwei Antworten möglich:

1. Das Ziel ist erreicht.
2. Das Ziel ist nicht oder nur teilweise erreicht.

1. Wenn das Ziel erreicht ist, ergeben sich die folgenden drei Möglichkeiten:
   a) Das erreichte Ziel erfordert keine weiteren Schritte. In diesem Fall wird ein entsprechender Hinweis in der Dokumentation vermerkt und man kann sich zusammen mit dem Patienten über den Erfolg freuen.
   b) Ein erreichtes Ziel kann die Grundlage für weitere Aufbauschritte zur Erreichung eines weiteren Ziels oder eines Fernziels sein:

Ein schon drei Jahre hospitalisierter Patient wird systematisch auf die Rehabilitation vorbereitet. Ein vordringliches Problem ist der Verlust der Fähigkeit zur Verwaltung seiner Finanzen. Der Patient hat bereits gelernt, sinnvoll mit seinem Taschengeld umzugehen, und nun kann er auf diesem erreichten Ziel aufbauen (z. B. Einzahlungen selbst vornehmen, Budget erstellen usw.).

c) Selbst wenn ein bestimmtes Ziel als erreicht gilt, kann es nützlich sein, das ursprüngliche Problem als potentielles Problem zu betrachten. Ein solches Vorgehen ist bei Problemen, bei denen eine grosse *Rückfallgefahr* besteht, sinnvoll. Zum Beispiel:

Eine 26jährige Fabrikarbeiterin wurde wegen Alkoholismus und Verwahrlosungstendenzen hospitalisiert. Nach einem relativ problemlosen Entzug erhielt sie zunächst Arealausgang. Die Patientin entfernte sich dabei von dem Areal und ging ins nächste Wirtshaus und kam angetrunken auf die Station zurück. Es folgte Ausgangssperre von rund vier Wochen. Während dieser Zeit ging man das Alkoholproblem mit Gesprächen und anderen Massnahmen an. Als sie anschliessend erneut Ausgang bekam, wurde das Ziel gesetzt: nimmt während des Ausgangs keinen Alkohol ein. Das Ziel wurde von entsprechenden Massnahmen (z. B. Blas-Test) begleitet. Nach erfolgreicher Erreichung dieses Ziels erhielt sie Stadtausgang mit der gleichen Zielsetzung, die sie innerhalb von vier Wochen erreichen sollte. Diese Bewährungsprobe bestand sie ohne Rückfälle und das Problem war soweit gelöst.

Da die Möglichkeit eines Rückfalls bestand, wurde diese Problematik als potentielles Problem im Pflegeplan angeführt. Die bisherige Massnahme (der Blas-Test) wurde zwar nicht mehr regelmässig vorgenommen, doch es wurde mit ihr vereinbart, dass das Pflegepersonal die Patientin bei Verdacht auf Alkoholkonsum blasen lassen würde.

2. Das Ziel ist nicht oder nur teilweise erreicht: Bei Nicht-Erreichen des Ziels müssen zwei Schritte unternommen werden. In erster Linie ist es sinnvoll zu überlegen, warum die Problemlösung fehlgeschlagen ist. Die Ergebnisse dieser Überlegung führen zu einem Überdenken des weiteren Verlaufs, was seinerseits zur Entwicklung eines neuen Pflegeplans oder zu einer Anpassungsphase führt.

Fehlschläge

«Es versteht sich wohl von selbst, dass keine Methode Anspruch darauf erheben kann, automatisch und in allen Fällen zum Erfolg zu führen» (Watzlawick/Weakland/Fisch 1979, S. 140). Diese selbstredend klare Aussage, die natürlich auch für die Pflegeplanung und ähnliche Planungsmethoden gilt (vgl. etwa Braun/Halisch 1985, S. 627, oder Hayes-Roth/Longabaugh/Ryback 1972, S. 32), ist dennoch erwähnenswert in Anbetracht der hohen Erwartungen, die an die Pflegeplanung gestellt werden. In einem kritischen Artikel zur Pflegeplanung spricht Altschul von einer «Euphorie, die vom Glauben ausgeht, dass wir uns auf der Schwelle zur

Utopie befänden, infolge der ‹Annahme› oder ‹Einführung› der Pflegeplanung» (Altschul 1984, S. 49: eher frei übersetzt).

Ursachen für Fehlschläge können in jeder Phase des Regelkreises zu suchen sein (vgl. Müller 1986, S. 53). Fehlschläge können auf ungenügende oder ungenaue *Informationen* zurückgeführt werden. In manchen Fällen können notwendige Informationen nicht gesammelt werden, z.B. bei Patienten, die nicht aussagen können oder wollen, oder bei Angehörigen, die aus wohlgemeinter Fürsorge für den Patienten Informationen so präsentieren, dass die Problematik kleiner oder günstiger erscheint. In anderen Fällen kann es daran liegen, dass das Behandlungsteam es *versäumt,* wichtige Informationen einzuholen.

Es ist selbstverständlich, dass ungenaue oder falsche Informationen zu ungenauen oder falschen *Problemformulierungen* verführen (ausser es handelt sich um einen sehr merkwürdigen Zufall). Problemformulierungen können aber trotz genügender Information ungenau oder vage formuliert sein. Sehr globale Problemformulierungen wie z.B. «hat eine Identitätskrise» werden zu ebenso vagen Zielen und Massnahmen führen. *Unrealistische Ziele* können bekanntlich den Patienten (und das Behandlungsteam) frustrieren und dadurch Misserfolge fördern. Ein weiterer Grund des Scheiterns kann bei den *Massnahmen* selbst liegen. Dies ist der Fall, wenn die Massnahmen plangemäss durchgeführt werden, sich aber im nachhinein als untauglich erwiesen. Der Misserfolg kann infolge der *mangelnden Durchführung* geeigneter Massnahmen auftreten.

Eine Ursache für Fehlschläge kann eine falsche Festlegung der Prioritäten sein. Hierzu schrieb Locher schon 1975: «Bei einer Reihenuntersuchung von hundert Kardexformularen aller im Laufe eines Monats aus einer Klinik ausgetretenen Patienten überprüfen wir, wieweit darin die pflegerischen Probleme der Patienten festgehalten waren. Die Auswertung ergab, dass dies nur gelegentlich zutraf. Die erwähnten Probleme betrafen vor allem die Mobilität der Patienten, Sprach- und Gehörschwierigkeiten und besondere Essensprobleme, also alles sogenannt offene Pflegeprobleme. Verdeckte Pflegeprobleme, wie soziale oder familiäre Schwierigkeiten oder Probleme, die sich aus der Tatsache ergeben, dass jemand krank oder hospitalisiert war, fehlten vollständig, obschon auch solche bestanden» (Locher 1975, S. 126f.). Dieses Zitat weist auf die Möglichkeit hin, dass Probleme, Ziele und Massnahmen *an sich* richtig sein können, dass aber der Pflegeplan an den Bedürfnissen, Interessen, Motivationen und Notwendigkeiten des Patienten vorbeigeplant worden war.

Darüber hinaus kann der Fall eintreten, dass der Widerstand des Patienten zu gross ist, als dass er an seiner Problemlösung mitarbeiten könnte, oder dass er sich einfach über Behandlungsvereinbarungen hinwegsetzt.

Die Anpassungsphase

Wenn die Auswertung ergibt, dass das Ziel nicht erreicht ist (bzw. das Problem nicht gelöst ist), und wenn die Ursache des Fehlschlagens der Problemlösung bekannt ist, gilt es, den Pflegeplan zu modifizieren oder dem neuen Informationsstand anzupassen. Der Ansatzpunkt für die Anpassung des Pflegeplans kann in (fast) jeder Phase des Problemlösungsprozesses liegen:

Informationen: Nach der Auswertung werden in aller Regel mehr *Informationen* vorliegen. Aus den neuen Informationen werden möglicherweise die *Probleme* und *Ressourcen* des Patienten besser erkannt, was wiederum in entscheidendem Mass die Ziele und Massnahmen beeinflusst. Es kann sein, dass aufgrund der neuen Informationenen die *Ziele* neu festgelegt und die *Massnahmen* entsprechend angesetzt werden müssen. Hierzu ein paar Beispiele der Anpassung eines Pflegeplans:

Zunächst aber zurück zur geistig Behinderten mit dem Problem der Nahrungsaufnahme (siehe oben S. 131).

Beispiel I

Problem	Ziel	Massnahmen
• Erbricht, wenn diverse Pflegepersonen ihr das Essen eingeben	• Erbricht nicht und ist genügend ernährt	• Feststellen, bei welchen Personen sie erbricht (eine entsprechende Tabelle liegt im Stationsbüro auf)

Die oben genannte Massnahme wurde etwa drei Wochen durchgeführt. Eine Auswertung ergab, dass die Patientin vor allem bei Pflegepraktikanten erbrach. Dies lag nicht, wie zunächst vermutet wurde, an der Qualität der Ausbildung, sondern an der Tatsache, dass die Praktikanten auf der Station relativ neu waren und die Patientin nicht so gut kannten. Aufgrund

Problem	Ziel	Massnahmen
• Erbricht, wenn neue Mitarbeiter ihr das Essen eingeben	• Erbricht nicht	• Neue Mitarbeiter stellen den Kontakt über die Körperpflege her und lassen ihr genug Zeit zum Kennenlernen, ehe sie ihr das Essen eingeben

dieser Auswertung ergab sich der folgende Pflegeplan, der fortan für alle neuen Mitarbeiter Gültigkeit hat.

Aus diesem Beispiel wird ersichtlich, dass die Auswertung zu einer genaueren Problemerkenntnis geführt hat. Die Zielsetzung ist im wesentlichen dieselbe geblieben, während die Massnahme mit dem festgehaltenen Problem besser übereinstimmt.

Beispiel 2

Problem	Ziel	Massnahmen
• Erhält samstags Fr. 35.– und hat meistens ab Dienstag kein Geld mehr	• Kann das Taschengeld selbst einteilen	• Mit ihm zusammen – Ausgaben überprüfen – Budget erstellen – erhält samstags weiterhin Fr. 35.–

In einem Gespräch mit der Bezugsschwester berichtete der Patient, dass er mit seinem Taschengeld folgendes bestreiten müsse: Getränke, eine wöchentliche Fahrt in ein benachbartes Dorf, um seine Schwester zu besuchen, und eine Kinokarte pro Woche. Die Bezugsschwester erstellte mit dem Patienten zusammen ein Budget, das er allerdings dann nicht einhielt. In einem Auswertungsgespräch erzählte der Patient, dass er aufgrund eines momentaten Bedürfnisses sein Geld für eine neue Badehose, die er nicht wirklich braucht, ausgegeben hätte. Der Patient erinnert sich, dass er auch früher schon solche «plötzlich» auftretenden Wünsche hatte, irgend etwas zu kaufen. Im gemeinsamen Gespräch wurde die folgende Anpassung des Pflegeplans besprochen und festgehalten:

Problem	Ziel	Massnahmen
• Gibt das Taschengeld manchmal voreilig und impulsiv aus *Ressource* • Hat früher seine Finanzen meist erfolgreich verwaltet	• Überlegte Einteilung des Taschengeldes • Kommt mit Fr. 35.– Taschengeld pro Woche aus	• Erstellt eine Liste von *notwendigen* Anschaffungen • Bespricht jede Geldausgabe von über Fr. 20.– mit der Bezugsperson • Versucht auf jeden Fall den Kauf um mindestens einen Tag zu verschieben

Hier wiederum führt die Auswertung zu einer genaueren Fokussierung des Problems und zu neuen Zielen und Massnahmen.

Beispiel 3

Problem	Ziel	Massnahmen
• Rasiert und wäscht sich ungenügend *Ressource* • Ist körperlich in der Lage, diese Tätigkeiten auszuführen	• Ist in bezug auf Rasur und Körper gepflegt	• Rasiert sich täglich • Badet selbständig dienstags und freitags • Erhält nach erfolgter Körperpflege Stadtausgang

Trotz ausführlicher Besprechung dieser Massnahmen hatte der Patient die von ihm geforderten Tätigkeiten während einer Durchführungsphase von etwa drei Wochen «vergessen» oder aus fadenscheinigen Gründen versäumt. Es stellte sich heraus, dass die festgelegten Massnahmen doch zu optimistisch waren. Die folgende Anpassung des Pflegeplans wurde vorgenommen.

Problem	Ziel	Massnahmen
• Rasiert und wäscht sich ungenügend *Ressource* • Ist körperlich in der Lage, diese Tätigkeiten auszuführen	• Ist in bezug auf Rasur und Körper gepflegt	• Rasiert sich täglich unter Aufsicht einer Pflegeperson • Badet unter Aufsicht einer Pflegeperson dienstags und freitags • Erhält nach erfolgter Körperpflege Stadtausgang

Diese Anpassung der Massnahmen erfolgt bei *gleichbleibender* Problem- und Zielformulierung. Die neuen Massnahmen sind eine Strukturierungshilfe für den Patienten und sind wesentlich direktiver als die ersten. Da diese Massnahmen den Patienten in einem gewissen Sinne von einem Teil Eigenverantwortung für seine Behandlung entbinden, ist es notwendig, bald auszuprobieren, ob der Patient die Verantwortung wieder übernehmen kann.

Nach umfangreichen Problemlösungsversuchen mit entsprechenden Anpassungen des Pflegeplans kann es sich herausstellen, dass es sich um ein *unlösbares Problem* handelt. Ein Beispiel hierzu:

«Ein 54jähriger, an Katatonie leidender Patient, der seit viereinhalb Jahren hospitalisiert ist, wurde vor zehn Monaten auf eine offene Langzeitstation verlegt. Schon recht bald nach der Verlegung zeigte sich, dass er morgens um etwa fünf Uhr aufstand, sich anzog und sich anschliessend aus dem Haus begab (die Stationstüre wurde um 5.15 Uhr von der Laufwache aufgemacht, damit einige auswärts arbeitende Patienten zur Arbeit gehen konnten). Der Patient lief alsdann Morgen für Morgen ziellos im Klinikareal umher und erschien häufig verspätet zum Frühstück, das um sieben Uhr bereitsteht. Trotz einiger Problemlösungsversuche (Gespräche mit dem Patienten, medikamentöse Massnahmen zur Änderung des Schlaf-Wach-Rhythmus, Androhung einer Ausgangssperre, erschwerter Zugang zu den Tageskleidern) war keine Verhaltensänderung von seiten des Patienen, der seine morgentlichen Spaziergänge nicht als problematisch empfand, zu verzeichnen.

Sein diesbezügliches Verhalten wurde als unlösbares Problem interpretiert, das auf die Eigenart des Patienten zurückzuführen war. Die Möglichkeit der Rückversetzung auf eine geschlossene Langzeitstation wurde verworfen, da dies wahrscheinlich eine beträchtliche Verminderung seiner Lebensqualität bedeutet hätte. In Anbetracht der Tatsache, dass der Patient weder verwirrt noch sonstwie gefährdet oder gefährlich war, wurde sein Verhalten geduldet. Als die Winterzeit näherrückte wurde dem Patienten dringend empfohlen, den bereitgelegten Wintermantel anzuziehen: Dadurch wurde sein Verhalten quasi «legalisiert».

Selbst wenn die gesamte Pflegeplanung «bloss» zur Erkenntnis hinführt, dass ein bestimmtes Problem unlösbar ist, war diese nicht umsonst: In der Pflegepraxis hört man manchmal den Ausspruch, dass *«schon alles probiert wurde»,* um ein bestimmtes Problem zu lösen, doch bei näherem Hinsehen besteht das «alles» aus ein paar Massnahmen zur Problembewältigung. Gerade hierin liegt ein eindeutiger Vorzug der Pflegeplanung: «Das angebliche ‹alles› wird dokumentiert» (Stockwell 1985, S. 35).

Die Tatsache, dass ich bislang mehr über Fehlschläge als über Erfolge bei der geplanten Pflege berichtet habe, kann nunmehr als Beleg für die im Kapitel 6 erwähnte Feststellung gelten, dass Leute, die in Berufen des Gesundheitswesens arbeiten, vor allem geschult werden, Störungen zu erkennen.

Doch so wie die Krankenpflege sich sowohl mit den krankhaften wie auch mit den gesunden Anteilen der Patienten beschäftigt (Probleme und Ressourcen), so sollte die Aufmerksamkeit der Pflegeperson in der Auswertungsphase der Pflegeplanung nicht nur auf Fehlschläge, sondern auch auf Erfolge ausgerichtet sein. Die Lenkung der Aufmerksamkeit auf erfolgreich verlaufende Problemlösungen dient nicht nur zur Vorbeugung von Frustration bei Pflegenden, sondern kann auch zur allgemeinen Vermehrung des spezifischen Berufswissens beitragen; denn obschon man in der Krankenpflege von der Grundannahme ausgeht, dass jeder Mensch ein Individuum mit seinen ihm eigenen Erlebnissen, Problemen und Ressourcen ist, ist es durchaus möglich, dass erfolgreiche Problemlösungsstrategien in ähnlich gelagerten Fällen auch zu Erfolgen führen können. Ein ebenso belangreicher Nutzen der Registrierung solcher Erfolge besteht in der Weitergabe solcher Informationen an Angehörige des Patienten.

Zusammenfassung

Die Durchführungsphase des Problemlösungsprozesses besteht darin, dass die geplanten Massnahmen in die Praxis umgesetzt werden. Dieses Umsetzen erfordert eine bestimmte Konsequenz, aber auch gleichzeitig eine andauernde Wahrnehmung der Situation des Patienten, damit unvorhergesehene Ereignisse, die eine Anpassung des Pflegeplans erfordern könnten, erfasst werden. Die Dokumentation des Verlaufs beginnt bereits während der Durchführungsphase. Drei Schwierigkeiten, die während dieser Phase auftreten können, sind: Verlust der Motivation des Patienten, uneinheitliches Arbeiten von seiten des Behandlungsteams und das zeitweilige Unvermögen der Institution, die zur Problemlösung notwendigen Ressourcen zu stellen.

In der Auswertungsphase geht es um einen Vergleich zwischen dem Ziel und der tatsächlichen Situation des Patienten zum Zeitpunkt der Überprüfung. Hinweise zur Auswertung ergeben sich aus: objektiver Messung, objektiver oder subjektiver Beobachtung oder Personenaussagen. Zur zentralen Frage - ist das Ziel erreicht? - gibt es drei mögliche Antworten, entweder ja, nein oder nur teilweise erreicht. Bei erreichtem Ziel ist das Problem entweder gelöst, oder das gelöste Problem bildet die Voraussetzung für die Lösung weiterer Probleme, oder das gelöste Problem wird in ein potentielles Problem umgedeutet (z.B. bei Rückfallgefahr). Falls das Ziel nicht erreicht wurde, erfolgt nach Ermittlung der Ursache des Fehlschlagens eine Neuanpassung des Pflegeplans. Ursachen für Fehlschläge können in den einzelnen Schritten des Problemlösungsverfahrens liegen, können aufgrund von falsch gesetzten Prioritäten auftreten oder können darin begründet sein, dass sich der Patient nicht an die Behandlungsvereinbarungen hält. Die Aufmerksamkeit der Pflegeperson während der Auswertungsphase soll aber auch auf erfolgreiche Problemlösungsstrategien gerichtet sein.

Zweiter Teil: Praxis

«Beispiel nützt zehnmal mehr als Vorschrift.»
James Fox, 1796

Einleitung

Im nun folgenden Praxisteil geht es um die Darstellung von vier ausgebauten Beispielen von Pflegeplanungen und deren Anwendung in der psychiatrischen Krankenpflege. Die vier Beispiele lehnen sich direkt an echte Verläufe aus der täglichen Praxis. Aus Gründen des Persönlichkeitsschutzes habe ich jedoch alle Patienten-Daten (Name, Vorname, Geburtsdatum, Zeitpunkt des Klinikaufenthaltes usw.) völlig verändert. Darüber hinaus wurden bestimmte Ereignisse aus den Behandlungsverläufen der Patienten, die möglicherweise einen Rückschluss auf die Persönlichkeit des Betroffenen zulassen könnten, weggelassen und, ohne den Verlauf im wesentlichen zu verändern, durch Phantasie-Ereignisse ersetzt. Da es unmöglich ist, «alles» über einen Patienten zu wissen (vgl. Kapitel 4), geschweige denn zu schreiben, sind die Informationen in den folgenden Falldarstellungen bloss eine Auswahl von vorhandenen Daten. Ich habe dabei mit möglichst wenig Informationen versucht, ein umfassendes und lebendiges Bild der Patienten zu vermitteln.
Schon öfters wurde bemängelt, dass Beispiele von Pflegeplanungen in den Lehrbüchern viel zu umfassend und daher für den Praktiker nicht realistisch sind. Wegen dieser Kritik möchte ich die folgende Anmerkung anbringen: die Fallbeispiele in diesem praktischen Teil sind umfassend, weil ich versucht habe, festzuhalten, *wie* sie zustande gekommen sind. Die Kapitel enthalten allerlei Informationen (z.B. Hintergrund-

informationen über den Patienten, Anmerkungen über die Arbeitsweise des Behandlungsteams, kurzgefasste Aufzeichnungen von Gesprächen usw.), die für das Verständnis des Zustandekommens nötig sind. Inbegriffen sind auch reflektierende Überlegungen und Begründungen zu den in den Pflegeplänen festgehaltenen Problemen, Zielen und Massnahmen. Kurzum: Damit die folgenden Beispiele transparent sind, wurde eine Menge Informationen benutzt, die in der Pflegepraxis weder dokumentiert noch dokumentiert zu werden braucht. Extrahiert man all diese Hintergrundinformationen aus den folgenden vier Kapiteln, bleiben Kernaussagen, vor deren Zahl der Praktiker nicht mehr zu erschrecken braucht. Dieser Kern besteht nämlich in der Regel aus zwei Pflegeplanungsblättern und ein paar Verlaufsblättern.

Was den Umfang der Pflegeplanungen anbetrifft, habe ich mich bemüht, realistisch zu bleiben, d.h. eine vernünftige und überblickbare Anzahl von Problemen, Massnahmen und Zielen festzuhalten. Erfahrungsgemäss benötigen solche Pläne rund eine Stunde Schreibarbeit, wenn alle «Recherchen» schon vorliegen.

Es versteht sich von selbst, dass die Art der folgenden Pflegeplanungen weder die einzige noch die beste ist; denn sie sind allesamt von den Auffassungen und persönlichen Arbeitsweisen der Mitarbeiter geprägt, die die Patienten gepflegt haben. Darüber hinaus spielen meine persönlichen Auffassungen eine grosse Rolle, weil ich die Fallbeispiele selektiv aufgearbeitet habe. Ich glaube dennoch, dass Pflegepersonen, die einen anderen therapeutischen Standpunkt einnehmen, genügend Anregungen bekommen, um diese Pflegeplanung in ihre persönliche Arbeitsweise zu integrieren. Entgegen manchen Pflegeplanungen in anderen Lehrbüchern habe ich mitunter Verläufe aufgezeichnet, die infolge von irgendwelchen Umständen nicht planmässig «verliefen». Solche unerwarteten und unberechenbaren Wendungen sind nun mal eine Realität in der psychiatrischen Krankenpflege. Der Zweck der Aufnahme solcher Beispiele besteht darin, aufzuzeigen, was zu machen ist, wenn der Verlauf von den Erwartungen abweicht. Die Pflegepläne sind somit nicht Super-Beispiele, sondern praxisbezogene Berichte, wie sie jede Pflegeperson in etwa kennt. Wo es nötig ist, zeige ich Grenzen der Pflegeplanung und der Praxis der psychiatrischen Krankenpflege als Ganzes auf.

Diese realistische Darstellung der Praxis ist ein Versuch, allfälligen Frustrationen vorzubeugen und überoptimistische Erwartungen an die Pflegeplanung abzubauen. Der Leser/die Leserin soll ferner ermutigt werden, eine reelle Anwendung der geplanten Pflege anzustreben.

9

«Wir müssen also bei allen unseren Entschliessungen erwägen, auf welcher Seite die wenigsten Übelstände sind, und einen danach gefassten Entschluss für den besten halten, weil keine Sache in der Welt ohne ihre Schattenseite ist.»
Machiavelli

Karin L.

Inhalt

Das vorliegende Fallbeispiel ist durch die folgenden Merkmale gekennzeichnet:
1. *Problemhypothesen.* Vom Eintritt eines Patienten an bis zur Erstellung des Pflegeplans beschäftigen sich Pflegepersonen mit der Sammlung von Informationen, die eine Pflegeplanung erst ermöglichen. Die dazwischenliegende Zeit ist jedoch kein Vakuum, in dem keine Handlungen von seiten des Personals erfolgen. Selbst ohne Pflegeplan müssen die Pflegepersonen irgendwelche Massnahmen durchführen. Man denke hier beispielsweise an gewisse Routinemassnahmen, wie das Bekanntmachen mit den Menschen auf der Station, Stationsrundgang zur Orientierung des Neueingetretenen usw. Neben solchen Routinehandlungen, die

man gewissermassen als eine Art «standardisierter Eintrittsplan» auffassen kann, erfolgen häufig Handlungen, die in Beziehung zur persönlichen Problematik des Patienten stehen. Die Grundlage für solche Handlungen sind Problemhypothesen, die unter Umständen bald nach dem Eintritt entstehen. Der Besprechung dieser Problemhypothesen, die teils auf objektiven Tatsachen und teils auf subjektiven Empfindungen der Pflegepersonen beruhen, habe ich viel Platz eingeräumt, damit der reflektive Charakter solcher Überlegungen transparent wird.

2. Das Hauptproblem der Patientin ist ausgesprochen psychodynamischer Natur und ist eng mit ihren familären Beziehungen verknüpft. Es wird in diesem Fallbeispiel einerseits gezeigt, welche Bedeutung den Familienmitgliedern im Behandlungsprozess zukommt, und anderseits wird auf das schon im Kapitel 2 besprochene Spannungsfeld zwischen Psycho- und Soziotherapie hingewiesen. Es dürfte aus diesem Fallbeispiel hervorgehen, wie schwierig es manchmal ist, sinnvolle soziotherapeutische Massnahmen, die pflegerisch ausgerichtet und zugleich konkret handlungsorientiert sind, zu entwickeln.

3. Die Behandlung verläuft *nicht planmässig*: nachdem der Pflegeplan entwickelt worden war, beschloss die Patientin, die freiwillig in der Klinik ist, auszutreten. Diese Wendung zog Schwierigkeiten nach sich, vor allem was die Auswertung anbetrifft. Die Tatsache, dass solche unvorhergesehene Ereignisse in der psychiatrischen Krankenpflege nicht selten auftreten, hat mich dazu bewogen, gerade diese Pflegeplanung in vorliegendes Buch aufzunehmen.

Die Behandlung der Patientin erfolgte auf einer geschlossenen Aufnahmestation.

Name:	L.
Vorname:	Karin
Geboren:	2. März 1961
Konfession:	evangelisch
Beruf:	Verkäuferin
Zivilstand:	ledig
Wohnort:	S.
Nationalität:	Schweizerin

Die Aufnahmesitution: 9. August 1985

Informationen zur Zeit der Einweisung

Frau L. trat am Freitag freiwillig in die Klinik ein. Sie erzählt bereitwillig über ihre Probleme. Es gelingt ihr dabei sehr gut, sich präzise auszudrükken.

Problematisch wurde es bereits vor fünf Monaten:

Damals hat Frau L. eine berufliche Weiterbildung besucht. Die Unterrichtsstunden hatten sie nervös gemacht. Infolge dieser Nervosität konnte sie nicht mehr essen. Obschon Frau L. den Weiterbildungskurs mit gutem Erfolg abschloss, blieb die Angst, wieder nervös zu werden. Diese Angstsituation verschlimmerte sich so, dass die Patientin nicht mehr arbeiten konnte. Frau L. blieb deshalb zu Hause.

Sie gibt an, dass ihr die Arbeit gut gefalle und sie verständnisvolle Arbeitskollegen und Vorgesetzte habe. Die Mutter der Patientin ist gegenwärtig in Behandlung bei einem Psychiater. Sie nahm gestern ihre Tochter mit in die Sprechstunde. Der Psychiater habe bei dieser Gelegenheit Frau L. ein Antidepressivum verschrieben. Frau L. gibt an, früher Suizidgedanken gehabt zu haben. Frau L. tritt in die Klinik ein mit der Hoffnung, dass man ihr bei ihrer Angst vor Nervosität und bei ihrer Essensproblematik helfen könne.

Beobachtungen der Pflegeperson (Bezugsperson) während der Aufnahmephase

Die Mutter-Tochter-Beziehung scheint sehr eng zu sein. Die Eltern von Frau L. begleiteten die Patientin in die Klinik. Sowohl die Tochter wie auch die Mutter hatten gleichermassen Schwierigkeiten beim Abschiednehmen (beide weinten sehr heftig).

Der Vater war in der ganzen Aufnahmesituation und bei der Trennung von seiner Tochter gefasst.

Die Patientin hatte während des Gesprächs mit der Pflegeperson keinen Blickkontakt.

Frau L. sprach mit weinerlicher Stimme.

Vorläufige Problemhypothesen der Pflegeperson

Aus den Aussagen der Patientin und aus den eigenen Beobachtungen (und Empfindungen) der Pflegeperson wurden folgende Problemhypothesen postuliert.

Enge Mutter-Tochter-Beziehung

Diese Hypothese steht zwar an erster Stelle, ist aber von all den erkannten Problemhypothesen diejenige, welche gegenwärtig am wenigsten objektivierbar ist. Die Beobachtungen, die für diese Hypothese sprechen, sind folgende: Die (von der Pflegeperson als beinahe übertrieben empfundene) Betroffenheit von Mutter und Tochter beim Abschiednehmen:

- Die Tatsache, dass die Mutter ihre inzwischen 24jährige Tochter zum Psychiater mitnimmt.
- Frau L. ist Einzelkind.

Andere Gründe, die zu dieser Hypothese führen, sind von der Pflegeperson her nicht beschreibbar, sondern eher Gefühlssache.

Herabgesetzte Nahrungsaufnahme infolge von Angst

Diese Thematik hat die Patientin bereits deutlich angesprochen; sie leidet ferner darunter, dass sie so mager ist; die Hose hängt locker an ihrem Körper und die Hüftknochen sind unter der Haut deutlich sichtbar. Die Patientin bekundet ihren Willen zu essen, könne aber nicht wegen ihrer Angst.

Frau L. gibt an, normalerweise 50 kg schwer zu sein. Das Gewicht bei der Aufnahme beträgt 48,100 kg.

Heimweh

Frau L. sagte gleich nach der ersten Begegnung mit der Pflegeperson, dass sie Heimweh haben werde. Die Betroffenheit beim Abschied von ihrer Familie unterstreicht diese Aussage der Patientin.

Depressive Verstimmung

Die folgenden Aussagen oder Beobachtungen lassen eine depressive Verstimmung vermuten:
- Die Aussage von Frau L., dass sie auch schon an Selbstmord gedacht habe.
- Frau L. sieht gegenwärtig keinen Ausweg!
- Die Patientin ist in ihren Körperbewegungen augenfällig verlangsamt.
- Die herabgesetzte Nahrungsaufnahme könnte auf eine mögliche depressive Verstimmung hinweisen.

Angst

Frau L. spricht selbst von der Furcht, «nicht mehr essen und (mit der Zeit) nicht mehr arbeiten zu können».

Die bisher erkannten Ressourcen von Frau L.

- kann sich sehr gut ausdrücken
- möchte (an Gewicht) zunehmen
- ist in bezug auf Kontakt offen und zugänglich
- ist zur Behandlung motiviert
- ihre Arbeitsstelle ist gesichert - ihre Arbeit gefällt ihr
- hat gegenwärtig (sofern beobachtbar) keine Suizidgedanken
- steht einer medikamentösen Behandlung positiv gegenüber

Sofortmassnahmen/Provisorische Pflegeplanung

Es wäre natürlich unklug, zu diesem Zeitpunkt einen vollständigen Pflegeplan erstellen zu wollen. Die vorhandenen Informationen sind viel zu dürftig und (wie bereits erwähnt) viel zu hypothetisch, als dass eine vernünftige Planung festzulegen wäre.

Das Pflegepersonal muss aber irgendwelche Richtlinien haben, wie es bis zur Festlegung der Pflegeplanung mit Patienten umgehen soll.

Aus den bereits vorhandenen Informationen wurde deshalb die folgende provisorische Pflegeplanung festgelegt:

Problemhypothese	Ziele	Massnahmen
Enge Mutter-Tochter-Beziehung; möglicherweise Ablösungsschwierigkeiten vom Elternhaus	Abklärung der Problemhypothesen	- Beobachtung während des Besuchs der Eltern (vor allem des Abschieds) - im Gespräch die Mutter-Tochter-Beziehung *vorsichtig* ansprechen, um die Meinung von Frau L. zu erfahren
Herabgesetzte Nahrungsaufnahme infolge von Angst	keine Lebensbedrohung durch herabgesetzte Nahrungsaufnahme, Abschätzung der Gefahr	- Beobachtung der Nahrungsaufnahme durch die Bezugsperson - Gewichtskontrolle am 4. Tag nach der Aufnahme - das Problem *nicht* direkt ansprechen - klagen der Patientin jedoch ernst nehmen
Heimweh	lernt mit dem Heimweh leben	- klagen der Patientin ernst nehmen - beobachten, wann das Heimweh auftritt
Hat Angst, nervös zu werden, nicht mehr essen zu können	mehr Informationen gewinnen	beobachten, in welcher Situation Frau L. Angst zu haben scheint
Allgemeine Verlangsamung (der Sprache und Motorik)	- erfahren, inwiefern Frau L. dies als Problem erlebt - bewegt sich körperlich aktiver	Frau L. im Gespräch vorsichtig fragen (Bezugsperson) nimmt teil an den angebotenen Stationsaktivitäten

Kommentar zur provisorischen Pflegeplanung

Die provisorische Pflegeplanung enthält im wesentlichen Anweisungen und Richtlinien zur weiteren *Beobachtung* der Patientin. Die Beobachtungen werden später dazu benutzt, die Problemhypothesen zu verifizieren oder zu falsifizieren (zu bestätigen oder zu verwerfen).

Unter anderem sind Anweisungen für das Pflegepersonal enthalten, welche Probleme es im Gespräch mit der Patientin ansprechen soll und welche nicht. Für ein solches Vorgehen sprechen zwei Gründe:

1. Es handelt sich bekanntlich um Problemhypothesen. Wenn man ein bestimmtes hypothetisches Problem anspricht, ist es denkbar, dass dieses Ansprechen auf die Patientin suggestiv wirkt und dadurch das spontane Verhalten der Angesprochenen beeinflusst.
2. Es ist momentan noch unklar, welche Einsichten und welche Erkenntnis Frau L. in und über ihre Problematik hat. Die Pflegeperson *vermutet,* dass Frau L. wenig bis keine Einsichten in das vermutete Problem der zu engen Mutter-Tochter-Beziehung hat. Selbst wenn das vermutete Problem der zu engen Mutter-Tochter-Beziehung *nachgewiesenermassen* bestünde, gäbe es gegenwärtig keine vernünftigen Gründe, anzunehmen, man müsse die Patientin sofort in aller Offenheit mit diesem Problem konfrontieren.
   Die postulierte zu enge Mutter-Tochter-Beziehung hat bei dieser provisorischen Pflegeplanung einen grossen Einfluss auf die Massnahmen der anderen Probleme. Die betreuende Pflegeperson *nimmt an* oder *vermutet,* dass die Mutter-Tochter-Beziehung (und eine daraus resultierende Ablösungsproblematik) das *Kernproblem* von Frau L. ist, und dass alle anderen Schwierigkeiten Folgeprobleme sind.
   Frau L. *scheint* eine andere Sicht der Dinge zu haben. Es dünkt die Schwester, wie wenn Frau L. die verminderte Nahrungsaufnahme als ihr grösstes Problem ansähe.

Somit ergibt sich das folgende Bild:

Einschätzung der Pflegeperson		Einschätzung der Patientin	
Kernproblem:	zu enge Mutter–Tochter-Beziehung	Kernproblem:	verminderte Nahrungsaufnahme infolge von Angst
Folgeprobleme:	herabgesetzte Nahrungsaufnahme, Heimweh, depressive Verstimmung, Angst, allgemeine Verlangsamung	Folgeprobleme:	Heimweh, depressive Verstimmung

Die von der Pflegeperson postulierte Problemhierarchie beeinflusst in hohem Masse den Umgang mit der Nahrungsproblemtik von Frau L.

Die Pflegeperson entscheidet sich dafür, Frau L. nicht direkt auf die verminderte Nahrungsaufnahme anzusprechen, damit dieses Problem (das von der Pflegeperson als *Folgeproblem* eingeschätzt wird) nicht evtl.

hochstilisiert wird. Bei der Entscheidung für dieses Vorgehen spielten die folgenden Überlegungen eine Rolle:

- Der Gewichtsverlust scheint im Moment nicht bedrohlich zu sein (2 kg innerhalb von sechts Monaten).
- Möglicherweise stellt sich durch die Distanz zum Elternhaus eine verbesserte Nahrungsaufnahme ein.
- Direktes Fragen zu diesem Problemkreis könnte das spontane Verhalten der Patientin beinträchtigen.
- Häufiges Fragen könnte *möglicherweise* als «Mutterrolle» der Pflegeperson fehlinterpretiert werden.

Verlauf der ersten Tage nach dem Klinikeintritt

Tag 1: 10. August 1985

Essen

Frau L. ass morgens sehr wenig. Am Mittag und am Abend ermunterten die Mitpatienten Frau L., etwas zu essen. Sie nahm zwar wenig zu sich, aber doch mehr, als das Pflegepersonal erwartet hatte. Die Patientin machte am Tisch einen leidenden Eindruck.

Aktivitäten

Vormittags ging Frau L. mit einem Pfleger spazieren. Ihre etwas verlangsamte Motorik hinderte sie nicht, einen ausgedehnten Spaziergang zu machen.

Nachmittags knüpfte Frau L. zu einer Patientin Kontakt, die eine ähnliche Problematik hat wie sie selbst.

Am Abend schaute die Patientin rund zwei Stunden fern.

Allgemein

Frau L. sagte am Morgen aus, sie habe schlecht geschlafen. Nach Einschätzung der Nachtschwester soll die Patientin aber gut geschlafen haben. Frau L. wurde gestern darauf aufmerksam gemacht, dass sie ohne weiteres ein Schlafmittel verlangen könne. Von dieser Möglichkeit hat sie nicht Gebrauch gemacht.

Die Körperpflege macht Frau L. selbständig und gründlich.

Tag 2: 11. August 1985

Essen

Frau L. ass morgens nichts und mittags wenig. Am Tisch sagte sie zu einer Schwester: «Ich bin so verkrampft!»

Aktivitäten

Die Patientin weigerte sich, an den angebotenen Aktivitäten teilzunehmen. Sie las ein Buch, welches sie von zu Hause mitgenommen hatte.

Schlaf

Sagt erneut, sie hätte schlecht geschlafen (ein Schlafmittel hatte sie nicht angefordert).

Allgemein

Die Mimik von Frau L. scheint heute eher Langeweile auszudrücken als Angst. Auffallend war heute das leidende Verhalten der Patientin (Gesichtsausdruck, Aussagen). Sie war heute weniger zugänglich als gestern. Frau L. ist sehr bleich (Anämie?).

Tag 3: 12. August 1985

Essen

In der vergangenen Nacht erbrach Frau L. In der Folge hatte sie Angst zu essen, ass aber bei jeder Mahlzeit ein wenig.

Aktivitäten

Frau L. ging heute vormittag in die Stationsergotherapie. Sie lehnte sich etwas auf mit der Begründung: «Ich kann nicht basteln.» Nach dieser Aussage weinte sie.

Stimmung

Die Patientin machte einen traurigen, leidenden Eindruck. Frau L. sagte aus, sie könne nichts und sehe keinen Ausweg.

Allgemein

Frau L. beklagte sich am Morgen, dass «nichts laufe» und sie nicht einsehe, warum sie eigentlich in der Klinik sei, wo sie doch eigentlich «behandelt» werden sollte.

Heute hatte Frau L. mit dem Arzt ein Gespräch. Der Arzt bemerkt im Gespräch folgende Punkte: Frau L. erkennt, dass sie eine sehr enge

Beziehung zu ihrer Mutter hat: dies betrachtet sie jedoch nicht als Problem. Hierzu sagte die Patientin: «Wenn ich so ausgezeichnet mit meiner Mutter zurechtkomme, ist es ja wohl am besten, wenn ich zu Hause wohnen bleibe.»

Dem Arzt fiel ferner auf, dass Frau L. wenig über das Essen sprach, und das die Patientin mehr Blickkontakt hatte.

Der Arzt hat inzwischen erfahren, dass der Psychiater, der die Mutter behandelt, bis nächste Woche in den Ferien weilt.

Mutter-Tochter-Beziehung

Frau L. erhielt von ihrer Mutter Besuch. Der Abschied verlief ebenso dramatisch (mit Tränen und mehreren Versuchen, sich endgültig zu trennen) wie am Aufnahmetag.

Tag 4: 13. August 1985

Essen

Die Patientin ass wenig mit der Bemerkung: «Ich habe Angst zu erbrechen, wenn ich esse.»

Das Gewicht betrug heute abend 48,700 kg.

Aktivitäten

Frau L. ging am Morgen früh schwimmen und danach in die Stationsergotherapie. Am Nachmittag ging sie nicht mit den Mitpatienten spazieren. Heute begann sie eine Handarbeit.

Kontakt zu den Eltern

Am Morgen rief die Mutter die Bezugsperson an und fragte, ob Karin noch keine Medikamente habe.

Am Abend besuchten die Eltern Frau L. Die Eltern blieben rund zwei Stunden. Nach dem Besuch und dem «dramatischen» Abschied war die Patientin aufgewühlt. Sie ging in ihr Zimmer und weinte auf dem Bett. Die Schwester konnte kein Gespräch mit ihr führen.

Nach etwa einer Stunde hatte sich Frau L. weitgehend gefasst. Sie sagte der Schwester, dass sie sich zwischen dem Elternhaus und der Klinik hin und her gerissen fühle: sie wisse gar nicht, ob sie nicht besser austreten sollte.

Allgemein

Die Patientin macht einen überangepassten Eindruck und stellt keine Ansprüche. Das Pflegeteam hat den Eindruck, dass Frau L. leidet; doch die Patientin meldet ihre Bedürfnisse nicht an. Bei Kontakten geht die Initiative ausschliesslich vom Personal aus.

Tag 5: 14. August 1985

Essen

Heute fiel der Pflegeperson auf, dass die Patientin sehr steif am Tisch sass. Sie machte einen angespannten Eindruck und mied die Nähe zu den Tischnachbarn.

Aktivitäten

Frau L. sagte heute vormittag in der Ergotherapie: «Mir passt das Basteln nicht.» Sie durfte vom Ergotherapeuten aus ihre Handarbeit in der Ergotherapie machen.

Allgemein

Frau L. hat zu der bereits genannten Patientin weiterhin Kontakt. Manchmal setzt sich Frau L. zu kleinen Patientengruppen hin, jedoch ohne sich zu beteiligen. Nach wenigen Minuten verlässt sie gewöhnlich die Runde.

Tag 6: 15. August 1985

In einem Gespräch über Frau L. redeten die Bezugsschwester und der Arzt über den Einfluss der Eltern auf die Patientin. Es schien, dass die täglichen Besuche der Eltern eher eine ungünstige Wirkung haben, da diese Frau L. eher aufwühlten (dramatische Abschiedsszenen mit anschliessender Bedrücktheit der Patientin) als halfen. Der Arzt und die Schwester beschlossen, dass die Patientin unter der Woche möglichst keinen Besuch erhalten soll. Der Kontakt zu den Eltern soll sich auf die Wochenendurlaube beschränken.

Das Behandlungsteam hofft, dass Frau L. durch diese zeitweilige Trennung von den Eltern mehr von ihrem Klinikaufenthalt profitieren könnte.

Am gleichen Tag sprach die Bezugsschwester mit Frau L. über dieses Vorgehen. Die Patientin war zwar nicht begeistert von der «Besuchssperre» (wie sie dies nannte), doch konnte sie sich damit abfinden, vor allem deshalb, weil sie das Zugeständnis bzw. Wochenendurlaub hatte. Am Abend wurden die Eltern der Patientin durch einen Stellvertreter der Bezugsschwester (ein diplomierter Psychiatriepfleger) orientiert. Ab heute erhält Frau L. Arealausgang.

Pflegeplanung

Name: L. **Vorname:** KARIN **Geb.** 2. MÄRZ 1961 **Konf.** EVANG. **Bl. Nr.** 1

Datum	Probleme und Ressourcen des Patienten	Stopp	Datum	Pflegeziele	Stopp	Datum	Pflegeplan	Stopp
	Mutter-Tochter-Beziehung							
15.8.	ungenügende Erkenntnis über	29.8.	15.8.	erkennt die Problematik und	29.8.	15.8.	- regelmässige Gespräche	29.8.
85	die zu enge Mutter-Tochter-	85	85	ist später in der Lage,	85	85	(mindestens viermal pro	85
	Beziehung			sich zu entscheiden, ob sie			Woche) mit der Bezugs-	
				diese Situation verändern			schwester	
				will			- der Gesprächsstoff orien-	
							tiert sich dabei an der	
							Patientin	
							- vorsichtig dosiertes An-	
							sprechen der Problematik	
							unter Berücksichtigung des	
							Erkenntnisstandes der	
							Patientin	
	Passivität							
15.8.	trifft selbst nur wenig	29.8.	15.8.	trifft selbständig Ent-	29.8.	15.8.	- Aktivitäten anbieten	29.8.
85	Entscheidungen	85	85	scheidungen	85	85	- Mutterrolle nicht über-	85
							nehmen, d.h. nicht für	
							sie Entscheidungen tref-	
							fen	

Pflegeplanung

Name: L. **Vorname:** KARIN **Geb.** 2. MÄRZ 1961 **Konf.** EVANG. **Bl. Nr.** 2

Datum	Probleme und Ressourcen des Patienten	Stopp	Datum	Pflegeziele	Stopp	Datum	Pflegeplan	Stopp
15.8.	hat Heimweh	29.8.	15.8.	lebt mit dem Heimweh	29.8.	15.8.	- diese Problematik nicht	29.8.
85		85	85		85	85	ansprechen	85
							- bei diesbezüglichen	
							Aeusserungen jedoch Ver-	
							ständnis zeigen.	
							- Wochenendurlaube (siehe	
							unten)	
	Kontakt zu den Eltern							
15.8.	hat einen zu engen Kontakt	29.8.	15.8.	hat etwas mehr Distanz zu	29.8.	15.8.	- strukturierter Besuch von	29.8.
85	zu den Eltern		85	den Eltern	85	85	den Eltern	85
							1) während der Woche keinen	
							Besuch	
							2) an Wochenenden Tagesur-	
							laub zu Hause	
	Nahrungsaufnahme							
15.8.	verminderte Nahrungsauf-	29.8.	15.8.	ist genügend ernährt (das	29.8.		- wöchentliche Gewichtskon-	29.8.
85	nahme infolge von Angst	85	85	Idealgewicht von 46 kg wird	85		trolle	85
				nicht unterschritten)			- das Problem nicht über-	
							bewerten (z.B. durch	
							häufiges Ansprechen)	

Am gleichen Tag wurde nun der folgende Pflegeplan von der Bezugsschwester und vom Arzt aufgestellt. Die Pflegeplanung wurde am selben Abend bei einer Dienstübergabe im Team kurz besprochen und «angenommen».

Kommentar zur Pflegeplanung

Das Behandlungsteam ist immer noch vom Vorhandensein der zu engen Mutter-Tochter-Beziehung überzeugt und sieht dies als Kernproblem von Frau L. an. Das Ziel ist ein Prozessziel. Es liess sich in diesem Fall nicht konkreter definieren. Frau L. äusserte schon einmal im Gespräch mit dem Arzt, dass sie eine enge Beziehung zur Mutter habe, doch dies empfindet sie gegenwärtig nicht als Problem. Das Behandlungsteam vertritt die Auffassung, dass, wenn die Patientin Einsicht in die Problematik hat, ihr als erwachsene Person die Entscheidung überlassen werden soll, ob sie dagegen etwas unternehmen will. Die Massnahmen sind auf die Zusammenarbeit zwischen der Bezugsschwester und der Patientin ausgerichtet. Die hier beschriebenen Massnahmen drücken zugleich einen verbindlichen Auftrag aus und geben an, wer diesen Auftrag erfüllt. Die erste Massnahme ist quantitativer Natur und deshalb sehr konkret. Die anderen Massnahmen geben eine allgemeine Richtung für das Verhalten der Bezugsschwester an. Eine solche eher allgemein beschriebene Massnahme ist in diesem Fall durchaus berechtigt und vertretbar, weil der verbindliche Auftrag an eine Person gebunden ist. Falls andere Personen an der Problemlösung beteiligt wären, müssten diese Massnahmen viel deutlicher formuliert werden, damit eine möglichst einheitliche Haltung gegenüber der Patientin eingenommen werden kann.

Die Durchführung dieser Massnahmen, die der Patientin die problematische Beziehung zur Mutter bewusst werden lassen soll, ist für die Bezugsschwester eine heikle und anspruchsvolle Tätigkeit. Aus diesem Grund wurde zwischen ihr und dem Arzt ausgemacht, dass diese zwei Personen sich mindestens zweimal pro Woche über die Gespräche gegenseitig informieren[1]. Dabei übernimmt der Psychiater, der sich bei dieser Patientin ohnehin sehr stark um die psychodynamischen Aspekte dieses Problems kümmert, eine Art Supervisorfunktion für die Bezugsschwester.

Das Problem der Passivität soll hingegen von allen an der Pflege beteiligten Teammitgliedern angegangen werden. Die Problem- und Zielformulierung sind klar dokumentiert. Die Aussage in den Massnahmen –

[1] Vgl. hierzu Van 1986.

«Mutterrolle nicht übernehmen» – ergab sich nicht nur aus der Forderung, dass Frau L. selbständig Entscheidungen treffen soll, sondern auch aus der Überlegung heraus, dass die Patientin während des Klinikaufenthaltes möglicherweise eine Art «Ersatzmutter» sucht, die der Patientin alle Entscheidungen abnimmt.

Die nächsten zwei Problemkreise weisen deutlich auf die unterschiedlichen Sichtweisen der Patientin und des Behandlungsteams hin und sind eng miteinander verknüpft. Aus der *Perspektive des Teams* wird postuliert, dass sich das Heimweh auf die enge Bindung der Patientin zur Mutter ergibt: Aus der Tatsache, dass das Team diese enge Beziehung als Hauptproblem der Patientin ansieht, ergibt sich die Begründung für die Massnahmen zum Heimweh-Problem, nämlich, dass man zwar Verständnis zeigen, aber das Problem nicht in den Vordergrund rücken soll. (Zur Massnahme: «Strukturierter Besuch» siehe oben.)

Ähnliche Überlegungen führten zur Massnahme der Nahrungsaufnahme, nämlich dass man dieses Problem wiederum nicht überbewertet. Das Ziel – ist genügend ernährt – bleibt in diesem Fall Sache der Patientin selbst.

Gesamthaft gesehen besteht dieser Pflegeplan mehrheitlich aus *negativen Massnahmen,* d.h. Anweisungen, was man nicht machen soll. Obschon man einwenden könnte, dass es sich in dieser Pflegeplanung um lauter «Gummimassnahmen» handelt, konnten in der Tat keine konkretere Massnahmen gefunden werden. Die hängt eindeutig mit der psychodynamischen Natur der Problematik der Patientin zusammen.

Weiterer Behandlungsverlauf

Tag 11: 20. August 1985

Am elften Tag des Aufenthaltes der Patientin erfolgte ein Gespräch zwischen dem Arzt und Karin L. Der Arzt hatte sich (zusammen mit anderen Mitgliedern des Behandlungsteams) vorgängig die folgenden Überlegungen zur Problematik der Patientin gemacht: Die sichtbare Störung bei der Nahrungsaufnahme und die damit verbundenen Ängste sind das Resultat einer jahrelangen Bindung an die Mutter. *Möglicherweise* beruht die Essensproblematik auf einer latenten Aggression gegenüber der Mutter. Der Psychiater sieht als Behandlungsmöglichkeiten die beiden folgenden: Entweder eine längerdauernde Behandlung auf einer Psychotherapie-Station, die beinhaltet, dass es zu einer Abgrenzung (zeitlich und räumlich) zwischen Mutter und Tochter kommt. Oder eine kurzdauernde

Behandlung in der Klinik und nach der Entlassung eine ambulante Behandlung (beispielsweise bei einem niedergelassenen Psychiater) im Rahmen des Alltagslebens der Patientin, unter Einbeziehung der Familie.

Im Gespräch mit Karin L. schlug der Arzt die erste Möglichkeit vor. Die Patientin war mit diesem Vorschlag überhaupt nicht einverstanden und sagte, dass das Behandlungsteam ihr eigentliches Problem, nämlich die Essensproblematik, verkannt habe. Frau L. sagte, sie werde es sich überlegen, ob sie nicht besser austreten solle.

Der Arzt schlug ein Familiengespräch vor, das auch ihren Eltern die Möglichkeit böte, über die Vorschläge zu diskutieren. Frau L. solle ihre Eltern zu diesem Gespräch einladen.

Tag 12: 21. August 1985

Heute sprach Frau L. mit der Bezugsschwester über die Ergotherapie. Die Patientin meinte entschlossen, sie wolle nicht mehr in die Ergotherapie gehen, sondern in eine Arbeitstherapie, wo sie «nützliche Arbeit» leisten könnte, vor allem deshalb, weil sie ihre Arbeit wieder aufnehmen wolle. Die Patientin sprach selbstsicher und hatte dabei Blickkontakt zur Pflegeperson.

Am 23. August nahm Karin L. die Arbeit in der Klinikwäscherei auf.

Tag 15: 24. August 1985

Familiengespräch

Dies fand wie vorgesehen am Samstag, den 24. August 1985, statt. Am Gespräch nahmen die Eltern der Patientin, Karin L. selbst, die Bezugsschwester und der Psychiater teil.

Der Vorschlag des Psychiaters, dass Karin sich an einer längerdauernden psychotherapeutisch ausgerichteten Behandlung beteiligen sollte, stiess erneut auf Ablehnung. Die zentrale Aussage der Patientin und ihrer Mutter war (sinngemäss): «Ihr habt das Problem verkannt – bei uns (sprich: Familie) ist alles in Ordnung – löst zuerst das Essensproblem.»

Interessant war, dass Frau L. mit keinem Wort den Alternativvorschlag (kurzfristige Behandlung mit anschliessender Familientherapie) erwähnte. Der Psychiater brachte diesen Vorschlag vor. Dieser wurde von der Patientin und von ihrem Vater angenommen. (Die Mutter war zu diesem Zeitpunkt ratlos und musste von ihrem Ehemann getröstet werden: sie war somit am Entscheidungsprozess nicht beteiligt.)

Karin L. bekam den Auftrag, einen niedergelassenen Psychiater (allerdings nicht denjenigen, der die Mutter behandelt hat) zu suchen und die Arbeitssituation zu regeln. Der Vater sagte, dass er Karin behilflich sein werde. Bei Erfüllung dieser zwei Kriterien kann die Entlassung erfolgen.

Anschliessend ging die Patientin in den Tagesurlaub und kehrte jedoch niedergeschlagen und schweren Herzens zurück.

Tag 17: 26. August 1985

Allgemein gesehen hat sich eine leichte Besserung der Situation der Patientin eingestellt. Sie nimmt aktiv am Stationsgeschehen teil und geht regelmässig in die Arbeitstherapie, wo sie laut Aussage des Gruppenleiters eine gute Leistung erbringt. Es gelingt ihr vermehrt, ihre Bedürfnisse zu äussern. Karin L. sagte heute einer Pflegeperson gegenüber, dass sie fest entschlossen sei, auszutreten und eine ambulante Behandlung zu beginnen. Das Problem der herabgesetzten Nahrungsaufnahme ist allerdings weiterhin akut und die Patientin erbricht gelegentlich am Morgen.

Inzwischen ist Karin L. damit beschäftigt, einen Psychiater zu suchen und andere Vorbereitungen für ihre Entlassung zu treffen (Kontaktnahme mit dem Arbeitgeber, Anfordern eines Arztzeugnisses beim Psychiater usw.).

Auf dem Hintergrund der kurz bevorstehenden Entlassung wurde beschlossen, die festgehaltenen Massnahmen beizubehalten. Eine besondere Hilfestellung bei den Entlassungsvorbereitungen war nicht notwendig.

Tag 18: 27. August 1985

Das Gewicht der Patientin betrug heute 46,600 kg. Anlässlich der Gewichtskontrolle meinte Frau L. knapp, man solle doch endlich etwas gegen das Problem unternehmen. Über den erneuten Gewichtsverlust von 500 g war sie nicht erstaunt und machte keine weiteren Äusserungen.

Tag 20: 29. August 1985

Das Gewicht der Patientin betrug heute 46,500 kg. Die Patientin hatte selbständig alle Vorbereitungen getroffen und somit die «Entlassungskriterien» erfüllt. Nach einem kurzen Austrittsgespräch mit dem Psychiater bestellte sie sich ein Taxi und fuhr gegen Mittag nach Hause.

Auswertung

Infolge der Entscheidung der Patientin, aus der Klinik auszutreten und mit ihren Eltern gemeinsam an einer Familientherapie teilzunehmen, kann man nur von einem Teilerfolg sprechen. Dieser aber ist, wie der folgende Vergleich zu den Zielen zeigt, beträchtlich.

Ziel 1

Die Patientin erkennt die Problematik der engen Mutter-Tochter-Beziehung und ist später in der Lage, sich zu entscheiden, ob sie diese Situation verändern will. Einige Punkte sprechen dafür, dass dieses Ziel nicht erreicht wurde: Das vorsichtige Ansprechen dieser Problematik durch den Arzt und die Bezugsperson scheint rückblickend die «Fronten» verhärtet zu haben, was zur Entscheidung der Patientin beigetragen haben mag, aus der Klinik auszutreten. Diese Entscheidung der Patientin hat jedoch eine durchaus positive Seite, denn sie hat eine echte Alternative ergriffen. Obschon Karin L. selbst beim Austritt nach wie vor überzeugt war, dass das Behandlungsteam die «echte» Problematik verkannt habe, glaubte das Behandlungsteam zu spüren, dass die Patientin das Gefühl hatte, dass *etwas* zwischen ihr und ihrer Mutter nicht stimmte. Die *Tatsache*, dass die Patientin sich in eine Familientherapie begibt, untermauert *möglicherweise* das subjektive Empfinden des Teams.

Ziel 2

Die Patientin trifft selbständig Entscheidungen. Bei diesem Punkt sprechen die vier Handlungen der Patientin dafür, dass das Ziel mindestens teilweise erreicht ist: Karin L. hat selbständig einen Psychiater gefunden, der bereit ist, die Familientherapie durchzuführen. Sie hat sich entschieden, aus der Klinik auszutreten, was in bezug auf die Zielsetzung bestimmt ein Erfolg ist, aber auf dem Hintergrund der engen Beziehung zur Mutter als Fehlschlag interpretiert werden könnte. Die Patientin hat darüber hinaus ein Arztzeugnis für den Arbeitsausfall eingeholt und beim Austritt selbständig ein Taxi bestellt. Man kann davon ausgehen, dass die pflegerische Massnahme, die Mutterrolle nicht zu übernehmen, das Verhalten von Karin L. entscheidend mitgeprägt hat.

Ziel 3

Die Patientin lebt mit dem Heimweh. Eine aussagekräftige Auswertung dieses Zieles ist schwierig: Eine oberflächliche Betrachtung dieser Problematik weist zwar darauf hin, dass das Ziel annähernd erreicht ist, doch dies beruht eher auf strukturellen Massnahmen (Besuchs- und Urlaubsregelung) als auf Einsicht der Patientin. Das Behandlungsteam hatte jedoch *das Gefühl,* dass die getroffenen Massnahmen (das Problem nicht aktiv anzusprechen, aber für diesbezügliche Äusserungen der Patientin Verständnis zu zeigen) nützlich waren. Anders ausgedrückt: Falls diese Massnahmen nicht getroffen worden wären, wäre das Heimweh-Problem vielleicht *grösser geworden.*

Ziel 4

Die Patientin hat etwas mehr Distanz zu den Eltern. Räumlich gesehen kann dieses Ziel als weitgehend erreicht betrachtet werden. Es gelang den Eltern allerdings trotz Besuchsbeschränkung zweimal, die Tochter auf der Station zu besuchen. (In einem Fall war es auf einen Kommunikationsfehler im Pflegeteam und im anderen Fall auf die «Grosszügigkeit» einer Pflegeperson zurückzuführen.)

Ziel 5

Die Patientin ist genügend ernährt, d.h. das Idealgewicht von 46 kg wurde nicht unterschritten. Dieses Ziel, das, wie schon erwähnt, in der Verantwortung der Patientin selbst liegt, wurde knapp erreicht: das Gewicht der Patientin betrug beim Ausritt 46,5 kg. Interessant war, dass Karin L. gegen Ende des Aufenthaltes bedeutend weniger über die Essensproblematik sprach.

10

«Alles, was messbar ist, messen, und alles, was nicht messbar ist, messbar machen.»
Galileo Galilei

Marco G.

Inhalt

- Die Aufnahmesituation
- Die Beobachtungsphase
- Beginn der neuroleptischen Behandlung
- Informationsstand nach drei Wochen
- Der Pflegeplan
- Medikamentöse Therapie
- Ausgang
- Beschäftigung
- Freizeit
- Der Austritt

Aufgrund der Tatsache, dass in der klassischen Physik und in anderen Naturwissenschaften nur *objektive* Tatsachen anerkannt werden, erscheint die Forderung Galileis, alles zu messen und zu objektivieren, gerechtfertigt und notwendig. In der psychiatrischen Krankenpflege wird es nicht immer möglich sein, dieser Forderung nach Objektivität gerecht zu werden, vor allem dann, wenn es um psychosoziale Probleme geht. Doch als Prinzip ist es durchaus sinnvoll, bezüglich Informationen, Problemen usw. eine möglichst grosse Objektivität anzustreben. Im Kapiel 7 habe ich schon darauf hingewiesen, dass Ziele überprüfbar sein sollten. Diese Überprüfbarkeit beinhaltet die *Messbarkeit* eines Zieles.
Die Behandlung eines Problems

von Marco G. hat beim Behandlungsteam in bezug auf die Messbarkeit des entsprechenden Zieles zu einem Aha-Erlebnis geführt: Vom Patienten wurde ein Verhalten gefordert, das ungenügend definiert war. Bei der Auswertung seines Verhaltens wies Marco G. darauf hin, dass eindeutigere Kriterien, wie er sich zu verhalten habe, erstellt werden müssen; ansonsten fühle er sich der Willkür der auswertenden Person ausgesetzt. Bei diesem Sachverhalt lag die Schwierigkeit nicht darin, dass die Kriterien zur Zielerfüllung (die Massnahmen) nicht etwa objektivierbar oder messbar gewesen wären, sondern dass das Team es versäumte, diese zu objektivieren und messbar zu machen. Nebst der Tatsache, dass Behandlungspersonen manchmal Situationen zu wenig klar voraussehen können, zeigte die Auswertung auf, dass ein messbares Ziel sowohl für den Patienten wie auch das Personal gleichermassen notwendig ist, und dass die aktive Mitarbeit des Patienten an seiner Behandlungsplanung eine positive Klärung herbeiführen kann.
Im Fallbeispiel wird der etwa vier Monate dauernde Verlauf der Behandlung vom Eintritt bis zur Entlassung nachgezeichnet. Hier die Daten des Patienten:

Name:	G.
Vorname:	Marco
Geboren:	3. September 1962
Konfession:	konfessionslos
Beruf:	Büroangestellter
Zivilstand:	ledig
Wohnort:	B.
Nationalität:	Schweizer

Die Aufnahmesituation

Herr G. wurde am 12. August 1986 von seiner Mutter zur Aufnahme gebracht. Im Aufnahmegespräch verhielt er sich zunächst völlig stumm. Kurz darauf wurde er plötzlich gegen die Schwester und den Arzt aggressiv, indem er die beiden tätlich anzugreifen versuchte. In der Folge erhielt er ein Neuroleptikum i/m.

Die Mutter des Patienten berichtete kurz über die Ereignisse, die zur Aufnahme in die Klinik geführt hatten: Marco hatte sich innerhalb der letzten zwei Monate immer mehr von der Umwelt abgesondert und sich in seine Ein-Zimmer-Wohnung, wo er alleine lebt, zurückgezogen. In diesem Zeitraum hatte er keinen Kontakt zu dem Psychiater des Sozialpsychiatrischen Dienstes, der Marco seit der letzten Entlassung aus der psychiatrischen Klinik vor rund zwei Jahren betreut. Marcos Mutter sagte, dass ihr Sohn höchstwahrscheinlich seit Wochen keine Medikamente mehr genommen habe. Auch liess Marco nachts die Musik laut laufen und machte dadurch eine Frau in der Wohnung nebenan auf sich aufmerksam. Dieser Frau, die Marcos Mutter kennt, war aufgefallen, dass Marco häufig ohne ersichtlichen Grund ruckartige Bewegungen mit den Armen macht. Auf diese Beobachtungen hin telefonierte die Nachbarin mit Marcos Mutter. Am folgenden Samstag suchte die Mutter Marco in seiner Wohnung auf. Die Wohnung war ziemlich unordentlich. Mit Marco konnte die Mutter «kein vernünftiges Gespräch» führen und verständigte daraufhin den zuständigen Hausarzt. Dieser veranlasste, dass Marco sofort von seiner Mutter in die Klinik gebracht wurde.

Beobachtungsphase

Während der ersten vier Tage bekam der Patient keine regelmässig verabreichten Medikamente, sondern hatte ein leicht dämpfendes Neuroleptikum in Reserve. In den ersten Tagen trat eine Störung des Schlaf-Wach-Rhythmus auf. Das Pflegepersonal hatte in der Folge grosse Mühe, ihn davon zu überzeugen, dass er nachts versuchen sollte zu schlafen. Da er am dritten Abend das Schlafmedikament erneut verweigerte, bekam er gegen seinen Willen eine Injektion und konnte danach etwa fünf Stunden schlafen.

Im übrigen wirkte Marco G. angespannt und unruhig. Auch war er Mitpatienten und Personal gegenüber verbal aggressiv (er beschimpfte beim Kartenspiel seinen Partner, fluchte über die Klinik, die Ärzte, das Pflegepersonal und ähnliches). Herr G. sprach auf der Station wiederholt unverständliche Sätze: es wurden u.a. Gedankensperren und -abreissen beobachtet. In dieser Beobachtungszeit hatte Marco G. sehr viele spezielle Wünsche und Bedürfnisse, die das Pflegepersonal zum Teil unmöglich erfüllen könnte (er wollte zum Beispiel mehrmals am Tag mit Behörden telefonieren, in die Stadt gehen, um Kleider einzukaufen usw.).

Gelegentlich machte der Patient ohne ersichtlichen Grund ruckartige Bewegungen mit den Armen oder mit dem Kopf. Als er darauf angesprochen wurde, konnte er dafür keine Erklärung abgeben. Auffallend war auch, dass er manchmal (ebenfalls ohne ersichtlichen Grund) plötzlich zur Zimmerdecke hinaufstarrte oder zum Fenster hinrannte, um nach draussen zu schauen. Als er gefragt wurde, was sein Benehmen bedeute, gab er zur Antwort, ein Vogel wäre eben vorbeigeflogen oder ähnliches.

Dem Patienten fiel mit der Zeit auf, dass das Pflegepersonal ihn beobachtete. Er gab häufig – ohne Aufforderungen des Personals – Erklärungen ab, die sein Verhalten rationalisieren sollten. Als er zum Beispiel wieder einmal zur Zimmerdecke hinaufblickte, erklärte er der anwesenden Schwester, er habe bloss schauen wollen, ob die Lampen an der Decke symmetrisch montiert seien. Während solcher Interaktionen hat er mehrmals beteuert, dass er keine Halluzinationen habe.

Beginn der neuroleptischen Behandlung

Infolge des psychotischen Verhaltens von Marco G. wurde am fünften Tag vom behandelnden Psychiater eine intensive neuroleptische Behandlung per Injektion angeordnet. Während dieser Zeit bestand die pflegerische Betreuung in einer Art «Standardplan», bestehend aus folgenden Massnahmen:

- Überwachung und Sicherung der Nahrungs- und Flüssigkeitsaufnahme
- Kontrolle der Vitalzeichen
- Tägliche Spaziergänge auf der Station im Beisein einer Pflegeperson (Kollapsgefahr)
- Kontrolle der Einstichstellen bei jeder Injektion auf Entzündungen hin: nötigenfalls eine antiphlogistische Salbe[1] verwenden.

Nebst diesen körperpflegerischen (oder somatotherapeutischen) Massnahmen waren im Hinblick auf den psychotischen Zustand des Patienten die folgenden psychosozialen Hinweise wichtig:

- Schaffung einer reizarmen Umgebung, d.h. der Patient hält sich während der intensiven neuroleptischen Behandlung vorwiegend im Einerzimmer auf.
- Realitätsbezug, d.h. im Umgang mit dem Patienten die «allgemeine Realität» dem psychotischen Erleben des Patienten gegenüberstellen.
- Zuwendung einer Pflegeperson.

Informationsstand nach drei Wochen

Während der Zeit, die Marco G. schon in der Klinik verbracht hatte, wurden die folgenden Informationen sowohl aus direkter Beobachtung als auch via Aussagen von Drittpersonen (vor allem denen der Mutter des Patienten) zusammengetragen.

[1] In der Praxis wird selbstverständlich die Salbe mit dem Namen angegeben.

Marco hatte vor dem Klinikeintritt Schwierigkeiten, seine *Freizeit* zu gestalten: er neigt dazu, sich abzusondern und Kontakt mit anderen Menschen zu meiden.

Gegenwärtig herrscht noch Unklarheit in bezug auf die *Arbeitsstelle* des Patienten. Marco selbst macht sich Gedanken über die Aufenthaltsdauer und darüber, ob sein Arbeitgeber ihn wohl nach der Entlassung wieder einstellen werde.

Die Mutter von Marco G. äusserte die Vermutung, dass die *Wohnsituation* ihres Sohnes (er wohnte allein in einer Ein-Zimmer-Wohnung) seinen Gesundheitszustand ungünstig beeinflusst haben könnte (Rückzug und Isolation).

Man kann mit grösster Wahrscheinlichkeit davon ausgehen, dass Marco in den Wochen vor dem Eintritt keine *Medikamente* mehr genommen hatte. Er ist nach wie vor davon überzeugt, dass er keine Medikamente brauche, und ist gegenwärtig gegenüber dem «Gift» (wie er sich ausdrückt) negativ eingestellt.

Der Patient verfügt über die folgenden *Ressourcen:*

- Marco G. ist intelligent und hat eine gute Allgemeinbildung. Es fällt ihm leicht, mit Menschen über eine grosse Anzahl von Themen zu diskutieren.
- Er hat verschiedene Interessen, die später als Lösungsansätze zur Freizeitproblematik von Bedeutung sein können, z.B. Sport, Photographie und Interesse an Literatur und moderner Musik.
- Eine Rückfrage beim Arbeitgeber hat ergeben, dass Marco zuverlässig ist und eine gute Arbeitsleistung erbringt.
- Marco ist in bezug auf seine Körperpflege selbständig und legt Wert auf eine gepflegte Erscheinung.

Aus diesen Informationen gehen die folgenden Problemhypothesen hervor:

- Die Arbeitsstelle des Patienten ist möglicherweise gefährdet; denn die Dauer des Aufenthaltes kann gegenwärtig noch nicht abgeschätzt werden.
- Das Alleinwohnen ist für Marco G. ungünstig.
- Der Patient verbringt seine Freizeit eher isoliert.
- Der Patient nahm seine Medikamente unregelmässig (bis gar nicht mehr) ein.

Da diese Probleme allesamt im psychosozialen Umfeld und in der Vergangenheit des Patienten entstanden sind, muss man sich überlegen, in welcher Art und Weise sie in der Klinik angegangen werden können. Hierzu entstanden die folgenden Überlegungen:

Die Abklärungen zur Arbeitsstelle sollen durch den Vormund des Patienten, der sich übrigens engagiert für Marco einsetzt, vorgenommen werden. Der Patient betont, dass er die Arbeit, die ihm zusagt, beibehalten möchte.

Der Patient ist der Meinung, dass die bisherige Wohnsituation seiner psychischen Gesundheit nicht abträglich sei. Es herrscht also diesbezüglich eine klare Meinungsverschiedenheit zwischen ihm und seiner Mutter. Aufgrund dieser Meinungsverschiedenheit erscheint es dem Behandlungsteam sinnvoll, in einer Aussprache mit dem Patienten und seinen Bezugspersonen ausserhalb der Klinik (Mutter und Vormund) dieses Problem anzugehen. Eine solche offene Aussprache soll jedoch erst erfolgen, wenn Marco psychisch stabiler ist.

Das (vermutete) Freizeitproblem, das der Patient ebenfalls verneint, kann im Rahmen von soziotherapeutischen Massnahmen schon in der Klinik angegangen werden. Selbst wenn die Problemhypothese sich schlussendlich als falsch erweisen sollte, ist ein (noch) besserer Umgang mit der Freizeit alleweil sinnvoll.

Die Problemhypothese zur Medikamenteneinnahme kann erst dann überprüft werden, wenn der Patient diese in Tablettenform erhält. Da die Bezugspersonen wissen, dass Marcos Tabletteneinnahmen nicht regelmässig waren, wird jetzt mittels Beobachtung sichergestellt, dass er die Medikamente einnimmt. Doch selbst wenn die Tabletteneinnahme durch den Patienten in der Klinik sehr gut funktioniert, müssen später möglicherweise Überlegungen über die Darreichungsart im alltäglichen Umfeld des Patienten erfolgen.

Der Pflegeplan

Zunächst folgt der Pflegeplan von Marco G., damit der Leser sich einen Überblick über den Behandlungsverlauf verschaffen kann. Im Pflegeplan sind die folgenden Aspekte nicht enthalten: Die realitätsbezogene Grundhaltung des Pflegepersonals, die für den Umgang mit psychotischen Patienten als selbstverständlich gilt; die erfolgreichen Bestrebungen des Vormundes, die Arbeitsstelle von Marco G. zu sichern; und die Auflösung der Ein-Zimmer-Wohnung durch die Mutter des Patienten. Obschon die letzten zwei genannten Massnahmen für den Patienten wichtig waren, wurden sie nicht im Pflegeplan erwähnt, weil sie in diesem Fall keine pflegerischen Aufgaben beinhalteten.

Nach dem Pflegeplan erfolgt eine detaillierte Besprechung von vier wichtigen Problemkreisen aus der Pflegeplanung. Diese Besprechung weist einige Verlaufsauswertungen und Anpassungen der Problemgebiete auf.

Medikamentöse Therapie

Nach der zehntägigen, intensiven neuroleptischen Behandlung durch Injektion wurde die Verabreichungsform auf Tabletten umgestellt. Aus der Zeit vor dem Klinikeintritt ist bekannt, dass Marco G. seine Tabletten unregelmässig bis gar nicht eingenommen hatte. Diese Kenntnis war die Grundlage für die Beobachtung der Medikamenteneinnahme durch das Pflegepersonal. Es traf in der Tat zu, dass der Patient mit allen möglichen Tricks versuchte, die Medikamente entweder nicht einzunehmen oder verschwinden zu lassen. Am 3. September 1986 erfolgte die folgende Eintragung in den Pflegeplan:

Problem	Ziel	Massnahmen
Medikamenteneinnahme • Gibt vor, seine Tabletten zu nehmen, spuckt diese bei passender Gelegenheit wieder aus	• Nimmt die verschriebenen Wirkstoffe ein	• Tabletten zerdrückt verabreichen • Einnahme kontrollieren • Bei Verweigerung Medikamente i/m verabreichen (siehe Kardex) • Jede Verweigerung dokumentieren

Kommentar

Das Verabreichen der Medikamente ist in diesem Fall eine eindeutige Handlung gegen den Willen des Patienten. Eine Rechtfertigung für diese Massnahmen ergibt sich einerseits aus der gegenwärtigen Uneinsichtigkeit des Patienten über seine Krankheit und anderseits aus früheren Erfahrungen mit Marco G. Die Erfahrung hat nämlich gezeigt, dass die Integration von Marco in die Gesellschaft und seine Bewältigung der Lebensaktivitäten bei regelmässiger Einnahme einer Erhaltungsdosis von Neuroleptica gut gelang. Das Injizieren von Medikamenten gegen den Willen des Patienten ist der schwerwiegendste Eingriff in die Autonomie des Patienten und wurde vom behandelnden Arzt verordnet. Dass ein solcher Eingriff schriftlich dokumentiert werden muss, versteht sich von selbst.

Pflegeplanung

Name: G. Vorname: MARCO Geb. 3.9. 1962 Konf. KONFESSIONSL. Bl. Nr. 1

Datum	Probleme und Ressourcen des Patienten	Stopp	Datum	Pflegeziele	Stopp	Datum	Pflegeplan	Stopp
	Medikamenteneinnahme							
3.9.	Gibt vor, seine Tabletten	23.9.	3.9.	Nimmt die verschriebenen	23.9.	3.9.	-Tabletten zerdrückt verab-	23.9.
86	zu nehmen, spuckt diese bei	86	86	Wirkstoffe ein	86	86	reichen	86
	passender Gelegenheit						-Einnahme kontrollieren	
	wieder aus						-bei Verweigerung die Medi-	
							kamente i/m verabreichen	
							(siehe Kardex)	
							-jede Verweigerung dokumen-	
							tieren	
	Ausgang							
12.9.	Leidet darunter, dass er	19.9.	12.9.	Hat Ausgang	19.9.	12.9.	Erhält pro erfolgreich	19.9.
86	noch keinen Ausgang hat	86	86		86	86	verlaufener Woche 1 Stunde	86
							Ausgangssteigerung	
	Beschäftigung							
19.9.	Nahm in der Stationsergo-	29.9.	19.9.	Nimmt am Gruppengeschehen	29.9.	19.9.	-Hält die Therapiezeiten ein	29.9.
86	therapie nicht am Gruppenge-	86	86	aktiv teil	86	86	-Besucht die Therapie lücken-	86
	schehen teil - war weitge-						los	
	hend mit sich selbst be-						-Macht ohne Nebenbeschäfti-	
	schäftigt						gung (z.B. Walkman) mit	
							-raucht nur während den	
							Pausen	
	Ausgang							
19.9.	Leidet darunter, dass er	15.10.	19.9.	Hat (nach allmählicher Stei-	15.10.	19.9.	-Erhält pro erfolgreich ver-	15.10.
86	noch keinen Ausgang hat	86	86	gerung) freien Ausgang	86	86	laufener Woche 1 Stunde	86
							Ausgangssteigerung: als	
							Kriterien gelten die Mass-	
							nahmen für die Stationsergo-	
							therapie und 2 Stunden täg-	
							lich Falzarbeit am Nachmitt-	
							tag	

Pflegeplanung

Name: G. Vorname: MARCO Geb. 3.9.1962 Konf. KONFESSIONSL Bl. Nr. 2

Datum	Probleme und Ressourcen des Patienten	Stopp	Datum	Pflegeziele	Stopp	Datum	Pflegeplan	Stopp
	Medikamenteneinnahme							
23.9. 86	Potentielle Gefahr des Verschwindenlassens seiner Medikamente R = stabilerer psychischer Zustand, mehr Krankheitseinsicht	25.10. 86	23.9. 86	Nimmt die verschriebenen Wirkstoffe ein	23.10. 86	23.9. 86	- Erhält seine Medikamente in Tablettenform - Einnahme weiterhin überwachen	25.10. 86
						29.9. 86	- Bleibt nach Tabletteneinnahme mindestens 10 Minuten unter Aufsicht einer Pflegeperson	
	Freizeit							
29.9. 86	Verbringt nach Meinung seiner Mutter und seines Vormundes seine Freizeit eher unstrukturiert R = breitgefächerte Interessen, ist ein interessanter Gesprächspartner	27.10. 86	29.9. 86	Die Freizeit ist schon während des Klinikaufenthaltes strukturiert	27.10. 86	29.9. 86	- Marco führt Tagebuch über seine verbrachte Freizeit und bespricht dies einmal pro Woche mit der Bezugsperson - Er verbringt mindestens zwei Abende pro Woche seiner Freizeit mit Mitpatienten	27.10. 86
	Ausgang							
						15.10. 86	Hat freien Ausgang	29.11. 86

Pflegeplanung

Name: G. Vorname: MARCO Geb. 3.9.1962 Konf. KONFESSIONSL Bl. Nr. 3

Datum	Probleme und Ressourcen des Patienten	Stopp	Datum	Pflegeziele	Stopp	Datum	Pflegeplan	Stopp
	Freizeit							
27.10.	Verbrachte seine Freizeit	29.11.	27.10.	Die Freizeit nach dem	29.11	27.10.	- Marco sammelt Ideen, wie	29.11
86	vor dem Klinikeintritt	86	86	Klinikaustritt ist (minde-	86	86	er seine Freizeit nach	86
	unstrukturiert			stens teilweise) struktu-			der Entlassung verbringen	
	R = Interesse an Sport und			riert			wird und legt seine Vor-	
	Photographie						schläge schriftlich vor	
							- Er ermittelt mindestens	
							zwei Adressen von Vereinen,	
							die ihn interessieren	
							- Entscheidet sich vor dem	
							Austritt für den Beitritt	
							in einen Verein am neuen	
							Wohnort	

Verlauf

Wie erwartet, ergaben sich während der drei Wochen, in denen diese Massnahme durchgeführt wurde, einige Schwierigkeiten. Marco G. verweigerte während der ersten Woche die Einnahme gleich zweimal, doch liess er sich widerstandslos spritzen. Gegen Ende der drei Wochen nahm er die Medikamente ohne weiteres ein. Ohne besondere Auswertung wurde am 23. September 1986 der Versuch gewagt, die Medikamente in Tablettenform zu verabreichen. Es entstand der folgende Eintrag in den Pflegeplan:

Problem	Ziel	Massnahmen
Medikamenteneinnahme • Potentielle Gefahr des Verschwindenlassens seiner Medikamente *Ressource* • Stabilerer psychischer Zustand, mehr Krankheitseinsicht	Nimmt die verschriebenen Wirkstoffe ein	• Erhält seine Medikamente in Tablettenform • Einnahme weiterhin überwachen

Kommentar

Das Problem wurde als potentielles Problem eingestuft, weil es noch nicht bekannt war, wie der Patient sich in bezug auf die Tabletteneinnahme verhalten würde. Der stabilere psychische Zustand des Patienten war eine wichtige Voraussetzung für den Versuch mit den Tabletten. Dieses Problem wurde erneut mit Marco G. offen besprochen. Alle an der Behandlung Beteiligten, die mit dem Problem der Medikamenteneinnahme zu tun hatten, vertraten ihm gegenüber die Meinung, dass Marco die Medikamente nötig hätte.

Verlauf

Marco war erfreut darüber, dass er Tabletten statt Pulver erhielt, und zu Anfang ging es recht gut. Ein paarmal verliess der Patient nach der Einnahme das Zimmer, ob er aber die Tablette herausgespuckt hatte, war nicht auszumachen. Eine Pflegeperson vereinbarte mit Marco, dass er nach der Tabletteneinnahme mindestens zehn Minuten unter Aufsicht bleibt, damit kein unnötiger Verdacht aufkommt. Der Pflegeplan wurde ergänzt: Bleibt nach der Tabletteneinnahme mindestens zehn Minuten unter Aufsicht einer Pflegeperson.

Im Hinblick auf die Entlassung wurde vom Arzt ein Depotneuroleptikum erwogen. Der Arzt besprach dies mit Marco, der trotz fortbestehender Vorbehalte gegenüber Psychopharmaka einwilligte. Nach einer Übergangs- und Einstellungsphase wurde die Tabletteneinnahme am 25. Oktober 1986 eingestellt und Marco erhielt danach alle zwei Wochen ein Depot-Neuroleptikum.

Auswertung

Das festgehaltene Ziel – nimmt die verschiedenen Wirkstoffe ein – wurde aufgrund von verschiedenen Druckmitteln erreicht. Doch bis zuletzt bestanden zwischen Patient und Behandlungsteam Meinungsverschiedenheiten bezüglich der Notwendigkeit einer neuroleptischen Behandlung. Marco vertrat bis zum Schluss die Ansicht, dass Neuroleptika für ihn nicht das richtige seien. Trotz Versuche, dem Patienten aufzuzeigen, dass es ihm mit einer Erhaltungsdosis an Neuroleptika «draussen» besser ginge, bleibt das Depotneuroleptikum, das nach der Entlassung vom sozialpsychiatrischen Dienst weiterhin verabreicht wird, eine unangenehme «Notlösung».

Ausgang

In der fünften Behandlungswoche ging es dem Patienten psychisch schon etwas besser. Er brachte aber die Klage vor, dass er noch keinen Ausgang habe. Der Arzt vereinbarte mit dem Patienten, dass dieser Ausgang haben könne, wenn der allgemeine Behandlungsverlauf stabil und regelmässig fortschreiten würde. Pro «gut» verlaufener Woche soll der Patient eine Ausgangssteigerung um eine Stunde pro Tag erhalten. Dieses Vorhaben wurde folgendermassen im Pflegeplan dokumentiert:

Problem	Ziel	Massnahmen
• Leidet darunter, dass er noch keinen Ausgang hat	• Hat Ausgang	• Erhält pro erfolgreich verlaufener Woche 1 Stunde Ausgangssteigerung

Verlauf

Schon in der ersten Woche gab es in bezug auf die oben formulierte Planung einige Komplikationen: Es ging dabei um die Beurteilung, ob die Woche gut verlaufen sei. Der Arzt vernahm dabei, dass Marco sich in der Stationsergotherapie von der Gruppe absonderte. Der Arzt meinte, die Kriterien für eine «gut verlaufene Woche» habe er nicht erfüllt. Daraufhin sagte der Patient, er fühle sich der Willkür des Arztes ausgeliefert und glaube, dass jede an seiner Behandlung beteiligte Person nach Lust und Laune beurteilen könne, ob es gut oder schlecht gegangen sei. Marco sagte, ihm sei überhaupt nicht klar, welchen Ansprüchen er genügen müsse, um Ausgang zu bekommen.

Dieser Einwand des Patienten war berechtigt, denn die oben angegebene Massnahme war nicht besonders transparent. Eine Woche später kam es zur folgenden, verbesserten Fassung im Pflegeplan:

Problem	Ziel	Massnahmen
• Leidet darunter, dass er noch keinen Ausgang hat	• Hat nach allmählicher Steigerung freien Ausgang	• Erhält pro erfolgreich verlaufener Woche 1 Stunde Ausgangssteigerung: als Kriterien gelten die Massnahmen für die Stationsergotherapie 1 und 2 Stunden täglich Falzarbeit am Nachmittag

Verlauf

Diese Neufassung, die dank dem Scharfsinn des Patienten zustande kam, schaffte für alle Beteiligten eine willkommene Transparenz. Im allgemeinen lief es mit diesen Massnahmen gut. In der neunten Behandlungswoche trat bei Marco G. erneut eine Störung des Schlaf-Wach-Rhythmus auf, und der Ausgang musste während vier Tagen gesperrt werden. Nach sechs Wochen hatte der Patient freien Ausgang. Das Problem wurde ab 15. Oktober 1986 als erledigt betrachtet.

Beschäftigung

Am 8. September 1986 ging Marco G. zum ersten Mal in die Stationsergotherapie, die von einem Mitglied des Ergotherapieteams geleitet wird. Während der ersten Woche sonderte sich Marco G. von den Mitpatienten ab, trug häufig seinen Walkman[2] und nahm am Gruppengeschehen nicht teil. Im Zusammenhang mit den oben besprochenen Klärungen zum Verhalten des Patienten bezüglich Ausgang wurden die folgenden Forderungen zur Teilnahme an der Stationsergotherapie gestellt:

Problem	Ziel	Massnahmen
Beschäftigung • Nahm in der Stationsergotherapie nicht am Gruppengeschehen teil – war weitgehend mit sich selbst beschäftigt	• Nimmt am Gruppengeschehen aktiv teil	• Hält die Therapiezeiten ein • Besucht die Therapie lückenlos • Macht ohne Nebenbeschäftigung (z. B. Walkman) mit • Raucht nur während den Pausen

Kommentar

Obschon die oben angeführten Massnahmen vor allem für den Ergotherapeuten wichtig sind, wurden sie in die Pflegeplanung aufgenommen, damit das Pflegepersonal (vor allem am Anfang ihrer Durchführung) mitbeurteilen konnte, ob Marco G. die Kriterien erfüllt hatte. Eine Kenntnis dieser Kriterien war insofern wichtig, als der Patient wenig Neigung verspürte, morgens in die Stationsergotherapie zu gehen. Der Hinweis des Pflegepersonals auf die festgehaltenen Massnahmen war für den Patienten eine zusätzliche Strukturierungshilfe.

Verlauf

Bis auf wenige Ausnahmen hielt sich der Patient an die festgehaltenen Massnahmen. Zehn Tage nach deren Einführung galt dieser Teil der

[2] Es war in diesem Fall nicht eindeutig auszumachen, ob das Tragen des Walkmans ein möglicher Selbshilfeversuch war (vgl. Kapitel 6). Doch selbst wenn dies eindeutig der Fall gewesen wäre, hätte dies dem gruppenbezogenen Ansatz der Stationsergotherapie gewissermassen widersprochen.

Pflegeplanung als abgeschlossen; denn Marco arbeitete ab 6. Oktober 1986 ganztägig in der Gärtnerei, wo er bis zum Klinikaustritt beschäftigt war.

Freizeitgestaltung

Schon kurz nach Eintritt war bekannt, dass Marco (so seine Mutter) Schwierigkeiten hatte, seine Freizeit sinnvoll zu verbringen. Während der psychotischen Phase wurde dieses Problem noch nicht in Angriff genommen. In einem Gespräch am 26. September 1986, an dem Marco, seine Mutter, sein Vormund, der behandelnde Arzt und der Bezugspfleger teilnahmen, kam dieses Thema erstmals offen zur Sprache. Trotz der Überzeugung der Mutter und des Vormundes, dass dieser Lebensbereich für Marco ein Problem sei, verneinte dies der Patient. Beim Gespräch war keine Annäherung dieser verschiedenen Standpunkte möglich. In der darauffolgenden Woche entstand zu diesem Problem der folgende Pflegeplan:

Problem	Ziel	Massnahmen
Freizeit • Verbringt nach Meinung seiner Mutter und seines Vormundes seine Freizeit eher unstrukturiert *Ressourcen* • Breitgefächerte Interessen, ist ein interessanter Gesprächspartner	• Die Freizeit ist schon während des Klinikaufenthaltes stark strukturiert	• Marco führt Tagebuch über seine verbrachte Freizeit und bespricht dies einmal pro Woche mit dem Bezugspfleger • Er verbringt mindestens zwei Abende pro Woche mit Mitpatienten

Kommentar

Dieser Problemlösungsansatz, der mit dem Patienten zusammen besprochen wurde, ging von den folgenden Überlegungen aus: Es stehen sich jetzt zwei entgegengesetzte Auffassungen zu diesem Lebensbereich gegenüber. Als Mittelweg könnte die folgende Strategie nützlich sein: – Wenn die Strukturierung der Freizeit für Marco kein Problem ist (wie er behauptet), müsste es für ihn leicht sein, seine Freizeit schon während des

Klinikaufenthaltes sinnvoll zu verbringen. Marco nahm diese Zielsetzung als Herausforderung an. Die Massnahmen wurden vom Bezugspfleger vorgeschlagen und vom Patienten gutgeheissen. Falls die Gestaltung der Freizeit für Marco ein Problem sein sollte, würde diese Massnahme auf jeden Fall doch eine aktive Auseinanderstzung mit dieser bewirken.

Verlauf

Zu Beginn der Problemlösung hatte Marco G. Schwierigkeiten, seine Freizeit mit Mitpatienten zusammen zu verbringen. Die Situation verbesserte sich, als er zu einem gleichaltrigen Patienten Kontakt fand. Im übrigen erfüllte der Patient die von ihm geforderten Kriterien und konnte bei den wöchentlichen Gesprächen über seine Freizeitgestaltung recht differenziert Auskunft geben. Insgesamt gesehen hatte er gezeigt, dass er (in diesem strukturierten Rahmen) seine Freizeit recht gut gestalten kann. Ein Monat nach Beginn der Problemlösung wurde diese als «erfolgreich» qualifiziert abgeschlossen.

Im Anschluss an diese Problemlösung machte sich der Arzt und der Bezugspfleger Gedanken über die Freizeitgestaltung nach der Entlassung; denn die erfolgreiche Gestaltung der freien Zeit innerhalb eines strukturierten und überwachten Rahmens bedeutet nicht, dass der Patient seine Freizeit auch im Alltag erfolgreich bewältigen kann. Folgende Vereinbarungen wurden mit Marco G. getroffen:

Problem	Ziel	Massnahmen
Freizeit • Verbrachte seine Freizeit vor dem Klinikeintritt eher unstrukturiert *Ressource* • Interesse an Sport und Photographie	• Die Freizeit nach dem Klinikaustritt ist (mindestens teilweise) strukturiert	• Marco sammelt Ideen, wie er seine Freizeit nach der Entlassung verbringen wird, und legt seine Vorschläge schriftlich vor • Er ermittelt mindestens zwei Adressen von Vereinen, die ihn interessieren • Entscheidet sich vor dem Austritt für den Beitritt in einen Verein am neuen Wohnort

Kommentar

Die zweite und dritte Massnahme konnte der Patient erst durchführen, als er wusste, wo sein zukünftiger Wohnort sein wird. Es stand bisher nur fest, dass Marco nach der Klinikentlassung in eine Wohngemeinschaft ziehen würde. Sein Vormund hatte bereits Verhandlungen mit dem Leiter einer Wohngemeinschaft aufgenommen und auf den 11. November 1986 einen Vorstellungstermin für Marco G. vereinbart.

Verlauf

Am 14. November 1986 stand fest, dass Marco G. nach dem Klinikaustritt in die Wohngemeinschaft in L. zieht. Kurz darauf ermittelte er die Adresse eines Handballklubs und eines Kurses für Hobby-Photographen.

Auswertung

Marco G. sagte kurz vor seinem Austritt, er wolle sich für den Klubbeitritt oder die Kursanmeldung noch nicht entscheiden, sondern möchte sich zuerst in der Wohngemeinschaft einleben. Obschon das Ziel bei diesem Problemkreis nicht erreicht wurde, sind wichtige Grundlagen für die Zielerreichung nach dem Austritt geschaffen worden.

Der Austritt

Marco G. trat am 29. November 1986 nach rund viermonatigem Klinikaufenthalt aus der Klinik aus. Nach dem Austritt erwartete ihn ein wesentlich geregelteres Leben als vor dem Klinikeintritt. Er nahm seine gewohnte Arbeit wieder auf. Die Medikamentenabgabe wurde durch einen sozialpsychiatrischen Dienst gesichert. Es sind schon einige Ansätze zur Strukturierung seiner Freizeit vorhanden; Marco G. tritt in eine Wohngemeinschaft ein, wo er weiter an seinem diesbezüglichen Problem arbeiten kann.

11

«Studiere die Menschen, nicht um sie zu überlisten und auszubeuten, sondern um das Gute in ihnen aufzuwerten und in Bewegung zu setzen.»
Gottfried Keller

Ivan F.

Inhalt

- Die Situation des Patienten
- Informationssammlung und Formulierung von Problemhypothesen durch das Behandlungsteam
- Die Verhandlungen mit dem Patienten
- Festlegung der Pflegeplanung und Verlauf der Behandlung
- Überprüfung und weiterer Verlauf
- Kommentar zur Pflegeplanung

Dieses Beispiel zeigt den Behandlungsverlauf bei einem Patienten auf einer offenen Rehabilitationsstation. Der Schwerpunkt bei dieser Dokumentation liegt in der Beschreibung des Zustandekommens der Pflegeplanung. Sie ist daher über weite Strecken hinaus als Arbeitsprotokoll aufzufassen. Ich habe dabei besonderen Wert auf die Beschreibung der *Problemhypothesen* und des *Arbeitsbündnisses* zwischen Patient und Behandlungsteam gelegt.

Name:	F.
Vorname:	Ivan
Geboren:	14. Juli 1959
Konfession:	röm.-kath.
Beruf:	Hilfsarbeiter
Zivilstand:	ledig
Wohnort:	R.
Nationalität:	Schweizer

Die Situation des Patienten

Informationen zur Zeit der Einweisung

- Einmonatige Hospitalisation nach Suizidversuch 1983.
- Medikamentenkonsum seit 10 Jahren.
- Arbeitet unregelmässig, wechselt oft die Arbeitsstelle.
- Konnte seine Wohnung nicht mehr finanzieren – die Mutter hatte sich im Bemühen, dem Sohn zu helfen, verschuldet.
- Er gab vor drei Monaten die Wohnung auf und zog zu seiner Mutter.
- Ivan F. wird von seinem Vater nicht akzeptiert. Vater und Mutter sind seit zehn Jahren geschieden – Ivan wurde damals der Mutter zugesprochen.
- Herr F. sieht als Ursachen für seine Medikamentensucht die familiäre Situation, seine Unselbständigkeit und die Tatsache, dass er keinen Beruf hat.
- Herr F. wird zum Medikamentenentzug auf eine Akutstation aufgenommen.

Zusammenfassung des Verlaufes der Entzugsphase auf der Akutstation

Nachdem Herr Ivan F. freiwillig zum Medikamentenentzug in die Klinik eingetreten war, bereute er etwas später diesen Entschluss und wollte zeitweise wieder austreten. Er boykottierte mehrmals das Therapieprogramm und lehnte sich gegen das Behandlungsteam auf. Erstaunlich war, dass Herr Ivan F. trotz seiner ambivalenten Haltung in der Klinik blieb.

Während der ganzen Entzugsphase traten immer wieder Schlafstörungen auf. Diese wurden teils mit Medikamenten behandelt und teils im Gespräch mit Mitgliedern des Behandlungsteams erörtert.

Zwei Monate nach dem Eintritt verbrachte Ivan F. den ersten Wochenendurlaub erfolgreich zu Hause – das heisst ohne Medikamenteneinnahme.

Zwei Wochen nach diesem Urlaub wird der Patient zur ausstehenden Gerichtsverhandlung vorgeladen. Diese Verhandlung verläuft erstaunlich gut und unerwartet günstig für Herrn F.

Bald danach stellt sich zwischen dem Patienten und dem Behandlungsteam ein gutes Einvernehmen ein. Ivan F. macht jetzt gut mit bei den Therapien und wird vom Team als Stütze in der Patientengruppe bezeichnet.

Der Patient äussert sich gegenüber einem Pfleger, dass er gerne einen Bekanntenkreis hätte, und spricht offen über seine Kontaktschwierigkeiten.

Drei Monate nach dem Klinikeintritt gilt die Entzugsphase als erfolgreich abgeschlossen.

Ivan F. übersiedelt in eine Rehabilitations-Station.

Das nun folgende Arbeitsprotokoll zeigt auf, wie die Behandlungsplanung auf der Rehabilitations-Station phasenweise zustande kam:

Phase 1 Informationssammlung und Formulierung von Problemhypothesen durch das Behandlungsteam.

Phase 2 Die Verhandlungen mit dem Patienten

Phase 3 Endgültige Festlegung des Behandlungsplanes und Behandlungsverlaufes.

Die folgenden Vorbereitungen zum Behandlungsplan wurden durch das Behandlungsteam vorgenommen, nachdem Herr Ivan F. rund zwei Wochen auf der Rehabilitations-Station verbracht hatte. Diese Zeitspanne benutzte das Team, um Informationen über den Patienten zu sammeln.

Informationssammlung und Formulierung von Problemhypothesen durch das Behandlungsteam

Folgende Mitglieder des Behandlungsteams waren bei dieser Sitzung anwesend:

Ärztin, Sozialarbeiter, Sozialarbeiter-Praktikantin, die den Patienten betreut, vier Pflegepersonen.

Erste Informationssammlung

Suchtverhalten

- verträgt wenig Kritik
- ist labil
- ist abhängig von Medikamenten

2. *Unselbständigkeit*

- hat keinen Überblick über seine Finanzen
- konnte vor dem Eintritt nicht für seinen Lebensunterhalt aufkommen
- besorgt seine Wäsche während des Aufenhaltes in der Klinik nicht selbst

3. *Berufliche Situation*
   - hat keinen Beruf erlernt
   - leidet darunter, dass er Hilfsarbeiter ist – hört entsprechende Bemerkungen von seinem Vater
   - in den letzten Monaten vor dem Klinikeintritt blieb er nie länger als 2 Wochen an einer Arbeitsstelle
4. *Fehlende Beziehungen*
   - hat nur Beziehungen zu seinen Eltern, Geschwistern und zu süchtigen Kollegen
5. *Ambivalenz im Spannungsfeld der geschiedenen Eltern*
   - Scheidung der Eltern vor 10 Jahren
   - Ivan wurde damals der Mutter zugesprochen und hat sich seither dem Vater fast völlig entfremdet
   - hat regen Kontakt zur (überbeschützenden) Mutter
6. *Geringes Selbstwertgefühl*
   - traut sich nicht zu, eine Ausbildung zu machen

Ressourcen

- Stellt hohe Erwartungen an sich selbst (das, was er macht, möchte er gut machen).
- Hat keine harten Drogen genommen.
- Macht in der Therapie sehr gut und aktiv mit.
- Bildet sich weiter (Ivan belegt einen Deutschkurs).
- Kann bei der Korrespondenz – (es geht meist um die Regelung von finanziellen Schwierigkeiten) mit der Hilfe des Behandlungsteams rechnen.
- Nimmt während des Klinikaufenthaltes keine Drogen (dies bestätigen die wöchentlichen Untersuchungen der Urinstichproben).
- Ivan F. ist kontaktfreudig.
- Ist normal intelligent.
- Ist bei den Mitpatienten beliebt.
- Ivan hört zu.

Danach wurde vom Behandlungsteam her das bisher Gesammelte kritisch überprüft. Die Ziele dieser Überprüfung waren:

1. Vertiefte Problemerkenntnis – d.h. es wurde versucht, die Probleme genauer einzukreisen.
2. Eine Prioritätenliste der Probleme zu erstellen.

Die Hypothese zum Suchtverhalten

Das Team fragte sich, ob die Labilität die Folge oder die Ursache des Suchtverhaltens ist. Man einigte sich darauf, dass dies nicht eindeutig auszumachen sei. Auf jeden Fall spiele das Problem des geringen Selbstwertgefühls mit und eben dieses Problem soll bei der Behandlung angepackt werden.

Die gegenwärtige Behandlung des Suchtverhaltens wurde angeschaut. Diese besteht darin, dass wöchentliche Urinstichproben untersucht werden. Das Ergebnis war bisher immer negativ.

An dieser Stelle wurde die Frage aufgeworfen: Welches Ziel soll die Massnahme wöchentlicher Urinstichproben erreichen helfen? Diese eher theoretische Frage führte zum folgenden Gedanken: Die Urinprobe gibt dem Behandlungsteam Gewissheit, dass Ivan F. trocken ist.

Aus dieser Erkenntnis heraus kam das Team zum Schluss, dass das Suchtverhalten gegenwärtig kein aktuelles, sondern ein potentielles Problem ist. Die wöchentliche Harnprobe ist demzufolge eine Methode der Abgrenzung zwischen einem potentiellen und einem aktuellen Problem von Ivan F.

Fazit: Die Problemhypothese zum Suchtverhalten trifft nicht zu – das Suchtverhalten ist ein potentielles Problem.

Familiensituation

Bei der kritischen Überprüfung der Erstinformationen wurde dieser Problemkreis nochmals untersucht.

Aus der ersten Fassung der Problemhypothese ergab sich eine zweite, deutlichere Fassung des Problems:

Erste Fassung	*Zweite Fassung*
Ambivalenz im Spannungsfeld der geschiedenen Eltern.	Findet sich nicht zurecht zwischen den geschiedenen Eltern – Ivan wird von seiner Mutter (der er gerichtlich zugesprochen ist) verwöhnt und von seinem Vater überfordert und gleichzeitig unterschätzt.

Der Informationsgehalt ist bedeutend grösser bei der zweiten Fassung. Die erste Problemhypothese macht nur Aussagen über den Patienten – die zweite hingegen über den Patienten in Beziehung zu seinen Eltern und über die Elternteile selbst. Die zweite Fassung ist daher anzunehmen, weil es im Fall von Ivan F. zur Hauptsache um Wechselwirkungen zwischen diesen drei Personen geht.

Fazit: Die Rolle, die die Eltern spielen, ist bedeutender als vom Behandlungsteam zunächst angenommen.

Prioritäten der Probleme

Das ebengenannte Fazit war für das Behandlungteam ein Wendepunkt in der Erkenntnis. Ein Sozialarbeiter drückte dies folgendermassen aus:

«Schade, dass wir die Bedeutung der Familienproblematik erst jetzt erkennen!»

Aufgrund dieses «Aha-Erlebnisses» entwarf das Behandlungsteam die folgende Prioritätenliste der Probleme von Ivan F.:

1. Famliensituation
2. Selbständigkeit
3. Fehlende Beziehungen
4. Finanzielle Schwierigkeiten

Diese Prioritätenliste wurde von folgenden Gedanken geleitet:

Die Familiensituation scheint dem Team die Kernproblematik von Ivan F. zu sein. Diese Vermutung (oder Erkenntnis?) wird eine grosse Rolle bei der späteren Planung der Behandlungsziele und Behandlungsmassnahmen spielen.

Die Problemhypothese zur Familiensituation lässt sich etwa so zusammenfassen:

Findet sich nicht zurecht zwischen den geschiedenen Eltern:

Er wird von der Mutter verwöhnt	Mögliche Ursache des Problems: Unselbständigkeit
Er wird von seinem Vater überfordert und unterschätzt	Mögliche Ursache des Problems: Geringes Selbstwertgefühl des Patienten

Das Team erstellt anhand dieser Überlegungen eine Hypothese der Problemverknüpfungen und Problemabhängigkeiten, die in der späteren Handlungsphase zur folgenden Behandlungstherapie führen könnte:

Eine gute Problemlösung der familiären Situation wird einen positiven Einfluss auf die Folgeproblematik haben. Mit anderen Worten: Eine Befreiung des Patienten aus der unerwünschten, unselbständig-haltenden Fürsorglichkeit schafft erst die Voraussetzung zum Selbständigwerden des Ivan F. Und: Eine vertiefte Beziehung zum Vater wird wahrscheinlich dazu beitragen, das Selbstwertgefühl des Patienten anzuheben.

Die Verhandlungen mit dem Patienten

Nachdem sich das Behandlungsteam einen Überblick über die Problematik verschafft hatte, wurden die zwei Bezugspersonen des Patienten beauftragt, Sicht und Stellungnahme von Ivan zu den genannten Problemen in Erfahrung zu bringen, damit der Behandlungsplan ausgearbeitet werden könne.

Ivan F. hatte schon während der Entzugsphase unmissverständlich auf die folgenden Probleme hingewiesen:
- familiäre Situation
- Unselbständigkeit
- keine Berufsausbildung
- Kontaktschwierigkeiten

Im Gespräch stellte sich heraus, dass eine grosse Übereinstimmung zwischen dem Patienten und dem Behandlungsteam bestand in bezug auf die *Problemerkenntnis.* Die fehlende Berufsausbildung, die Kontaktschwierigkeiten und die familiäre Situation wurden einstimmig von beiden Parteien als Probleme erkannt.

Das Gespräch über die Unselbständigkeit von Ivan F. führte zu einer genaueren Fokussierung der Problematik..

Es stellte sich dabei heraus, dass eine Unterteilung in finanzielle und hauswirtschaftliche Unselbständigkeit nötig ist.

Bei der finanziellen Unselbständigkeit ergab sich bei näherer Betrachtung eine weitere Unterteilung der Problematik:
- Verschuldung des Patienten
- die Unfähigkeit des Patienten, für seinen Lebensunterhalt aufzukommen
- das gutgemeinte Eingreifen der Mutter in die finanziellen Angelegenheiten von Ivan F.

Die Vernetzung dieser Probleme mit den übrigen ist dicht und komplex (vgl. etwa Berufsausbidung und Familiensituation).

Bei der Besprechung der hauswirtschaftlichen Unselbständigkeit ergab sich eine Meinungsverschiedenheit. Auf dieser Rehabilitations-Station besorgen die Patienten zum Beispiel ihre Leibwäsche selbst. Die Grundannahme hinter dieser Regelung ist, dass Patienten ihre diesbezügliche Selbständigkeit üben sollen im Hinblick auf ihre spätere Entlassung.

Bei der Besorgung der Wäsche geht Ivan F. etwas ungewohnt vor: Er mobilisiert mit seinem Charme die hauswirtschaftlichen Fähigkeiten seiner Mitpatientinnen und sorgt auf diesem Weg dafür, dass er immer frische Wäsche hat. Ivan F. erbringt dadurch den «Nachweis», dass das Problem der hauswirtschaftlichen Unselbständigkeit für ihn nicht existiert.

Aus diesem Sachverhalt geht hervor, dass es nicht immer möglich ist, eine eindeutige Linie zwischen einer Ressource und einem Problem zu ziehen. Die Beliebtheit des Ivan F. bei seinen Mitpatienten wurde durch das Behandlungsteam als Ressource bezeichnet, was wahrscheinlich für die meisten Situationen zutrifft. In diesem Fall jedoch scheint die Beliebtheit (aus der Sicht des Behandlungsteams) eher hinderlich bei der Lösung des (vom Team her definierten) Problems.

Die folgende Übersicht zeigt den Stand der *Problemerkenntnis* beim Patienten, beim Behandlungsteam und (wo bekannt) bei anderen beteiligten Personen:

Problem	**Aus der Sicht des Patienten**	**Aus der Sicht von anderen Personen**	**Aus der Sicht des Behandlungsteams**
Familiäre Problematik	ja	ja (Mutter und Vater)	ja
Finanzielle Unselbständigkeit	ja	ja (Mutter und Vater)	ja
Hauswirtschaftliche Unselbständigkeit	nein		ja
Fehlende Beziehungen (oder Kontaktschwierigkeiten)	ja	ja (vor allem Vater)	ja
Kein Beruf	ja	ja (vor allem Vater)	ja

Die Tabelle zeigt, dass die Übereinstimmung oder die Schnittmenge der Problemererkenntnis hoch ist. Die hohe Übereinstimmung ist eine günstige Voraussetzung für die weitere Behandlungsplanung.

In einem weiteren Gespräch mit dem Patienten kam nochmals die hauswirtschaftliche Unselbständigkeit zur Sprache.

Die Bezugspersonen ermunterten den Patienten, die Leibwäsche doch selbst zu besorgen. Die Motivation des Patienten kam folgendermassen zustande: Das Postulat der Bezugspersonen war, dass, wenn die hauswirtschaftlichen Fähigkeiten kein Problem für den Patienten sei, müsste es für Ivan ein leichtes sein, auf die Mithilfe der Patientinnen zu verzichten und seine Wäsche selbst zu besorgen. Im gleichen Gespräch wurde Ivan aufgefordert, sich zu überlegen, ob nicht gewisse Ähnlichkeiten bestünden zwischen dem Verhalten auf der Station (Mobilisierung der Kräfte seiner Mitpatientinnen zur Übernahme seiner hauswirtschaftlichen Aufgaben) und seinem Verhalten gegenüber seiner Mutter, die Ivan in allen möglichen Situationen Hilfe leistet. Ivan stimmte dem Vorschlag zu, seine Wäsche selbst zu besorgen.

Aufgrund der nun völlig übereinstimmenden Problemerkenntnis wurden die Ziele und Massnahmen des Behandlungsplans (Pflegeplan) mit Ivan F. zusammen ausgearbeitet.

Festlegung der Pflegeplanung und Verlauf der Behandlung

Auf den nächsten zwei Seiten befindet sich die eigentliche Behandlungsplanung. Diese Planung ist eng mit dem anschliessend beschriebenen Behandlungsverlauf verbunden.

Die Behandlungsplanung und der Behandlungsverlauf ergeben zusammen die Behandlungsdokumentation.

Verlauf der Behandlung

12. Mai 1984/Familiäre Situation

Heute nachmittag fand zwischen folgenden Personen ein *Familiengespräch* statt: Ivan, seine Mutter, Sozialarbeiter-Praktikantin, Arzt und mir.

Der Gegenstand des Gesprächs war die Beziehung zwischen Ivan und seiner Mutter. Der Arzt eröffnete Frau F. das Behandlungskonzept. Er erklärte, dass es für Ivan besser wäre, wenn Frau F. bestimmte Hilfeleistungen für ihren Sohn unterlassen würde. Zuerst schien Frau F. dies nicht zu begreifen, da sie als Mutter doch für ihren Sohn verantwortlich sei. Sie sagte zögernd und bloss andeutungsweise, sie fühle sich schuldig für Ivans Versagen.

Zwischendurch äusserte Ivan den Wunsch, selbständiger zu werden.

Erst später willigte Frau F. ein, bei diesem Behandlungsplan mitzumachen.

Die folgenden konkreten Abmachungen wurden vereinbart:

- Frau F. besorgt die Wäsche ihres Sohnes nicht mehr.
- Frau F. übernimmt inskünftig keine Zahlungen von Schulden, Rechnungen usw. mehr.

Ivan wurde aufgefordert, alle Rechnungen und Korrespondenzen, zum Beispiel die Regelungen seiner Schulden, nur noch mit dem Behandlungsteam und insbesondere mit der Sozialarbeiterin zu besprechen.

Pflegeplanung

Name: F. Vorname: IVAN Geb. 14.JULI 1959 Konf. RÖM.-KATH. Bl. Nr. 1

Datum	Probleme und Ressourcen des Patienten	Stopp	Datum	Pflegeziele	Stopp	Datum	Pflegeplan	Stopp
	Familiensituation							
2.5.84	Lässt sich während der Wochenendurlaube von seiner Mutter verwöhnen.		2.5.84	Er ist im Wochenendurlaub gegenüber der Mutter selbständig.		2.5.84	1. Er übernimmt im Urlaub bestimmte Aufgaben. Diese Aufgaben werden jeweils mit der Bezugsperson (Sr. G.) vorausbesprochen.	
						2.5.84	2. Die mit der Mutter verbrachte Freizeit wird vor dem Urlaub mit der Bezugsperson strukturiert.	
						2.5.84	3. Ivan führt nach jedem Urlaub ein Gespräch mit der Bezugsperson über den Verlauf des Urlaubes.	
2.5.84	Hat einen eher oberflächlichen Kontakt zum Vater.		2.5.84	Hat einen tieferen Kontakt		2.5.84	1. Geht mindestens alle sechs Wochen zum Vater in den Urlaub.	
						2.5.84	2. Er plant den Urlaub mit der Bezugsperson und nach Rücksprache mit dem Vater. Der Schwerpunkt liegt darin, etwas mit seinem Vater zu unternehmen, und nicht über Ivan's Probleme zu sprechen.	

Pflegeplanung

Name: F. Vorname: IVAN Geb. 14.JULI 1959 Konf. RÖM.-KATH. Bl. Nr. 2

Datum	Probleme und Ressourcen des Patienten	Stopp	Datum	Pflegeziele	Stopp	Datum	Pflegeplan	Stopp
	Unselbständigkeit							
2.5. 84	Lässt seine Wäsche von weiblichen Patienten besorgen.	15.6. 84	2.5. 84	Besorgt seine Wäsche selbst.	15.6. 84	2.5. 84	1. Erhält nochmals eine Instruktion über das Funktionieren der Waschmaschine und ist danach in der Lage die Funktionsweise aufzusagen.	15.6. 84
							2. Nimmt beim Waschen keine fremde Hilfe an.	15.6. 84
	Finanzielle Situation							
12.5. 84	Ueberlässt die Regelungen seiner Schulden seiner Mutter.		12.5. 84	Uebernimmt mit der Sozialarbeiterin zusammen die Regelung seiner Schulden.		12.5. 84	1. Verweigert jegliche diesbezügliche Hilfe seiner Mutter.	
							2. Sammelt alle Briefe und Dokumente und legt diese der Sozialarbeiterin vor. Verschafft sich einen Ueberblick und schlägt eine Strategie vor.	
							3. Entwirft selbständig Antwort-Briefe auf die eingehende Korrespondenz und bespricht von sich aus dies mit der Sozialarbeiterin.	

Während des Gesprächs verhielt sich Ivan sehr sicher der Mutter gegenüber. Ich hatte dabei das Gefühl, dass Ivan (durch klare Abmachungen) seiner Mutter gegenüber unabhängig werden könnte! Sr. G.

16. Mai 1984/Arbeitstherapie
Herr F. arbeitet (laut Angaben des Arbeitstherapieleiters) mit Ausdauer und Konzentration. Er ist beliebt bei den Patienten, zieht sich aber während der Pausen etwas zurück. Pfleger S.

21. Mai 1984/Familiensituation
Ivan kam gestern aus dem Wochenendurlaub, den er bei seiner Mutter verbracht hatte. Er selbst bezeichnete den Verlauf des Urlaubes als gut. Er ging nicht, wie abgemacht, am Samstag einkaufen, da er «schreckliche Kopfschmerzen» hatte. Er war jedoch stolz, dass er nicht zu Tabletten gegriffen hatte. Am Nachmittag ging es ihm etwas besser. Er hatte am Samstag seine Wäsche selbst besorgt und am Sonntag der Mutter beim Kochen und Abwaschen geholfen. Sr. G.

24. Mai 1984/Familiensituation
Familiengespräch mit dem Vater. Anwesend waren: Herr Ivan F., sein Vater, der Arzt, die Sozialarbeiter-Praktikantin und die Schreibende.

Gemeinsam haben wir besprochen, wie die Beziehung zwischen Ivan F. und seinem Vater verbessert werden kann.

Herr F. sagte aus, dass er Ivan gegenwärtig nicht akzeptieren könne. Ivan habe auf der ganzen Linie versagt - schuld sei seine Mutter, die grosse Erziehungsfehler gemacht hätte. Auch heute noch verwöhne sie ihn. Herr F. sprach über seinen Sohn, als wäre Ivan nicht anwesend.

Ivan war sichtlich beunruhigt und nervös bei diesem Konfrontationsgespräch. Er sagte aus, dass er den Wunsch des Vaters - er solle einen Beruf erlernen - im Moment unmöglich erfüllen könne.

Dr. S. bemerkt, dass es momentan sinnvoller wäre, nur über das Verhältnis zwischen Ivan F. und seinem Vater zu sprechen.

Es wurde (wie bereits im Behandlungsplan vorgesehen) besprochen, dass Ivan mindestens alle sechs Wochen einen Wochenendurlaub bei seinem Vater verbringen solle. Ivans Vater war damit einverstanden.

Mit Ivan und seinem Vater wurde ausgemacht, dass sie nicht über vergangene Probleme und vor allem nicht über Ivans berufliche Situation sprechen sollten.

Es ginge vielmehr darum, gemeinsam etwas zu unternehmen.

Der Termin für den Wochenendurlaub wurde auf den 2. und 3. Juni 1984 festgelegt. Der Vater schlug vor, am Samstag ein Fussballspiel und am Sonntag eine Wanderausstellung zu besuchen. Sr. G.

30. Mai 1984/Selbständigkeit

In den letzten zwei Wochen hat Ivan seine Leibwäsche selbst besorgt. Einmal, gab er zu, hätte eine Mitpatientin die Wäsche gebügelt.

Pfleger S.

3. Juni 1984/Familiensituation

Heute nachmittag kam Ivan F. frühzeitig aus dem Urlaub zurück. Am Samstag verlief alles planmässig (er besuchte das Fussballspiel mit seinem Vater).

Am Sonntagvormittag hatte er mit seinem Vater eine Auseinandersetzung. Sein Vater warf Ivan vor, er ginge mit seinem Geld verschwenderisch um, und er sei schuld, dass die Mutter sich verschuldet habe. Nach diesem Gespräch hatten Vater und Sohn keine Lust mehr gehabt, die geplante Ausstellung zu besuchen.

Als Ivan sich kurz nach dem Mittagessen vom Vater verabschiedete, sei die Verstimmung zwischen den beiden wieder behoben gewesen.

Sr. G.

5. Juni 1984. Selbständigkeit

Heute mittag zeigte Ivan F. der Sozialarbeiterin einen Brief, den er selbständig geschrieben hatte. Der Brief (an die Betreibungsbehörde in B.) war tadellos verfasst, und es waren (im Gegensatz zu früher) überhaupt *keine* Korrekturen nötig. Ivan freute sich über das ausgesprochene Lob. Sr. G.

10. Juni 1984/Familiensituation

Heute ist Ivan gut gelaunt aus dem Urlaub zurückgekehrt. Er berichtet, dass er alle gestellten Aufgaben erfüllt habe. Sr. L.

12. Juni 1984

Die regelmässigen Urinuntersuchungen auf Medikamente-Metaboliten fallen immer negativ aus.

13. Juni 1984/Arbeitstherapie

Heute musste Ivan F. der Arbeitstherapie fernbleiben. Er hatte in der Nacht starke Hustenanfälle und schlief daher wenig.

Ansonsten sind seine Leistungen in der Arbeitstherapie, so der Arbeitstherapeut, durchwegs gut. Sr. G.

17. Juni 1984

Dieses Wochenende ging Ivan nicht in den Urlaub. Er verbrachte die Zeit mit Hilde P., einer Mitpatientin. Am Sonntagnachmittag unternahmen sie zusammen einen ausgedehnten Spaziergang. Pfleger S.

21. Juni 1984/Selbständigkeit
Herr Ivan F. besorgt seine Wäsche weiterhin selbst. Sein Zimmer ist meistens aufgeräumt und ordentlich.
Das Problem der fehlenden hauswirtschaftlichen Fähigkeiten ist offenbar gelöst. Sr. G.

Überprüfung und weiterer Verlauf

Der bisher beschriebene Verlauf umfasst etwa die ersten sechs Wochen der Behandlung auf der Rehabilitations-Station. Eine Auswertung oder Überprüfung der Situation von Ivan F., drei Monate nach Beginn dieser Behandlung, ergab das folgende Bild:

Beziehung zur Mutter

Eine Abgrenzung in bezug auf die Hilfeleistungen der Mutter gegenüber Ivan funktioniert inzwischen gut. Der Wochenendurlaub hat gute Strukturen angenommen: Ivan übernimmt daheim selbständig hauwirtschaftliche Aufgaben.

Beziehung zum Vater

Ivan war viermal je einen Tag beim Vater im Urlaub und besuchte ihn auch gelegentlich am Abend. In Geprächen meinen sowohl Ivan wie auch sein Vater zu spüren, dass sich die Beziehung zwischen ihnen deutlich verbessert habe. Einmal sagte der Vater zum Sohn: «Ivan – ich bin stolz auf dich!»

Berufliche Situation

Ivan hat eine Arbeit als Hilfsarbeiter angenommen. Laut einem telefonischen Gespräch zwischen der Bezugsschwester und dem Arbeitgeber arbeitet Ivan tüchtig und zuverlässig. Ein Gespräch mit einem Berufsberater ist geplant, um eine eventuelle Berufsausbildung zu diskutieren.

Finanzen

Der Verdienst aus der Arbeitsanstellung hat Ivan in die Lage versetzt, die Tilgung seiner Schulden zu regeln. Obwohl die Sozialarbeiterin Ivan bei dieser Angelegenheit wo nötig unterstützt, hat Ivan eine grosse Eigeninitiative entwickelt. Er kann nun (durch seine verbesserten Fähigkeiten, Briefe zu schreiben) seine Korrespondenz selbst erledigen. Er lehnt darüber hinaus die finanzielle Unterstützung seiner Mutter von sich aus ab mit der Begründung, er wolle selbständig sein.

Überlegungen zur Zukunft von Ivan F.

Die festgehaltenen Probleme sind gelöst oder sind im *Begriff,* gelöst zu werden. Gewisse Probleme brauchen lange Zeit (und übrigens eine langdauernde Anstrengung des Patienten), bis sie endgültig gelöst werden können (z.B. Schuldentilgung oder die Entwicklung und Aufrechterhaltung der Beziehung zu den Eltern).
Die Vorstellungen von Ivan F. und des Behandlungsteams gehen dahin, dass er etwa ein bis zwei weitere Monate in der Klinik bleibt, um die erfolgreich begonnenen Problemlösungen fortzusetzen und zu stabilisieren.
Ivan und das Behandlungsteam befassen sich mit der bevorstehenden Entlassung und den Fragen, die sich in diesem Zusammenhang ergeben (z.B. Wohnsituation, eventuelle ambulante Fortführung der Familiengespräche, Freizeitgestaltung, usw.).

Kommentar zur Pflegeplanung

Die vorhandenen Informationen vor der Erstellung der Pflegeplanung wiesen auf eine ziemlich schwere Problematik (Drogen, zerfahrene Familiensituation und Schulden) hin. Die Prognose des Behandlungsteams war – der Situation von Ivan F. entsprechend – eher schlecht. Die vermehrte Beschäftigung mit dem Patienten und seinen Problemen liess jedoch rasch erkennen, dass eine grosse Übereinstimmung zwischen Patient und Behandlungsteam in bezug auf die Behandlung (Probleme, Ziele und Massnahmen) bestand. Dies schuf eine günstige *Ausgangslage* und motivierte (so bekam ich den Eindruck) den Patienten und das Behandlungsteam.

An der Pflegeplanung waren insbesondere eine diplomierte Psychiatrieschwester und eine Sozialarbeiter-Praktikantin beteiligt. Sie wurden selbstverständlich von den übrigen Teammitgliedern unterstützt. Der *Behandlungsansatz* des Teams und vor allem der Bezugspersonen bestand bei dieser Pflegeplanung beinahe ausschliesslich darin, dass die Helfer versuchten, günstige Bedingungen zu schaffen, für und mit Ivan, damit er durch Eigeninitiative seine Ziele weitgehend selbständig erreicht. Dieser Ansatz entspricht dem rehabilitativen Konzept der Station und kann mit dem Begriff «Hilfe zur Selbsthilfe» bezeichnet werden.

Das Problem der hauswirtschaftlichen Unselbständigkeit wurde nach dem aufklärenden Gespräch mit Ivan F. rasch gelöst. Die Aufklärung dieses Punktes, der im Stationskonzept enthalten ist, motivierte Ivan, seine Leibwäsche selbst zu besorgen. Die rasche Lösung des Problems ist möglicherweise darauf zurückzuführen, dass das Problem relativ einfach und eindeutig war. Die Problemlösung beinhaltete für den Patienten (im Vergleich zu den übrigen Massnahmen) einen geringeren Einsatz. Es ist *denkbar,* dass die erfolgreiche Lösung dieses Problems und das anschliessende Erfolgserlebnis Ivan dazu motivierten, an den übrigen Problemen weiter zu arbeiten.

Das Ziel zum Problem «finanzielle Situation» ist von der Formulierung (und der Theorie) her ein Grenzfall zwischen Ziel und Massnahme! Man könnte das Ziel – «übernimmt mit der Sozialarbeiterin zusammen die Regelung seiner Schulden» – durchaus auch als *Massnahme* auffassen. In diesem Fall sind die Massnahmen aber konkret und überprüfbar. Es scheint sich bei diesem «Ziel» um ein Prozessziel zu handeln, das man bekanntlich nicht hundertprozentig konkret formulieren kann. Doch, abgesehen von diesen eher theoretischen Überlegungen, wurde – was viel wichtiger ist – das Ziel weitgehend erreicht.

Das Problem – «lässt sich während der Wochenendurlaube von seiner Mutter verwöhnen» – ist für den praktischen Gebrauch klar und eindeutig formuliert (ausser vielleicht dem Begriff «verwöhnen», über den man philosophieren könnte).

Das Ziel und die Massnahmen sind hingegen etwas vage, vor allem was den Inhalt der Massnahmen betrifft. In diesem Fall genügt die strukturelle Vorgabe der Massnahmen, denn der Inhalt ist eine sehr dynamische Angelegenheit und wechselt von Woche zu Woche. Die aktuelle Planung *des Inhaltes* dieser Massnahmen erfolgt zwischen dem Patienten und der Bezugsschwester. Eine Aufzeichnung (und die Auswertung) solcher Abmachungen ist meines Erachtens im schriftlichen Verlaufsrapport angebracht. Ich glaube, dass es unmöglich (und unnötig) ist, jede detaillierte Abmachung zu dokumentieren; es reicht, dass Zusammenfassungen (wie oben in diesem Fallbeispiel) die Dokumentationsanforderungen erfüllen.

Die Problemformulierung und Zielsetzung bezüglich der Problematik zwischen Ivan und seinem Vater liess sich nicht konkreter oder objektiver formulieren.

Das Problem – «hat einen eher oberflächlichen Kontakt zum Vater» – ergab sich aus dem subjektiven Erleben von Ivan F. Das Team hatte ebenfalls den Eindruck, dass der Kontakt damals oberflächlich war. Obschon der Begriff «oberflächlich» in diesem Beispiel nicht näher definiert ist, war es während der Familiengespräche deutlich, dass Ivan, sein Vater und die beteiligten Teammitglieder darunter dasselbe verstanden.

Die Zielsetzung – «hat einen tieferen Kontakt» – ist insofern vage, als jede noch so geringfügige Verbesserung der Beziehung (theoretisch gesehen) bereits das Erreichen des Zieles bedeutet. Dies war selbstverständlich nicht gemeint. Die Zielformulierung war dahingehend gemeint (und wurde auch so verstanden), dass ein möglichst guter Kontakt entsteht (was das auch immer bedeuten mag). Tatsache ist, dass es zum vornherein völlig unklar war, wie sich dieses Prozessziel (das bekanntlich eine eher unklare Prognose beinhaltet) anbahnen lassen würde. Gerade weil dieses Problem des Kontaktes dergestalt von subjektivem Empfinden der Beteiligten abhängt, war eine genauere Angabe des angestrebten Zustandes nicht möglich.

Die erste Massnahme ist recht konkret. Es handelt sich allerdings um eine *quantitative* und strukturierende Massnahme, die aber recht wenig über die *Qualität* des Kontaktes aussagt. Die inhaltliche Dimension wird in der zweiten Massnahme angedeutet durch die Anweisung, dass Ivan und sein Vater nicht über Ivans Probleme sprechen, sondern miteinander etwas unternehmen. Diese Anweisung wurde ein paarmal in den Familiengesprächen erörtert.

Alles in allem entstand dieser Abschnitt der Pflegeplanung aufgrund der Annahme, dass in erster Linie Ivan und sein Vater dieses Problem selber lösen müssen. Der Beitrag des Behandlungsteams bestand darin, Bedingungen für einen vertieften Kontakt zu schaffen.

Da die Zielsetzung zu diesem Problem etwas vage ist, müssen die Bezugspersonen offen und hellhörig sein für Aussagen und Winke, die darauf hinweisen, dass das Ziel «irgendwie» erreicht ist oder im Begriff ist erreicht zu werden. Die Aussagen von Vater und Sohn, dass sich die Beziehung gebessert hat, und die Aussage des Vaters – «Ich bin stolz auf dich» – sind zwar subjektive, aber durchaus wertvolle Hinweise, die die Zielerreichung andeuten.

Auffallend an diesem Fallbeispiel ist die gewaltige *Eigenleistung* des Patienten. Dies ist wahrscheinlich der *Hauptgrund* für die gelungene Problemlösung.

Das Team hatte jedoch ebenso das Gefühl, dass die gründliche Auseinandersetzung mit Ivan F. und das Erstellen einer Pflegeplanung auch wesentlich zur Problemlösung beigetragen haben.

12

«Das Behandlungsteam als treibende Kraft»[1]

Norbert S.

Inhalt

- Zur Person von Norbert S.
- Verlauf während der ersten sieben Wochen
- Der Pflegeplan
- Kommentar zum Pflegeplan
- Verlauf und Auswertung

Das vorliegende Fallbeispiel ist ein kurzer Ausschnitt aus dem Behandlungsverlauf von Norbert S. Ich habe diesen Teil der Behandlung ausgewählt, weil er sehr deutlich illustriert, wie eine Pflegeplanung aussehen kann, wenn der Patient nicht in der Lage ist, an der Planung der Pflege mitzuwirken. Zum Zeitpunkt des Erstellens dieser Pflegeplanung war der Patient schon sieben Wochen in der Klinik und war immer noch in einer schweren psychotischen Phase. Infolge dieser Störung konnte der Patient kaum aktiv an seiner Behandlung teilnehmen. Daher besteht der Pflegeplan aus lauter Anweisungen für die Pflegepersonen, die den Patienten pflegten, ohne ihn direkt mit seinen Problemen zu konfrontieren. Der vorliegende Pflegeplan umfasst einen

[1] Aussage eines Pflegers, der den Patienten pflegte.

Zeitraum von rund einem Monat: eine Zeit, in der das Behandlungsteam die treibende Kraft war. In dieser Falldarstellung geht es um:

Name:	S.
Vorname:	Norbert
Geboren:	9. Januar 1955
Konfession:	römisch-katholisch
Beruf:	Zimmermann
Wohnort:	M.
Nationalität:	Schweizer

Zur Person von Norbert S.

Aus der Anamnese des Patienten ist bekannt, dass er seit rund zwei Jahren vor dem Klinikeintritt seine Stelle als Zimmermann häufig wechselte. Er wohnte zu Hause bei seinen Eltern. Seiner Mutter fiel auf, dass er sich häufig zurückzog. Vor rund vier Monaten hatte Norbert S. Angstzustände, die dergestalt stark waren, dass er zum Hausarzt ging. Nach einer kurzen Behandlung mit Tranquilizern empfahl ihm der Arzt, sich beim sozialpsychiatrischen Dienst zu melden. Bis zum Klinikeintritt wurde er von dort aus behandelt. Rund zwei Monate vor der Behandlung war der Patient nicht mehr fähig, seiner Arbeit nachzugehen. Der behandelnde Psychiater riet ihm, sich stationär behandeln zu lassen. Freiwillig trat er in eine geschlossene Männer-Station der Klinik ein.

Verlauf während der ersten sieben Wochen

Auf der Station war Norbert S. ein ruhiger Patient, der wenig sprach und kaum auffiel. Häufig hielt er sich im Zimmer auf und suchte von sich aus keinen Kontakt. Er wurde mit einem Neuroleptikum medikamentös behandelt. Darauf gingen seine Angstzustände etwas zurück. Nach etwa einem Monat begann er, am Vormittag in der Arbeitstherapie mitzumachen.

Während dieser ersten Phase seines Klinikaufenthaltes war die Informationssammlung sowohl für Norbert S. wie auch für das Behandlungsteam problematisch: In verschiedenen Gesprächen zwischen dem Patienten und dem Behandlungspersonal bekam Norbert S. Schweissausbrüche und Angstzustände, als er aufgefordert oder bloss ermuntert wurde, über seine Probleme zu sprechen. Da die Informationssammlung für ihn eine grosse Belastung war, wurden die Daten über die Probleme von Norbert S. allmählich und vor allem vorsichtig erhoben.

Zum Zeitpunkt des Erstellens seiner Pflegeplanung waren die folgenden Informationen bekannt:

Der Patient sagt selbst aus, dass er sich gegenüber Frauen ungeschickt verhält, vor allem wenn es darum geht, eine Beziehung anzuknüpfen. Weil er sich bei Annäherungsversuchen schon einige Male blamiert hat, fürchtet er sich nun davor, dies nochmals zu wagen. Anderseits sieht er die einzige Lösung dieses Problems darin, dass er eine Freundin oder sogar eine Frau bekommt. Norbert S. sagte schon mehrmals während des bisherigen Klinikaufenthaltes, er möchte «Dampf» ablassen, und zog sich dann jeweils in ein Nebenzimmer zurück und machte bis zur Erschöpfung Gynmastikübungen. Obschon der Patient dieses «Dampf ablassen» nicht explizit in Zusammenhang mit seinen Triebbedürfnissen brachte, bekam das Behandlungsteam allmählich den Eindruck, dass dieses Verhalten ein Versuch war, seine aufgestaute Sexualität zu sublimieren.[2]

Dem behandelnden Arzt gegenüber äusserte Norbert S. Kastrationsängste, die sehr wahrscheinlich aus dem psychotischen Erleben des Patienten heraus zu erklären sind. Der Patient konnte zu diesen Ängsten keine näheren Angaben machen.

Norbert S. kann sich über triviale Angelegenheiten des Alltags mit Mitpatienten und Personal unterhalten. Allerdings wurde beobachtet, dass sich der Patient aus dem Gesprächskreis entfernte, sobald er von anderen Personen aufgefordert wurde, etwas über sich zu sagen.

Dem Pflegepersonal fiel ferner auf, dass Norbert S. weder Lob noch Kritik schätzte: Als zum Beispiel der Patient bei einer Kochgruppe die ihm zugeteilte Arbeit erfolgreich ausführte und von einem Mitpatienten gelobt wurde, schien er sich dabei unbehaglich zu fühlen, und ging einige Minuten später in sein Zimmer. Allmählich fiel dem Pflegepersonal auf, dass er Lob oder Kritik vor allem in Gegenwart von Drittpersonen nicht zu ertragen schien.

Der Patient hielt sich oft in seinem Zimmer auf und schien wenig Kontakt anknüpfen zu wollen. Seine Eltern besuchten ihn etwa einmal pro Woche. Es gelang zwar dem Personal einige Male, Norbert S. zu Gruppenaktivitäten zu motivieren, doch mehrheitlich zog er es vor, an den angebotenen Aktivitäten nicht teilzunehmen. Diese Entscheidungen, sich von Gruppenaktivitäten fernzuhalten, wurden vom Patienten allerdings nicht klar ausgesprochen: Er reagierte mit Schweissausbrüchen und mit ängstlichem,

[2] Nebst dieser Sublimierungshypothese könnte es sich, wie der behandelnde Psychiater darauf hinwies, um einen Versuch handeln, die Selbstwahrnehmung des Körpers von Norbert S. aufrechtzuerhalten oder wieder zu erlangen. Zur Sexualität bei Schizophrenen schreibt Scharfetter 1986, S. 77: «Das Geschlechtsverhalten wird (...) von Störungen der Selbstwahrnehmung (Mangel des leiblichen Sich-Spürens, Auflösungserlebnisse, Abgrenzungsschwierigkeiten) und der Abwehrmassnahmen dagegen mitbestimmt: Rückzug, Distanz, Nähe und Fusion, vitale Selbstbestätigung und -präservation.»

Pflegeplanung

Name: S. Vorname: NORBERT Geb. 9. JANUAR 1955 Konf. RÖM.-KATH. Bl. Nr. 1

Datum	Probleme und Ressourcen des Patienten	Stopp	Datum	Pflegeziele	Stopp	Datum	Pflegeplan	Stopp
	Selbstwertgefühl							
6.3.	scheint seine gesamte Per-	8.4.	6.3.	akzeptiert sich mit seinen	8.4.	6.3.	siehe unten	8.4.
87	sönlichkeit (Stärken und	87	87	Stärken und Schwächen	87	87		87
	Schwächen) nicht zu akzep-							
	tieren.							
	Lob							
6.3.	lehnt Lob äusserlich ab	8.4.	6.3.	akzeptiert Lob	8.4.	6.3.	bei Leistungen oder bei	8.4.
87		87	87		87	87	Aeusserung von angebrachten	87
							Ansprüchen, ihn loben: dies	
							jedoch nicht in der Gegen-	
							wart von Mitpatienten	
	Kritik							
6.3.	verkraftet Kritik auf Grund	8.4.	6.3.	verkraftet vorsichtig vor-	8.4.	6.3.	kritische Anmerkungen vor-	8.4.
87	seiner allgemeinen Nicht-	87	87	gebrachte Kritik des Perso-	87	87	sichtig durch eine fragende	87
	Annahme seiner Persönlich-			nals			Haltung (In-Frage-Stellen)	
	keit nicht						anbringen	

Pflegeplanung

Name: S. **Vorname:** NORBERT **Geb.** 9. JANUAR 1955 **Konf.** RÖM.-KATH. **Bl. Nr.** 2

Datum	Probleme und Ressourcen des Patienten	Stopp	Datum	Pflegeziele	Stopp	Datum	Pflegeplan	Stopp
	Sexualität							
6.3.	verdrängt seine Sexualität,		6.3.	äussert seine sexuellen		6.3.	die aktive Behandlung	
87	verneint, trotz z.B. massi-		87	Nöte verbal und sachlich		87	dieser Problematik wird	
	ver Kastrationsängste (Ver-			gegenüber der Bezugsperson			nur durch die männliche	
	mutlich auf Grund seines			und dem Arzt			Bezugsperson vorgenommen	
	psychotischen Erlebens),							
	sexuelle Probleme			Fernziel: akzeptiert seine				
				Sexualität				
6.3.	Verhält sich (wie er selbst		6.3.	knüpft zu Frauen ungezwun-		6.3.	die Schwestern signalisieren	
	berichtet) ungeschickt, wenn			gen Kontakte an			Nähe und Distanz	
	er sich Frauen nähern will							
	Kontakte							
6.3.	strebt von sich aus wenig		6.3.	hat mehr und längere Kon-		6.3.	bei Stationsaktivitäten	
	Kontakt mit seinen Mitmen-			takte mit seinen Mitmen-			miteinbeziehen, aller-	
	schen an, flüchtige Kontak-			schen.			dings nicht forcieren	
	te sind von kurzer Dauer.							
	R: ist im Kontakt sympa-							
	tisch - hat gute Um-							
	gangsformen, hat schon							
	flüchtige Kontakte							
	Bedürfnisse							
6.3.	äussert seine Bedürfnisse	8.4.	6.3.	äussert und vertritt seine	8.4.	6.3.	- Bedürfnisse zu erspüren	8.4.
87	zu wenig und oft gar nicht	87	87	Bedürfnisse	87	87	versuchen, ihn einladen,	87
							diese zu äussern	
							- Bedürfnisse wenn möglich	
							befriedigen	
							- Bedürfnisäusserungen loben	

eingeschüchtertem Verhalten. Aus diesem Verhalten *interpretierten* die Pflegepersonen, dass der Patient nicht mitmachen konnte oder wollte.

Während der ersten sieben Wochen war der Patient sehr angepasst, ja fast unterwürfig und äusserte von sich aus wenige Bedüfnisse. Das Behandlungsteam hatte jedoch das Gefühl, dass Norbert S. mehr Bedürfnisse hatte, als er äussern konnte.

Die folgenden Ressourcen von Norbert S. wurden festgehalten:

- er hat eine gute Auffassungsgabe
- er ist hilfsbereit
- er beschäftigt sich mit Lesen
- er sublimiert seine sexuellen Spannungen durch Gymnastikübungen

Kommentar zum Pflegeplan

Selbstwertgefühl

Das Problem des mangelnden Selbstwertgefühls zieht sich wie ein roter Faden durch die ganze Pflegeplanung. Aus der etwas absoluten Problemformulierung (scheint seine *gesamte Persönlichkeit* nicht zu akzeptieren) wird ersichtlich, wie schwer der Zugang zu diesem Menschen ist. Das Prozessziel - akzeptiert sich mit seinen Stärken und Schwächen - kann man als übergeordnete Zielsetzung für den ganzen Pflegeplan auffassen. Aus diesem Grund sind hierzu keine speziellen Massnahmen vermerkt, sondern es wird lediglich auf die Massnahmen zu den weiter unterteilten Problembereichen hingewiesen.

Lob
Es wurde beobachtet, dass Norbert S. Schwierigkeiten hatte, Lob zu akzeptieren. Doch verschiedene Pflegepersonen hatten *das Gefühl,* dass der Patient trotz äusserlicher Ablehnung des Lobs dieses irgendwie schätzte. Deshalb wurde das Loben als Massnahme beibehalten, allerdings mit der Einschränkung, dass dies nicht in Gegenwart von Mitpatienten geschieht.

Kritik
Wichtig erschien dem Team ein sehr vorsichtiges Vorgehen, was die Kritik an Norbert S. betrifft. Deshalb wurde bei den Massnahmen von einer direkten Konfrontation zugunsten einer fragenden Haltung abgesehen.

Sexualität

Obwohl die Art dieser Problematik nicht genau bekannt war, hatte das Team das Gefühl, dass es sich dabei um das schwierigste Problem des Patienten handelte. Aus ein paar Äusserungen von Norbert S. wusste man, dass er, höchst wahrscheinlich auf Grund seines psychotischen Erlebens, unter Kastrationsängsten litt. Im Gespräch mit dem Arzt geriet der Patient in Angstzustände, als das Thema Sexualität angesprochen wurde. Auch vermittelte der Patient dem Team häufig *das Gefühl,* als könnte seine verdrängte Sexualität plötzlich «vulkanartig» ausbrechen. Dass dies noch nicht geschah, war höchstwahrscheinlich den Verarbeitungsmechanismen des Patienten (ausgedehnte Gymnastikübungen - manchmal fast bis zur Erschöpfung) zu verdanken.

Das Ziel - äussert seine sexuellen Nöte verbal und sachlich - war dem Patienten selbst nicht bekannt. Die Massnahmen zur Zielerreichung lagen in den Händen der zwei wichtigsten Bezugspersonen, nämlich dem Arzt und einer männlichen Bezugsperson. Es wurde im Team ausgehandelt, dass nur diese zwei Personen sich aktiv um die Sexualität bemühten, was natürlich nicht ausschloss, dass Äusserungen des Patienten über diese Problematik gegenüber anderen Teammitgliedern angehört werden sollten. Der Bezugspfleger stand in bezug auf die Behandlung dieser Problematik in engem Kontakt mit dem Arzt und wurde von diesem quasi supervisiert. Der Arzt vermutete, dass die sexuellen Probleme des Herrn S. *intimster Natur* sein könnten. Deshalb wurde im Team vereinbart, dass der Arzt und der Bezugspfleger nur unbedingt notwendige Informationen weitergeben.

Das Fernziel - akzeptiert seine Sexualität - kann als Prozessziel aufgefasst werden. Dies mutet vage an, und es war tatsächlich so, dass niemand zum Zeitpunkt der Erstellung des Pflegeplans so recht wusste, wie sich diese Problematik entwickeln würde.

Norbert S. hatte selbst beschrieben, dass er sich ungeschickt verhält, wenn er sich Frauen nähert. Die Zielsetzung - knüpft zu Frauen ungezwungen Kontakte an - geht als logische Schlussfolgerung aus dem Problem hervor, selbst wenn das Ziel hoch angesetzt ist. Die Massnahme - die Schwestern signalisieren Nähe und Distanz - ist eine Anweisung für weibliche Pflegepersonen. Die Umschreibung der Massnahme in dieser Form ist eine Art «Kurzformel» für mögliche Verhaltensweisen, die im Team ausführlich diskutiert werden. Als Illustration der Durchführung dieser Massnahme diene das folgende Beispiel: Es war mehreren Schwestern aufgefallen, dass der Patient öfters den Wunsch äusserte, Schwestern auf einem Botengang zu begleiten. Er meinte, er müsse die Schwester begleiten, damit er sie beschützen könne. Als günstige Reaktion auf dieses Verhalten des Patienten wurde im Team folgende Verhaltensanweisung herausgearbeitet: Die Schwester soll *in etwa* diese Botschaft vermitteln: «Ich finde es gut, dass Sie mitkommen. Ich selbst bin selbständig und brauche keinen eigentlichen Schutz. Dennoch schätze ich es, wenn Sie mir Gesellschaft leisten» – oder ähnliches. Es versteht sich von selbst, dass die oben angegebene Reaktion der Schwester kein stereotypes Rezept sein darf, das man auswendig lernen soll, sondern dass diese Massnahme eine allgemeine Richtlinie darstellt.

Kontakte
Die Massnahme ist eine Verhaltensanweisung für alle Teammitglieder, und obwohl sie etwas allgemein gehalten ist, zielt sie darauf hin, den Patienten in ein «Übungsfeld» für Kontakte (Gruppenaktivitäten) zu begleiten.

Bedürfnisse
Das Erspüren der Bedürfnisse als Massnahme zu diesem Problemkreis ist eine kaum objektivierbare Angelegenheit, die das *Spüren* oder das *Gefühl* der jeweiligen Pflegeperson voraussetzen.

Nebst den im Pflegeplan festgehaltenen Massnahmen waren die folgenden Behandlungsschritte eingeleitet worden:

- medikamentöse Behandlung mit Neuroleptika per os
- Stationsergotherapie am Vormittag
- wöchentliche Gespräche mit dem Arzt.

Verlauf und Auswertung

Rund vier Wochen nach dem Erstellen und dem «Inkrafttreten» des Pflegeplans wurde im Team die Situation von Norbert S. erneut erörtert: Allgemein gesehen ging es dem Patienten bereits etwas besser und die Psychose, die mit Bestimmtheit seine Probleme mitverursacht hatte, war deutlich zurückgegangen. Es ergab sich folgendes Bild:

Selbstwertgefühl und Bedürfnisse

Norbert S. hatte im vergangen Monat in bezug auf die Äusserung seiner Bedürfnisse Fortschritte gemacht. Hierzu ein paar Beispiele:

- Im Gespräch mit dem Bezugspfleger äusserte er: «Jetzt möchte ich nicht über dieses Thema sprechen.»

- Er sagte, er wolle, dass seine Behandlung schneller voranschreite, und dass er nach der Entlassung in ein Wohnheim ziehen würde.
- Ebenso stellte er verschiedentlich Forderungen, zum Beispiel, er wolle täglich nach dem Nachtessen den Gymnastiksaal eine Stunde lang benutzen.

Da Norbert S. inzwischen seine Bedürfnisse äussern und vertreten kann, wurde das Problem als gelöst betrachtet. Das Problem Selbstwertgefühl wurde im Pflegeplan sistiert, nicht etwa, weil das Pflegeziel – «akzeptiert sich mit seinen Stärken und Schwächen» (übrigens ein hohes Ziel auch für Gesunde) – erreicht ist, sondern weil die Problemformulierung – «scheint seine gesamte Persönlichkeit (Stärken und Schwächen) nicht zu akzeptieren» – nicht mehr gültig war. In der darauffolgenden Anpassungsphase, die ich im Rahmen dieser Besprechung nicht berücksichtige, besteht die Aufgabe des Teams darin, differenziertere Informationen zu den Stärken und Schwächen des Patienten zu sammeln, um abzuschätzen, ob ein diesbezügliches Problem vorliegt.

Lob und Kritik

Norbert S. hatte bei der Kochgruppe rege teilgenommen und sich dabei persönlich engagiert. Er hatte dabei verschiedentlich Lob bekommen, sowohl von Mitpatienten als auch vom Pflegepersonal. Gegen Ende der vergangenen vier Wochen hatten verschiedene Pflegepersonen den Eindruck, dass es dem Patient leichter fiel, Lob anzunehmen; eine Pflegeperson glaubte zu spüren, dass er sich über das Lob freute.

Zweimal während der letzten beiden Wochen wurde Norbert S. gebeten, ein Reinigungsbad zu nehmen, da es um seine körperliche Reinlichkeit nicht zum besten bestellt war. Er nahm ein Bad, ohne dass er beleidigt zu sein schien. Auch in anderen Situationen hatte das Pflegepersonal den Eindruck, dass der Patienten jetzt kritische Bemerkungen besser verkraften würde.

Das Team war der Meinung, dass Norbert S. in bezug auf die oben genannte Problematik so viele Fortschritte gemacht und so viel Selbständigkeit erlangt hatte, dass die Probleme als gelöst betrachtet werden können.

Kontakte

Es fiel auf, dass der Patient schon mehr Kontakte mit Mitpatienten hatte als noch vor vier Wochen. Er hatte sogar Gespräche, selbst wenn diese bloss von kurzer Dauer waren, selbst eröffnet und sich gelegentlich auf sachte Meinungsverschiedenheiten eingelassen, ohne dass er sich danach gegen aussen hin verschloss. In den vergangenen vier Wochen hatte er weitgehend bei den Stationsaktivitäten mitgemacht. Zu Beginn hatte er sich bei Einladungen wortlos auf sein Zimmer zurückgezogen.

Trotz der erzielten Fortschritte bezüglich seiner Kontakte zu seinen Mitmenschen erschien es dem Behandlungsteam verfrüht, das Problem als gelöst anzusehen.

Sexualität und Umgang mit Frauen

Der Patient äusserte keine Kastrationsängste mehr. Die Gymnastikübungen, die vom Team her als Sublimierungsversuch seiner aufgestauten sexuellen Triebe gedeutet wurden, trieb er allerdings unvermindert weiter. Das Team hatte das Gefühl, dass er etwas ungezwungener mit Frauen umgehen konnte. Norbert S. geht seit nunmehr zwei Wochen in eine geschlechtlich gemischte Ergotherapiegruppe, wo er eine zusätzliche Möglichkeit hat, den Umgang mit Frauen zu lernen. Die Ergotherapeutin berichtete, dass die Anwesenheit von Frauen für Norbert S. keine Bedrohung zu sein scheint. Während der letzten zwei Wochen hatte der Patient mindestens zweimal näheren Kontakt zu weiblichen Mitarbeitern gesucht. Einmal fragte er die Therapeutin, ob er sie privat treffen könnte. Ein anderes Mal fragte er die Bezugsschwester, ob sie wohl verheiratet oder «noch zu haben» sei.

Norbert S. sprach schon verschiedene Male mit dem Arzt und dem Bezugspfleger über seine sexuellen Nöte. Inzwischen war es diesen beiden Bezugspersonen etwas klarer, worin seine diesbezüglichen Probleme lagen. Der Arzt und der Bezugspfleger schlugen auf dem Hintergrund ihrer Mehrinformationen vor, die festgehaltenen Massnahmen zu belassen und weiterhin anzuwenden. Die vertrauliche Behandlung von intimen Angelegenheiten zur sexuellen Problematik des Patienten durch die Bezugspersonen hatte sich, trotz anfänglicher Bedenken einiger Teammitglieder, in diesem Fall gut bewährt.

Auf dem Hintergrund der erzielten Fortschritte und der aktuellen Situation des Patienten wird die Anpassungsphase der Pflegeplanung vorgenommen. Sein gebesserter Zustand erlaubt es nun, Norbert S. (mindestens teilweise) in die Planung miteinzubeziehen und ihm dabei einen *aktiven* Beitrag an seiner Rehabilitation zu übertragen.

13

«Planung der Pflege in der Psychiatrie brauchen und wollen wir nicht»[1]

«Wir haben Standardpläne, aber niemand benutzt sie»[2]

Bilanz

Inhalt

- Vor- und Nachteile der Pflegeplanung
- Voraussetzungen zur Einführung der Pflegeplanung
- Tips für die Einführung der Pflegeplanung
- Ausblick

Die zwei oben angeführten Aussagen widerspiegeln einerseits die Meinung vieler Pflegepersonen, die kritische Vorbehalte gegenüber Pflegeplanung haben, und zeigen andererseits die ernüchternde Bilanz einer misslungenen Einführung der Pflegeplanung auf. Die erste, etwas drastische Aussage lässt vermuten, dass diese kategorische Ablehnung eher von Vorurteilen als von einer kritischen Prüfung der Pflegeplanung bestimmt wurde. Doch es wäre höchst unfair, alle kritischen Einwände gegen Pflegeplanung als Rationalisierungen oder willkommene Ausreden abzutun; denn es gibt schon einige kritische Anmerkungen zur Pflegeplanung, die geprüft werden sollten.
In diesem Schlusskapitel geht es um eine Darlegung der Vor- und

[1] Eine Aussage aus: Dätwyler/Amsler/Sennrich 1982, S. 54
[2] Eine Aussage aus: Shea 1986, S. 148

Nachteile, der Vorzügen und Schwierigkeiten, damit ein realistisches Bild der Pflegeplanung entsteht. Ich habe in den vorangegangenen 12 Kapiteln versucht, unnötigen Optimismus und unangebrachten Pessimismus zur geplanten Pflege zu vermeiden. Diese Schlussbilanz ist daher eine logische Fortsetzung des Grundtenors dieses Buches, nämlich einerseits möglichst gute Grundlagen zu zeigen und andererseits aber doch praxis- und realitätsbezogen zu bleiben. Es braucht nicht besonders betont zu werden, dass es mir nicht durchwegs gelungen ist, alle Fragen, die sich in einem solchen Spannungsfeld zwischen Theorie und Praxis stellen, schlüssig zu beantworten. Fragen und Schwierigkeiten, die sich in bezug auf die Pflegeplanung ergeben, muss die Pflegeperson, die die Pflegeplanung anwendet, selbst beantworten und überwinden. Die noch folgenden Ausführungen sollen deshalb als Versuch verstanden werden, den Praktiker, (der inzwischen gemerkt haben dürfte, dass kein Perfektionismus oder keine übermenschlichen Leistungen von ihm abverlangt werden, sondern dass er möglichst vernünftig und reflektiert mit den ihm zur Verfügung stehenden Ressourcen umgehen soll) zu ermuntern, sich den Fragen und Schwierigkeiten zu stellen.

Vor- und Nachteile der Pflegeplanung

Bevor ich eine kritische Bilanz über die Pflegeplanung ziehe, möchte ich einige Mythen, die um die Pflegeplanung entstanden sind, aus dem Feld räumen. Ich nenne die folgenden Aussagen über die Pflegeplanung Mythen, weil ich sie persönlich für unwahr, unrealistisch oder verdächtig halte. Die nachstehenden Statements vermitteln entweder überenthusiastische oder extrem pessimistische Ansichten zur Pflegeplanung.

- «Durch Pflegeplanung wird eine optimale, patientenorientierte Pflege für ALLE möglich und durch ALLE gewährleistet» (eine Aussage aus – *nicht von* – Dätwyler/Amsler/Sennrich 1982, S. 51: Hervorhebung im Original).
  Diese Aussage halte ich für eine Überschätzung der Möglichkeiten der Pflegeplanung. Das Verwenden von zwei «absoluten Begriffen» (vgl. Kapitel 5, S. 109) weckt den Verdacht einer Übertreibung. Die Behauptung, dass eine «optimale ... Pflege für ALLE möglich» wird, ist (so meine Gegenbehauptung) eine Verkennung der institutionellen Ressourcen.
- «Anstatt mit dem Patienten zu sprechen, reden wir nur noch über ihn» (eine Aussage aus – *nicht von* – Dätwyler/Amsler/Sennrich 1982, S. 53).
  Diese Behauptung beruht entweder auf einem falschen Verständnis von Pflegeplanung oder ist auf ihre falsche Anwendung zurückzuführen. Alle

Texte, die ich über Pflegeplanung kenne, gehen von der Grundannahme aus, dass es vor allem wichtig ist, mit dem Patienten zusammen zu planen, mit ihm zu sprechen, zu verhandeln u.a.m. Und selbst in Diskussionen, bei denen der Patient nicht anwesend ist, sind die Gespräche nicht nur ein «Reden über ihn», sondern eine konkrete Beschäftigung mit ihm, seinen Problemen, Zielen usw. Diese Bemerkungen gelten ebenfalls für die unwahre Behauptung:

- «Mit der Pflegeplanung wird nur noch geschrieben und nichts mehr gearbeitet» (aus: – nicht *von* – Dätwyler / Amsler / Sennrich 1982, S. 53).
- Pflegeplanung verursacht Papierberge. Rowden (1984, S. 33) hat schon auf diesen Mythos aufmerksam gemacht und ausgesagt, dass eher das Gegenteil der Fall ist. Wenn man die Pflegeplanungen in *diesem* Buch betrachtet (die aus didaktischen Gründen weit mehr als nur Pflegepläne sind), kann man sehen, dass der eigentliche Pflegeplan auf zwei bis drei DIN A4-Seiten Platz hat.
- Die Dokumentation *ist* die Pflegeplanung.
  In manchen Gesprächen habe ich den Eindruck gewonnen, dass manche Pflegepersonen die zur Pflegeplanung notwendigen Dokumente für die geplante Pflege halten und meinen, dass Pflegeplanung lediglich darin bestünde, die Blätter fachgerecht auszufüllen. Ich glaube, eine solche Verwechslung der Dokumentation mit der Pflegeplanung zu beobachten, wenn z.B. eine grosse Anzahl von Formularen (siehe auch unten S. 226) zu Dokumentationszwecken eingesetzt wird! Pflegeplanung verlangt weit mehr als ein blosses Ausfüllen von Formularen. Pflegeplanung ist eine kreative Tätigkeit, die eine aktive und forschende Haltung voraussetzt und bedingt.

Vorteile der Pflegeplanung

Die vier folgenden Verbesserungen der Pflege scheinen mir in einem *direkten Zusammenhang* mit der Pflegeplanung zu stehen und sind meines Erachtens die wichtigsten *Vorteile* der geplanten Pflege: Die Pflegeplanung ist eine gültige Grundlage zu einer *einheitlichen Pflege* (vgl. Haldi 1984, S. 22, und Meier 1985, S. 297). Das Dokumentieren der wichtigsten Informationen im Pflegeplan bedeutet, dass alle Teammitglieder einheitliche Richtlinien zur Durchführung der Pflege haben. Aus dem konsequenten Umsetzen dieser Richtlinien entsteht eine *verbindliche Pflege* des Patienten (vgl. Meier 1985, S. 297). Die reflektierten Denkleistungen der Beteiligten während der Planungsphase und die eindeutige Orientierung der Pflege an den gesetzten Zielen bewirken, dass die Pflege *bewusster und reflektierter* wird (vgl. Meier 1985, S. 297). Doch die Planung der Pflege besteht bekanntlich nicht nur darin, Denkleistungen zu erbringen, sondern auch darin, mit dem Patienten ins Gespräch zu kommen, seine Meinung zu erfahren, über Meinungsverschiedenheiten zu sprechen ... kurzum, mit ihm zu planen. Eine solche aktive Mitbeteiligung des Patienten (die, wie ich schon mehrfach betont habe, nicht in jedem Fall möglich ist) kann die *Kommunikation zwischen Patienten und Pflegepersonen* verbessern (vgl. Exchaquet 1984, S. 60, und Miller 1984, S. 56).

Eine ganze Reihe anderer Vorzüge ist in den entsprechenden Texten genannt worden. Hierzu eine Auswahl: Pflegeplanung

- erlaubt oder beinhaltet eine *ganzheitliche Betrachtung* des Patienten (vgl. Haldi 1984, S. 22, und Schmidt 1984, S. 67);
- kann bewirken, dass der aktive *Eigenbeitrag des Patienten* an seiner Pflege erhöht wird (vgl. Miller 1984, S. 56);
- schafft die Voraussetzung für eine *kontinuierliche Pflege* (vgl. Miller 1984, S. 56, und Meier 1985, S. 297);
- fördert die Zusammenarbeit zwischen Patienten und Pflegepersonen (vgl. Exchaquet/Paillard 1986, S. 74).

Nebst diesen Vorteilen der Pflegeplanung, die in unmittelbarer Beziehung zur Pflege des Patienten stehen, wurden in der Literatur über Pflegeplanung einige Vorteile genannt, die die Pflegepersonen selbst oder den Berufsstand betreffen: Pflegeplanung

- trägt zur Erhöhung der Arbeitsbefriedigung bei (vgl. Miller 1984, S. 56, und Exchaquet/Paillard 1986, S. 144);
- erhöht die Dynamik der Pflegegruppe (vgl. Exchaquet 1984, S. 60);
- erlaubt ein besseres Erkennen des berufseigenen Wissens (das bekanntlich eine Voraussetzung zur Professionalisierung ist, vgl. Exchaquet 1984, S. 60);
- fördert die berufliche Eigenständigkeit. Braun und Halisch (1985, S. 622) sagen hierzu: Pflegeplanung ist «ein patientenorientiertes pflegerisch-planerisches Vorgehen, wobei die Veränderung des professionellen Blicks und damit die Veränderung des Selbstverständnisses der Pflegepersonen angestrebt wird.»

Nachteile oder Schwierigkeiten

Nebst den oben angeführten Vorteilen und Vorzügen gibt es selbstverständlich auch Nachteile oder Schwierigkeiten, die mit der Arbeit mit Pflegeplanung in der Praxis verbunden sind. An erster Stelle steht der *zeitliche Mehraufwand,* der eine Pflegeplanung mit sich bringt (vgl. Kratz 1979, S. 116, Roper/Logan/Tierney 1981, S. 23, Dätwyler/Amsler/Sennrich 1982, S. 53, und Fiechter/Meier 1985, S. 61). Ich glaube, dass eine geplante und schriftlich dokumentierte Pflege mehr Zeit erfordert, und dass es oft schwierig ist, diese Zeit zu finden. Obschon diese Schwierigkeit nicht wegzudiskutieren ist, lässt sich summarisch sagen, dass eine geplante Pflege eine verbesserte Pflege sein sollte (wenn dies nicht der Fall ist, muss man sich gut überlegen, ob Pflegeplanung die richtige Arbeitsmethode ist). Es versteht sich von selbst, dass ein vermehrter Zeitaufwand und Arbeitseinsatz nötig ist, um eine Verbesserung zu erzielen.

De la Cuesta (1983) hat auf die *Gefahr* hingewiesen, dass Pflegeplanung zu einer blossen Formalität werden könnte. In entsprechenden Texten wurden auch andere Gefahren, die aufgrund der Arbeit mit Pflegeplanung entstehen können, erwähnt, so z.B. die Reduktion der pflegerischen Arbeit auf das Analytische (vgl. Henderson 1981, S. 108), oder dass der Patient trotz «idealistischer Behauptungen» kein Mitspracherecht bezüglich seiner Pflege erhalte (vgl. Hagey/McDonough 1984, S. 153), und: der Patient werde infolge der Informationssammlung einer grossen Fragenmenge ausgesetzt (vgl. Kratz 1979, S. 116). Obwohl solche Gefahren gewiss existieren, glaube ich, dass diese zum grössten Teil auf eine falsche, unreflektierte Anwendung der Pflegeplanung zurückzuführen sind.

Bilanz

Selbst wenn ich bei der Aufzählung und Besprechung der Vor- und Nachteile der Pflegeplanung selektiv vorgegangen bin, glaube ich, dass es vernünftig ist zu behaupten, dass bei richtiger Anwendung die Vorteile die Nachteile überwiegen.

Voraussetzungen zur Einführung der Pflegeplanung

Die sechs folgenden Voraussetzungen scheinen besonders wichtig zu sein, wenn man die Pflegeplanung einführen will:

1. Auffassung über den Menschen (vgl. Lauri 1982, S. 301).
2. Pflegeauffassung oder ein Krankenpflegemodell (vgl. Dätwyler/Amsler/Sennrich 1982, S. 50, und Haldi 1984, S. 23).
3. Stationskonzept und Stationsziele (vgl. Fiechter/Meier 1985, S. 168, und Weisbrod-Frey 1986, S. 307).

4. Bezugspflege (vgl. Henderson 1982, S. 105 und Bowman/Parsons/Pointon 1983, S. 34).
5. Eine gute interdisziplinäre Zusammenarbeit (vgl. Fiechter/Meier 1985, S. 169, und Braun/Halisch 1985, S. 622).
6. Eine systematische Ausbildung in Pflegeplanung.

Die ersten drei Voraussetzungen bilden gewissermassen den konzeptionellen Rahmen für die Gestaltung und Ausführung der Pflege. Diese Voraussetzungen, die übrigens vorhanden sein sollten, auch wenn man nicht mit Pflegeplanung arbeitet, sind am besten explizit und schriftlich formuliert. Sollte dies nicht der Fall sein, so kann (und dies ist meine persönliche Meinung, die weder überall Zustimmung auslösen wird noch auszulösen braucht) Pflegeplanung *eine Möglichkeit* sein, auf noch unausgesprochene oder implizite Auffassungen zu stossen und dadurch eine schriftliche Formulierung voranzutreiben. Ich habe schon mehrfach Diskussionen erlebt, bei denen gerade die konkrete Pflegeplanung für einen bestimmten Patienten, das Aussprechen von verschiedenen Meinungen und Auffassungen innerhalb des Pflegeteams veranlasst und (gelegentlich nach heftiger Auseinandersetzung) eine Klärung der Standpunkte bewirkt hat. Ein solches Vorgehen besteht darin, dass man aus *konkreten Fällen* allgemeine Regelungen, Konzepte usw. ableitet. Doch grundsätzlich ist es besser, wenn die Auffassungen und Konzepte zum vornherein geklärt sind.

Die Voraussetzungen (Bezugspflege und interdisziplinäre Zusammenarbeit) sind gewissermassen Werkzeuge oder Instrumente, die im Dienst der aufgezählten Konzepte und Auffassungen stehen und deren Umsetzung die Praxis ermöglichen. Eine systematische Ausbildung beinhaltet eine dichte Vernetzung der Pflegeplanung mit anderen Ausbildungsinhalten und Belangen der psychiatrischen Krankenpflegepraxis und nicht bloss ein Vermitteln von Pflegeplanung in Form von einzelnen losen Unterrichtsstunden und Übungen.

Doch selbst wenn nicht alle Voraussetzungen zur Einführung der Pflegeplanung vollumfänglich gegeben sind, kann es trotzdem sinnvoll sein, mit der geplanten Pflege zu beginnen. Es wäre meines Erachtens ein Kunstfehler, die Einführung (etwas übertrieben formuliert) um Jahre hinaus zu schieben, nur weil die Konzepte nicht in jedem Detail ausformuliert sind. Oder polemisch: Besser eine geplante Pflege ohne perfektes Konzept als ein perfektes Konzept mit chaotischer Pflege. Am besten ist es jedoch, wenn beide Elemente ausgewogen vorhanden sind.

Ein sinnvolles Dokumentationssystem ist ebenfalls eine Voraussetzung zur Einführung der Pflegeplanung (vgl. Fiechter/Meier 1985, S. 169). Gerade weil ein Dokumentationssystem sich an den Bedürfnissen einer Institution orientiert (vgl. Kratz 1979, S. XII, und Braun/Halisch 1985, S. 624), erscheint es mir wenig sinnvoll, einen *Vorschlag* zur Dokumentationsform in einem solchen Buch wie meinem zu machen.

Das Dokumentationssystem, das ich bei den vorliegenden Fallbeispielen benutzt habe, besteht aus zwei Teilen: einem Pflegeplanungsformular (der Pflegeplan) und einem Verlaufsblatt. Das Verlaufsblatt erfüllt im wesentlichen zwei Zwecke: die ermittelten Informationen und die Resultate der Auswertung der Pflegewirkung (Schritt 6) werden schriftlich festgehalten. Darüber hinaus können sonstige Anmerkungen zum Verlauf, die nicht in unmittelbarer Beziehung zum Pflegeplan zu stehen brauchen, mit diesem Blatt aufgezeichnet werden. Dieses System erfüllt meines Erachtens zwei wichtige Kriterien eines Dokumentationssystems, nämlich Einfachheit und Flexibilität. Chiarella (1983, S. 72) weist darauf hin, dass viele Pflegepersonen sich über die Pflegeplanung beklagen, weil es dabei so viele Formulare auszufüllen gibt. Chiarella kommt zum Schluss: «Wenn die Dokumentation die Durchführung der Pflege tatsächlich hindert, und in manchen Fällen glaube ich, dass dies der Fall ist, dann sind doch die Dokumente selbst das Problem.»

Tips für die Einführung der Pflegeplanung

Die bisherigen Überlegungen lassen vermuten, dass die Einführung der Pflegeplanung nicht so einfach ist. Es lohnt sich deshalb, sich im voraus Gedanken zu machen, welche Schritte vor der Einführung unternommen werden sollten. Es folgen nun einige Tips, die dabei nützlich sein könnten.

1. Es erscheint mir wichtig, dass möglichst alle Personen, die direkt oder indirekt mit Pflegeplanung zu tun haben, darüber informiert und damit einverstanden sind. Bestenfalls entspricht der Wunsch der Einführung von Pflegeplanung einem Bedürfnis aller Beteiligten. Falls dieser Wunsch nicht einem Bedürfnis einer grösseren Mitarbeitergruppe entspricht, müssen möglichst viele Leute informiert und motiviert werden.
2. Es ist sinnvoll, Pflegeplanung auf einer Station einzuführen, deren Mitarbeiter motiviert und vom Nutzen der Pflegeplanung überzeugt sind (vgl. Haldi 1984, S. 23). Erfolge, die sich bei motivierten Pflegepersonen einstellen, können einen «Schneeballeffekt» auslösen (vgl. Haldi 1984, S. 23). Es ist allerdings ebenso denkbar, dass Misserfolge einen negativen Schneeballeffekt erzeugen können.
3. Ich glaube, dass es vernünftig ist, die Anzahl der Pflegepläne am Anfang der Einführung klein zu halten und die Pflegeplanungen allmählich auf

eine grössere Anzahl Patienten auszudehnen. Eine geringe und überschaubare Anzahl von Pflegeplänen ermöglicht dem Personal, gründliche Erfahrungen mit Pflegeplanung zu sammeln. Es ist auf jeden Fall realistischer als ein Vorhaben, gleich auf einmal fünfzehn oder zwanzig oder noch mehr Pläne zu erstellen.

4. Damit man gute und gründliche Erfahrungen mit Pflegeplanung sammeln kann, finde ich es wichtig, dass man sie nicht für die allerschwierigsten Patienten erstellt. Gerade in der Einstiegsphase, in der der Anfänger selbst Schwierigkeiten meistern muss, kann das Anpacken von sehr schwierigen Problemen für die Pflegeperson demotivierend sein.
5. Gerade in der Anfangsphase soll sich das Team überlegen, ob restlos jeder Patient einen Pflegeplan haben muss. Manche Patienten werden mit einenem standardisierten Plan auskommen und einige Patienten, die keine offensichtlichen Probleme haben, benötigen vielleicht vorläufig überhaupt keinen Plan.
6. Es ist wichtig, dass man nicht zu hohe Erwartungen an die Pflegeplanung stellt und sich einbildet, dass kurz nach Einführung sich die ganze Pflege schlagartig verbessern wird. Altschul (1984, S. 49) hat schon vor der Euphorie gewarnt, die die Pflegeplanunng mancherorts inzwischen ausgelöst hat (vgl. Bowman/Parsons/Pointon 1983, S. 34).
7. Im Gegenteil: Veränderungen brauchen Zeit, Engagement und Energie. Man muss damit rechnen, dass es möglicherweise Jahre dauern wird, bis sich Pflegeplanung auf einer Station etabliert und zum selbstverständlichen Bestandteil des pflegerischen Instrumentariums wird. Höchstwahrscheinlich wird man Rückschläge einstecken und überwinden müssen. Bowman, Parsons und Pointon (1983, S. 35) haben die Erfahrung gemacht, dass das Interesse an der Pflegeplanung nach etwa zwei Monaten abnahm, und dass eine erneute Weiterbildung notwendig war, um die Arbeit mit Pflegeplanung voranzutreiben. Es versteht sich von selbst, dass Anstrengung und Ausdauer notwendig sind, um die Pflegeplanungsarbeit aufrechtzuerhalten.
8. Falls die Voraussetzungen zur Einführung der Pflegeplanung nicht vollumfänglich gegeben sind, wird sich die Einführungsphase entsprechend verlängern, weil man gleichzeitig an zwei Fronten arbeiten muss.
9. Es ist ratsam, dass sich das Pflege- oder Behandlungsteam noch vor der Einführung der Pflegeplanung mit diesem Thema durch entsprechende Weiterbildungen, Fachliteratur oder z.B. Kontaktnahme mit Berufskollegen vertraut macht, die mit Pflegeplanung Erfahrungen gesammelt haben.

Ausblick

Bei all den oben besprochenen Ansichten, Meinungen, Vorlieben und Abneigungen zur Pflegeplanung, bei all den Schwierigkeiten, die die Pflegeplanung betreffen und die man überwinden muss, dürfen wir nicht vergessen, dass Pflegeplanung im Dienst des Menschen steht und nicht umgekehrt. Und bei all der Hilfe, die ein guter Plan leisten kann, dürfen wir auch nicht vergessen, dass die *Persönlichkeit des Pflegenden* in der Krankenpflege das allerwichtigste Werkzeug ist (vgl. Altschul 1978, S. 335, Schmidt 1984, S. 67, Holdener et al. 1985, S. 21, und Isles 1986, S. 30). Diese zwei Werkzeuge, gekoppelt mit Fachkenntnis, mit dem Willen zur selbstkritischen Reflexion, mit Engagement und vor allem mit Menschlichkeit und Respekt vor dem Patienten, können eine bessere Pflege ausmachen.

Methoden kommen und gehen, Entwicklungen werden von noch besseren überholt und vervollkommnet. Wenn wir heute ein modernes Flugzeug mit den ersten Flugversuchen der tollkühnen Männer in ihren selbstgebastelten Maschinen vergleichen, kann einen das Schmunzeln überkommen.

Pflegeplanung wird sich wahrscheinlich weiterentwickeln und verbessern. Es gibt bereits Vorstellungen über das Erstellen eines Pflegeplanes mit dem Computer (z.B. Bühlmann 1986, S. 34), und zwei niederländische Autoren (Nieman/Eppink 1985, S. 480) haben in einem Fachartikel einen computer-erstellten Pflegeplan schon vorgelegt. Wie die zukünftigen Entwicklungen der Pflegeplanung aussehen werden, vermag ich nicht vorauszusehen. Doch ist es denkbar, dass wir in fünfzig Jahren auf den gegenwärtigen Stand der Pflegeplanung mit einem Schmunzeln zurückblicken werden. So wie die Grundlagen der Arithmetik trotz der Entdekkung viel mächtigerer mathematischer Instrumente bis auf den heutigen Tag ihre Gültigkeit behalten haben, so lässt sich gegenwärtig behaupten, dass die Grundlagen der Pflegeplanung vernünftig sind.

Verzeichnis der Abbildungen

Literaturverzeichnis

Abderhalden, Ch.: Psychiatrische Krankenpflege und Soziotherapie. Basel, Recom, 1986.

Altschul, A.: Use of the nursing process in psychiatric care. In: Nursing Times, September 8, S. 1412–1413, 1977.

Altschul, A.: A systems approach to the nursing process. In: Journal of Advanced Nursing, Nr. 3, S. 333–340, 1978.

Altschul, A.: The team approach to psychiatric care. In: Nursing Times, May 1, S. 797–798, 1980.

Altschul, A.: The consumer's voice: nursing implications. In: Journal of Advanced Nursing, Nr. 8, S. 175–183, 1983.

Altschul, A.: Does good practice need good principles? In: Nursing Times, July 18, S. 49–51, 1984.

Altschul, A./McGovern, M.: Psychiatric Nursing, sixth edition. Eastbourne, Baillière Tindall, 1985.

Armitage, P.: Joint working in primary health care. In: Nursing Times, October 26, S. 75–78, 1983.

Arndt, M.: Besuch im Londoner Krankenpflegemilieu im Januar 1986. In: Deutsche Krankenpflegezeitschrift, Nr. 6, S. 422–424, 1986.

Arnold, M./Bieler, K./Blaser, A./Maier, H./Morsbach, B./Ruf, E.: Erfahrungen über die Einführung der Pflegeplanung auf zehn Pflegegruppen unterschiedlicher Fachbereiche. In: Deutsche Krankenpflegezeitschrift, Nr. 5, S. 308–312, 1985.

Balint, E.: Die Aufgabe der Balint-Gruppen: Aufbau und historische Entwicklung. Gekürzte Fassung eines anlässlich der 32. Internationalen Psychoanalytischen Tagung in Helsinki am 30. Juli 1981 gehaltenen Vortrags. In: Pöldinger, W./Weiss, G. (Hrsg.): Beziehungsdiagnostik und Beziehungstherapie: Wo stehen wir heute? Berlin, Springer, 1983.

Bandler, R./Grinder, I.: Neue Wege der Kurzzeit-Therapie, 3. Auflage, Paderborn, Junfermannsche Verlagsbuchhandlung, 1984.

Barker, P.: Patient assessment in psychiatric nursing, London, Croom Helm, 1985.

Barker, P.: Mechanical faults. In: Nursing Times, September 24, S. 55–56, 1986.

Bateson, G.: Ökologie des Geistes. Frankfurt/M., Suhrkamp, 1981.

Berkeley Holistic Health Center (Hrsg.): Das Buch der ganzheitlichen Gesundheit. Bern, Scherz, 1982.

Berne, E.: Sprechstunden für die Seele. Reinbek bei Hamburg, Rowohlt, 1970.

Blaser, S.: Ganzheitlichkeit als roter Faden. In: Krankenpflege, Nr. 2, S. 82–83, 1986.

Bleuler, E.: Lehrbuch der Psychiatrie, 3. Auflage. Berlin, Springer, 1920.

Böker, W./Brenner, H. D.: Über Selbstheilungsversuche Schizophrener. Schweirzer Archiv für Neurologie, Neurochirurgie und Psychiatrie, Nr. 135, Heft 1, S. 123–133, 1984.

Böker, W./Brenner, H. D. (Hrsg.): Bewältigung der Schizophrenie. Bern, Huber, 1986.

Böker, W.: Zur Selbsthilfe Schizophrener: Problemanalyse und eigene empirische Untersuchungen, S. 176–188. In: Böker, W./Brenner, H. D. (Hrsg.): Bewältigung der Schizophrenie. Bern, Huber, 1986.

Boerman, L.: Von der Diagnose zum Behandlungsplan: Die Rolle des multidisziplinären Teams. Vortrag für den Niederländisch-Deutschen Verein für seelische und geistige Gesundheit, 12. Juni 1981.

Bond, I./Bond, S.: Sociology and health care. Edinburgh, Churchill-Livingstone, 1986.

Bopp, I.: Die Priesterherrschaft der Therapeuten. In: Psychologie heute, November, S. 36–45, 1985.
Bouwkamp, R.: Agologisch werkboek, vierde druk. Bloemendaal, Nelissen, 1977.
Bowman, G.S./Parsons, C.U./Pointon, W.: The pitfalls of implementing the nursing process. Nursing Times, January 12, S. 29–35, 1983.
Braun, U./Halisch, R.: Planung als Arbeitsstil. In: Altenpflege, Nr. 11, S. 622–627, 1985.
Brecht, Bertold
Brown, R./Herrenstein, R.J.: Psychology. London, Menthuen, 1985.
Bühlmann, J.: EDV kann echte Erleichterung bringen. In: Krankenpflege, Nr. 11, S. 33–36, 1986.
Capra, F.: Wendezeit, 6. Auflage. Bern, Scherz, 1983.
Ciompi, L./Dauwalder, H.P./Agué, L.: Ein Forschungsprogramm zur Rehabilitation psychisch Kranker. III. Längsschnittuntersuchung zum Rehabilitationserfolg und zur Prognostik. In: Nervenarzt, Nr. 50, S. 366–378, 1979.
Ciompi, L.: Affektlogik. Stuttgart, Klett-Cotta, 1982.
Conan Doyle, A.: Studie in Scharlachrot. München, DTV, 1985. (Zuerst 1887 in englischer Sprache erschienen.)
Copi, I.: Introduction to logic, sixth edition. New York, Macmillan, 1982.
De la Cuesta, C.: The nursing process: from development to implementation. In: Journal of Advanced Nursing, Nr. 8, S. 365–371, 1983.
Dätwyler, C./Amsler, W./Sennrich, V.: Wer nicht weiss wohin er will, muss sich nicht wundern, wenn der Patient woanders ankommt: Zur Einführung der Pflegeplanung in der Psychiatrie. Diplomarbeit an der Kaderschule für Krankenpflege, Aarau, 1982.
Darcy, P.T.: The nursing process – a base for all nursing developments. In: Nursing Times, March 20, S. 497–501, 1980.
Dauwalder, H.P./Ciompi, L./Aebi, E./Hubschmid, T.: Ein Forschungsprogramm zur Rehabilitation psychisch Kranker: Untersuchung zur Rolle von Zukunftserwartungen bei chronisch Schizophrenen. In: Nervenarzt, Nr. 55, S. 257–264, 1984.
Davis, A.: Ein Grundstock von ethischen Erkenntnissen. In: Krankenpflege, Nr. 9, S. 38–42, 1986.
De Bie, I.: Probleemgerichte verpleeging: een volwassen vorm van ziekenverzorging. In: Tijdschrift voor bejaarden-, kraam- en ziekenverzorging, Nr. 5, S. 142–147, 1985.
De Bono, E.: Das spielerische Denken. Bern, Scherz, 1967.
Dechmann, B./Ryffel, C.: Soziologie im Alltag. Weinheim, Beltz, 1981.
Defoe, D.: Robinson Crusoe. Zürich, Ex Libris, ohne Jahresangabe. EJ. der englischen Originalausgabe ca. 1720.
Dörner, K./Plog, U.: Irren ist menschlich. 3. Auflage. Bonn, Psychiatrie-Verlag, 1984.
Dorfmeister, A.: Aufzeichnungen über Patienten-Aussagewert für die Pflege. In: Österreichischer Berufsverband (Hrsg.): Pflegeforschung für eine bessere Krankenpflege. Wien, 1986.
Duden: Das Fremdwörterbuch, Band 5. Mannheim, Dudenverlag, 1982.
Eck, C.D.: Denkschulung: Erfolgstraining in zehn Schritten. Zürich, IBO Verlag und Verwaltung AG, 1981.
Elster, J.: Aktive und passive Negation: Essay zur isbankischen Soziologie. In: Watzlawick, P. (Hrsg.): Die erfundene Wirklichkeit: Wie wissen wir, was wir zu wissen glauben? Beiträge zum Konstruktivismus. S. 163–191. München, Piper, 1984.
Ernst, K.: Praktische Klinikpsychiatrie. Berlin, Springer, 1981.
Exchaquet, N.F.: Der Krankenpflegeprozess lebt! In: Krankenpflege, Nr. 9, S. 60–62, 1984.
Exchaquet, N.F./Paillard, L.A.: Der Pflegeprozess – eine Herausforderung für den Beruf. Bern. Schweiz. Berufsverband der Krankenschwestern und Krankenpfleger, 1986.

Falloon, I.R.H.: Kognitive und verhaltenstherapeutische Beeinflussungsmöglichkeiten der Selbstkontrolle Schizophrener. In: Böker, W./Brenner, H.D. (Hrsg.): Bewältigung der Schizophrenie. S. 189–199, Bern, Huber, 1986.
Feldmann, H.: Psychiatrie und Psychotherapie. Basel, Karger, 1984.
Fiechter, V./Meier, M.: Pflegeplanung, 4. Auflage. Basel, Recom, 1985.
Finzen, A.: Milieutherapeutische Konzepte in der Sozialpsychiatrie. In: Heim, E. (Hrsg.): Milieu-Therapie, S. 14–22. Bern, Huber, 1978.
Foulks, E.F./Persons, J.B./Merkel, R.L.: The effect of patients' beliefs about their illnesses on compliance in psychotherapy. In: American Journal of Psychiatry, Nr. 143, 3. March, S. 340–344, 1986.
Frank, J.D.: Therapeutic factors in psychotherapy. In: American Journal of Psychotherapy, Nr. 25, S. 350–361, 1971.
Frisch, M.: Andorra. Frankfurt/M., Suhrkamp, 1961.
Fromm, E.: Anatomie der menschlichen Destruktivität. Reinbek bei Hamburg, Rowohlt, 1977.
Garofalo, J.A./Trygstad-Durland, L.N./Nelms, B.C.: Sich entscheiden lernen. Basel, Recom, 1986 (Amerikanische Originalausgabe 1979).
Geigenmüller, H.: Ideal und Realität. In: Krankenpflege, Nr. 3, S. 64, 1982.
Geiser, F.: Kampf nur bei Heimvorteil. In: Tagesanzeiger, 12.8.1986.
Gerken, B./Molitor, A.M./Reardon, J.D.: Problem-Oriented Records in Psychiatry. In: Nursing Clinics of North-America, Vol. 9, Nr. 2, June, S. 289–302, 1974.
Gitt, W.: Logos oder Chaos. Neuhausen-Stuttgart, Hänssler, 1985.
Goffman, E.: Asyle: Über die soziale Situation psychiatrischer Patienten und anderer Insassen. Frankfurt/M., Suhrkamp, 1973 (Originalausgabe 1961).
Gotthardt, J.: «Schwierige» Patienten auf der Station – Überlegungen zu einem klinischen Alltagsphänomen. In: Die Schwester/Der Pfleger, Band 23, Nr. 6, S. 500–501, 1984.
Griffith-Kenney, J.W./Christensen, P.J. (Hrsg).: Nursing Process: Application of theories, frameworks and models, second edition. St. Louis, Mosby, 1986.
Gross, G.: Basissymptome und Coping Behaviour bei Schizophrenen. In: Böker, W./Brenner, H.D. (Hrsg.): Bewältigung der Schizophrenie, S. 132–141. Bern, Huber, 1986.
Guntern, G.: Psychiatrische Krankenpflege im Spital integriert. In: Krankenpflege, Nr. 5, S. 48–50, 1982.
Guntern, G.: Schizophrenie und Systemtherapie. In: Schweizer Archiv für Neurologie, Neurochirurgie und Psychiatrie, Nr. 135, S. 41–71, 1984.
Häfner, H.: Allgemeine und spezielle Krankheitsbegriffe in der Psychiatrie. In: Nervenarzt, Nr. 54, S. 231–238, 1983.
Hagey, R.S./McDonough, P.: The Problem of Professional Labeling. In: Nursing outlook, Nr. 6, S. 151–157, 1984.
Haldi, N.: Machbar und lohnend. In: Krankenpflege, Nr. 12, S. 22–23, 1984.
Hand, I.: Verhaltenstherapie in der Psychiatrie. In: Therapiewoche, Nr. 34, S. 259–270, 1984.
Hand, I./Schröder-Hartwig, K.: Kranken«pflege» und Verhaltens«therapie» in Psychiatrie und Medizin. In: Deutsche Krankenpflegezeitschrift, Nr. 10, S. 650–654, 1985.
Hand, I.: Verhaltenstherapie und kognitive Therapie in der Psychiatrie. In: Kisker, K.P. (Hrsg.): Psychiatrie der Gegenwart, Band 1. Berlin, Springer, 1986.
Haralambos, M.: Sociology-Themes and perspectives. Slough, University Tutorial Press, 1980.
Hayes-Roth, F./Longabaugh, R./Ryback, R.: The problem-oriented medical record and psychiatry. In: British Journal of Psychiatry, Nr. 121, S. 27–34, 1972.
Health, J./Law, G.M./Cross, I.: Nursing process – what ist it? – A practical introduction. Sheffield, NHS Learning Resources Unit, 1983.

Heim, E.: Therapeutische Gemeinschaft: Ihre Prinzipien, Instrumente und Rollenverteilungen. In: Barz, H. (Hrsg.): Praktische Psychiatrie, 2. Auflage, S. 221–260. Bern, Huber, 1977.
Heim, E.: Das Krankenhaus als berufliches Umfeld. In: Heim, E./Willi, J. (Hrsg.): Psychosoziale Medizin, Band 2 (Klinik und Praxis). Berlin, Springer, 1986.
Hell, D.: Das «vierte Bein» der Psychiatrie. Selbstheilungsversuche Schwerkranker. In: Krankenpflege, Nr. 11, S. 52–55, 1983.
Henderson, V.: Grundregeln der Krankenpflege, Weltbund der Krankenschwester. Basel, Karger, 1970.
Henderson, V.: The nursing process – is the title right? In: Journal of Advanced Nursing, Nr. 7, S. 103–109, 1982.
Hermann, U.: Medizin-soziologische Analyse der Einflussfaktoren auf «Compliance». In: Nervenarzt, Nr. 50, S. 102–108, 1979.
Hill, W./Fehlbaum, R./Ulrich, P.: Organisationslehre, 3. Auflage, Band 1. Bern, Haupt, 1981.
Höller, S.: Pflegeprozess in Unterricht und Praxis. In: Österreichische Krankenpflegezeitschrift, Nr. 11, S. 261–264, 1984.
Holdener, W./Aebi, R./Rämi, E./Höfler, J./Kilchmann, J./Beck, H./Baertschi, R./Lehmann, T./Müller, H.J./Rentsch, H.: Leitfaden zur Curriculum-Gestaltung in psychiatrischer Krankenpflege. Herausgegeben von der Schulleiterkonferenz der psychiatrischen Krankenpflege, deutsche Schweiz, Königsfelden, 1985.
Isles, J.: An identity crisis perpetuated. In: Nursing Times, June 18, S. 28–32, 1986.
Jacobi, J.: C.G. Jung. Mensch und Seele. Zürich, Ex Libris, 1976.
Juchli, L.: Krankenpflege, 4. Auflage. Stuttgart, Thieme, 1983.
Juchli, L.: Pflegen, Begleiten, Leben. Basel, Recom, 1986.
Kardol, M.J.M.: De registratie van verpleegprocessen: Facetten van een praktijktheorie. In: Tijdschrift voor Ziekenverpleging, Band 38, Nr. 13, S. 397–403, 1985.
Katschnig, H. (Hrsg.): Die andere Seite der Schizophrenie, 2. Auflage. München, Urban und Schwarzenberg, 1984.
Kesselring, A.: Neben der eigenen Wirklichkeit auch die Wirklichkeit der anderen sehen. In: Krankenpflege, Nr. 2, S. 65–72, 1986.
Kick, H.: Von der Problemlösung zur Pflegeplanung. Diplomarbeit der Kaderschule für die Krankenpflege. Aarau (CH), 1985.
Köhle, K./Simons, C./Böck, D./Grauhan, A.: Angewandte Psychosomatik, 2. Auflage. Basel, Recom, 1980.
Kohler, F.: Die Charta der Zusammenarbeit zwischen Pflegepersonal und Arzt im Inselspital Bern. In: Schweizer Spital, Nr. 4, S. 23, 1986.
Kötscher, D.: Therapeutische Kräfte im Individuum, in der Institution und in der sozialen Umwelt. Vortrag, gehalten im Rahmen der 2. Psychotherapiewoche in Breitenstein, CH-Ermatingen, Juli 1982.
Koningsveld, H.: Het verschijnsel wetenschap. Amsterdam, Boom 1980.
Kortmann, F.A.M.: Spanningen tussen psychotherapie en sociotherapie. In: Tijdschrift voor Ziekenverpleging, Band 32, Nr. 2, S. 65–74, 1980.
Krankenpflegeschule Brakel: Standardpflegeplan «Pflege bei apoplektischem Insult». In: Deutsche Krankenpflegezeitschrift, Nr. 1, S. 18–20, 1986.
Kratz, C.R. (Ed.): The nursing process. London, Baillière Tindall, 1979.
Kristiansen, E./Tunset, A.B./Ovrebo, R.: A study of nursing care needs and the nursing process as related to a group of elderly hospitalized patients and patients aged 17–64 years undergoing elective surgery. In: Österreichischer Berufsverband (Hrsg.): Pflegeforschung für eine bessere Krankenpflege. Wien, 1986.
Kuiper, J.P.: Mensopvatting en gezondheidszorg. Assen, Van Gorcum, 1980.
Kurose, K./Anderson, T.N./Bull, W.N./Gibson, H.M./Grubb, P./Kreletz, N./Nagri, A.S./Smith, M.: A standard care plan for alcoholism. In: American Journal of Nursing, May,

S. 1001–1006, 1981.
Lange, H. U.: Anpassungsstrategien, Bewältigungsreaktionen und Selbstheilversuche bei Schizophrenen. In: Fortschr. Neurol. Psychiat., Nr. 49, S. 275–285, 1981.
Lange, H.: Krankenpflege in Finnland. In: Deutsche Krankenpflegezeitschrift, Nr. 7, S. 431–434, 1984.
Lauri, S.: Development of the nursing process through action research. In: Journal of Advanced Nursing, Nr. 7, S. 301–307, 1982.
Leuzinger, A.: Die Rolle des einzelnen in der Milieutherapie: Aus der Sicht der Abteilungsschwester. In: Heim, E. (Hrsg.): Milieu-Therapie, S. 109–110. Bern, Huber, 1978.
Linden, M.: Therapeutische Ansätze zur Verbesserung vom «Compliance». In: Nervenarzt, Nr. 50, S. 109–114, 1979.
Linden, M.: Ärztliche Gesprächsführung: Leitfaden für die Praxis. Hoechst, 1983.
Linden, M.: Fehler in der Behandlung depressiver Patienten: Psychotherapeutische und psychosoziale Aspekte. In: Kielholz, P./Adams, C.: Vermeidbare Fehler in Diagnostik und Therapie der Depression. Köln-Lövenich, Deutscher Ärzte-Verlag, 1984.
Locher, H.: Der Pflegedienst im Krankenhaus: Analysen und Lösungsvorschläge aus betriebswirtschaftlicher Sicht, 2. Auflage. Bern, Huber, 1975.
Mager, R. F.: Lernziele und Unterricht. Weinheim, Beltz, 1965.
Marram, G. D.: Patient's evaluation of their care: Importance to the nurse. In: Outlook, Vol. 21, Nr. 5, S. 322–324, 1973.
Marriner, A.: Verplegen volgens plan. Deventer, Van Loghum Staterus, 1981.
Martin, P.: Care of the mentally ill. Basingstoke, Macmillan, 1984.
McCarthy, M.: The nursing process: application of current thinking in clinical problem solving. In: Journal of Advanced Nursing, Nr. 6, S. 173–177, 1981.
Mebius, M./Pfeiffer, B.: «Primary Nursing» in den USA. In: Deutsche Krankenpflegezeitschrift, Nr. 8, S. 517–519, 1985.
Meier, M.: Der Pflegeprozess – Was bringt er? In: Deutsche Krankenpflegezeitschrift, Nr. 5, S. 295–298, 1985.
Meininger, J.: Transaktionsanalyse: Die neue Methode erfolgreicher Menschenführung. München, Verlag Moderne Industrie, 1978.
Meyer, J. E.: Über die Umwelt des manisch Kranken. In: Nervenarzt, Nr. 53, S. 127–131, 1982.
Miller, A. F.: Nursing process and patient care. In: Nursing Times, Nr. 6, S. 56–58, 1984.
Mitchell, T.: The Nursing Process Debate, Is nursing any business of doctors? In: Nursing Times, Nr. 5, S. 28–32, 1984.
Müller, U.: Der Krankenpflegeprozess: Methode der individuellen Ganzheitspflege, 2. Auflage. Basel, Recom, 1986.
Needham, I.: Holistische Krankenpflege: Therapie oder Philosophie? Basel, Recom, 1986.
Nieman, H. B. J./Eppink, A. D. G. M.: Het opstellen van verpleegplannen met de computer. In: Tijdschrift voor Ziekenverpleging, Nr. 16, S. 479–482, 1985.
Nord, D.: Patientenfehlverhalten (Non-Compliance) als medizin-soziologisches Problem. In: Mensch, Medizin, Gesellschaft, Nr. 9, S. 177–185, 1984.
Pendleton, S. H.: Clarification or obfuscation? In: American Journal of Nursing, August, S. 944, 1986.
Pfeifer, S.: Therapeuteneigenschaften und Erfolg in der Psychotherapie. In: Schweizerische Ärztezeitung, Nr. 66, Heft 34, S. 1534–1539, 1985.
Pfister, O.: Repetition des Personalkurses in Psychiatrie, 4. Auflage. Unveröffentlichtes Manuskript, Realta (CH), 1946/47.
Poletti, R.: Wege zur ganzheitlichen Krankenpflege. Basel, Recom, 1985.
Prauss, G.: Einführung in die Erkenntnistheorie. Darmstadt, Wissenschaftliche Buchgesellschaft, 1980.

Pschyrembel: Klinisches Wörterbuch, 255. Auflage. Berlin, de Gruyter, 1986.
Risner, P.B.: Diagnosis: Diagnostic statements. In: Griffith-Kenney, J.W./Christensen, P.J. (Hrsg.): Nursing Process: Application of theories, frameworks and models, second edition, St. Louis, Mosby, 1986.
Rogers, C.R.: Die Kraft des Guten. Zürich, Ex Libris, 1980 (Amerikanische Originalausgabe 1977).
Roper, N./Logan, W./Tierny, A.J.: Learning to use the process of nursing. Edinburgh, Churchill-Livingstone, 1981.
Roper, N./Logan, W.W./Tierney, A.J.: Die Elemente der Krankenpflege. Basel, Recom, 1987.
Rothschild, B.: Diagnose: Psychiater: Graubuch zur Theorie und Praxis delegierter (Ohn-)-Macht. Zürich, Fachverlag AG, 1982.
Rowden, R.: Doctors can work with the nursing process. In: Nursing Times, Nr. 5, S. 32–34, 1984.
Rudolf, G.A.E./Schilgen, B./Ölle, R.: Antidepressive Behandlung mittels Schlafentzug. In: Nervenarzt, Nr. 48, S. 1–11, 1977.
Scharfetter, C.H.: Schizophrene Menschen, 2. neubearbeitete Auflage. München–Weinheim, Urban und Schwarzenberg, 1986.
Schmid, O.: Das echte Bedürfnis. In: Neue Zürcher Zeitung, 21./22. Juni, S. 83, 1986.
Schmidt, G.: Thesen zur Zukunft der psychiatrischen Krankenpflege: Vermehrt Pflege aus ganzheitlicher Sicht. In: Krankenpflege, Nr. 5, S. 66–68, 1984.
Schneider, P.: Der Offenbarungs-Zwang: Reden, Reden, Reden. In: Psychologie Heute, September, S. 34–37, 1985.
Schulte, W.: Klinik der «Anstalts»-Psychiatrie. Stuttgart, Thieme, 1962.
Shea, H.L.: A conceptual framework to study the use of nursing care plans. In: International Journal of Nursing Studies, Vol. 23, Nr. 2, S. 147–157, 1986.
Sporken, P.: Begleitung in schwierigen Lebenssituationen. Freiburg im Breisgau, Herder, 1984.
Stanton, A.H./Schwartz, M.S.: The mental hospital. London, Tavistock Publications, 1954.
Stekel, S.B.: Contracting with patient-selected reinforcers. In: American Journal of Nursing, September, S. 1596–1599, 1980.
Stockwell, F.: The unpopular patient. London, Croom Helm, 1984 (erster Druck 1972).
Stockwell, F.: The nursing process in psychiatric nursing. London, Croom Helm, 1985.
Strindberg, A.: Der Sohn einer Magd. München, Müller,1923 (Erstausgabe 1886).
Strauss, J.S./Harding, C.M./Hafez, H./Lieberman: Die Rolle des Patienten bei der Genesung von einer Psychose. In: Böker, W./Brenner, H.D. (Hrsg.): Bewältigung der Schizophrenie, S. 168–175. Bern, Huber, 1986.
Strupp, H.H./Hadley, S.W.: A Tripartite Model of Mental Health and Therapeutic Outcomes. In: American Psychologist, Nr. 3, S. 187–196, 1977.
Suellwold, L.: Zum Einfluss von Sekundärreaktionen auf die Langzeitentwicklung schizophrener Psychosen. In: Bechmann, H. (Hrsg.): Biologische Psychiatrie. Stuttgart, Thieme, 1982.
Sweeney, J.: The nursing process. Dissertation for the diploma in advanced nursing studies. University of Manchester, 1983.
Szasz, T.S.: Die Fabrikation des Wahnsinns. Frankfurt/M., Fischer, 1976 (Originalausgabe 1970).
Tages-Anzeiger: Gegen den Willen des Süchtigen eingreifen: Lesebrief eines betroffenen Elternteils. 17. März 1984.
Tages-Anzeiger: Einstein mit mehr Hirnzellen. Ohne Autorenangabe. Zürich, 26.3.1985.
Tausch, R.: Gesprächspsychotherapie, 5. Auflage. Göttingen, Verlag für Psychologie, 1983.

Tiemersma, D. (red.): Orientatie in de filosofie gericht op geneeskunde. Lisse, Swets en Zeitlinger B.V., 1984.
Van, H.: Eine Philosophie der Betreuung mit Pflegepersonal als Kotherapeuten. Vortrag, gehalten anlässlich des Symposiums: Die Rolle des Pflegepersonals in der Psychiatrischen Klinik. PUK Bern, 14. November 1986.
Verheijke, K.: Ontwikkeling ein organisatie van sociotherapie. In: Tijdschrift voor Ziekenverpleging, Nr. 16, S. 508–511, 1984.
Vester, F.: Neuland des Denkens: Vom technokratischen zum kybernetischen Zeitalter, 2. Auflage. Stuttgart, DTV, 1984.
Wahlroos, S.: Familienglück kann jeder lernen. Frankfurt/M., Fischer, 1980.
Wallis, W.A./Roberts, H.V.: Methoden der Statistik. Freiburg i. Breisgau, Rudolf Haute Verlag, 1971.
Walther, F.: Arbeits und Aktivierungstherapie. In: Barz, H. (Hrsg.): Praktische Psychiatrie, 2. Auflage, S. 119–126. Bern, Huber, 1977.
Ward, M.F.: The nursing process in psychiatriy. Edinburgh, Churchill Livingstone, 1985.
Watzlawick, P./Weakland, J.H./Fisch, R.: Lösungen. Zur Theorie und Praxis menschlichen Wandels, 2. Auflage. Huber, Bern, 1979.
Watzlawick, P. (Hrsg.): Die erfundene Wirklichkeit. München, Piper, 1985.
Weisbrod-Frey, H.: Patientendarstellung: Ein individuelles Pflegekonzept nach dem Pflegeprozessmodell. In: Deutsche Krankenpflegezeitschrift, Nr. 5, S. 304–308, 1985.
Weyrosta, N.: Die Pflege des Patienten K., In: Deutsche Krankenpflegezeitschrift, Nr. 10, S. 608–611, 1984.
Whyte, L./Youhill, G.: The nursing process in the care of the mentally ill. In: Nursing Times, Nr. 2, S. 49–51, 1984.
Wilson, H.S./Kneisl, C.R.: Psychiatric Nursing, 2nd edition. Menlo Park, Addison-Wesley, 1983.
Winkler, Th.: Zur Anwendung des transaktionsanalytischen Strukturmodells in psychiatrischen Landeskrankenhäusern. In: Nervenarzt, Nr. 53, S. 18–24, 1982.

Sachregister